フードナノテクノロジー
Food Nanotechnology

《普及版／Popular Edition》

監修 中嶋光敏，杉山 滋

シーエムシー出版

刊行にあたって

「フードナノテクノロジー」のタイトルで，本書を出版することができた．本書は，五編からなる．第一編は総論，第二編は食品のナノスケール計測技術，第三編は食品のナノスケール加工技術，第四編は食品のナノスケール評価技術，第五編はナノテクノロジーの食品への応用についてまとめられている．

平成14～18年度に農林水産省のプロジェクト「生物機能の革新的利用のためのナノテクノロジー・材料技術の開発」が推進された．続いて「食品素材のナノスケール加工及び評価技術の開発」（平成19～23年度）が推進されている．本書はこのふたつのプロジェクトの成果を中心に，内外の研究成果が記載されている．特に現在進行中の第二期プロジェクトの成果も中間報告ということで，執筆いただいている．

ナノテクノロジーは，カーボンナノチューブ，フラーレンなど材料分野，エレクトロニクス分野での超微細加工技術など多くの分野で著しく発展してきている．こうしたナノテクノロジーの発展を基礎に，食品分野での展開が進んできている．

概論の章でもふれているが，ナノテクノロジーの一般的な定義は「概ね1～100ナノメートルの範囲で，そのサイズのために新しい性質や機能を持つ材料や装置，システム」とされているが，食品分野におけるナノテクノロジーとしては，「数ナノメートル～数マイクロメートルの範囲で対象物や装置の物理構造を制御することで機能性・利用性を高めたシステムであって，マイクロエンジニアリングも含むもの」と認識している．この認識のもと，穀類の微粉化，油脂エマルション，マイクロナノバブルなど，スケールダウンによるメリット，デメリットを含めて，ナノスケール食品素材の加工技術，ナノスケール食品素材の機能解明・評価，生体影響に関する最新動向がまとめられている．

また，2010年6月東京にて，我が国はじめてのフードナノテクノロジーの国際会議「International Conference of Food Application of Nanoscale Science」の開催を予定している．

産業界，学界の当該分野の研究者，ほかの方々から忌憚のないご意見をお寄せいただけたら幸いである．

2009年8月

中嶋光敏，杉山　滋

普及版の刊行にあたって

本書は2009年に『フードナノテクノロジー』として刊行されました。普及版の刊行にあたり，内容は当時のままであり加筆・訂正などの手は加えておりませんので，ご了承ください。

2015年11月

シーエムシー出版　編集部

執筆者一覧（執筆順）

中嶋 光敏	筑波大学　北アフリカ研究センター長，大学院生命環境科学研究科　教授
杉山 滋	㈱農業・食品産業技術総合研究機構　食品総合研究所　食品工学研究領域　ナノバイオ工学ユニット　ユニット長
大谷 敏郎	内閣府　食品安全委員会　事務局　次長
山口 富子	国際基督教大学　教養学部　准教授
塚本 和己	㈱農業・食品産業技術総合研究機構　食品総合研究所　食品工学研究領域　ナノバイオ工学ユニット　特別研究員
若山 純一	㈱農業・食品産業技術総合研究機構　食品総合研究所　食品工学研究領域　ナノバイオ工学ユニット　特別研究員
村松 宏	東京工科大学　応用生物学部　教授
市川 創作	筑波大学大学院　生命環境科学研究科　准教授
行弘 文子	㈱農業生物資源研究所　昆虫・微生物間相互作用研究ユニット
火原 彰秀	東京大学　生産技術研究所　准教授
中西 友子	東京大学　大学院農学生命科学研究科　教授
田野井 慶太朗	東京大学　生物生産工学研究センター・大学院農学生命科学研究科　助教
小堀 俊郎	㈱農業・食品産業技術総合研究機構　食品総合研究所　食品工学研究領域　ナノバイオ工学ユニット　主任研究員
Marcos A. Neves	筑波大学　北アフリカ研究センター　研究員
小林 功	㈱農業・食品産業技術総合研究機構　食品総合研究所　食品工学研究領域　先端加工技術ユニット　主任研究員
古田 武	鳥取大学　大学院工学研究科　化学・生物応用工学専攻　教授
Vita Paramita	鳥取大学　大学院工学研究科　化学・生物応用工学専攻
Neoh Tze Loon	鳥取大学　大学院工学研究科　化学・生物応用工学専攻
吉井 英文	鳥取大学　大学院工学研究科　化学・生物応用工学専攻　准教授
清水 正高	宮崎県工業技術センター　材料開発部　副部長
堀金 彰	㈱農業・食品産業技術総合研究機構　食品総合研究所　食品工学研究領域　専門員
北村 義明	㈱農業・食品産業技術総合研究機構　食品総合研究所　食品工学研究領域　領域長
堀田 滋	高千穂精機㈱　専務取締役
岡留 博司	㈱農業・食品産業技術総合研究機構　食品総合研究所　食品工学研究領域　製造工学ユニット長

許　　晴怡	㈱農業・食品産業技術総合研究機構　食品総合研究所　食品工学研究領域　流通工学ユニット　農研機構特別研究員
中村　宣貴	㈱農業・食品産業技術総合研究機構　食品総合研究所　食品工学研究領域　流通工学ユニット　主任研究員
椎名　武夫	㈱農業・食品産業技術総合研究機構　食品総合研究所　食品工学研究領域　流通工学ユニット　ユニット長
久木崎雅人	宮崎県工業技術センター　材料開発部　副部長
安達　修二	京都大学　大学院農学研究科　食品生物科学専攻　教授
佐藤　清隆	広島大学　大学院生物圏科学研究科　教授
上野　　聡	広島大学　大学院生物圏科学研究科　准教授
有馬　哲史	三菱化学フーズ㈱　研究開発センター
榊　　大武	広島大学　大学院生物圏科学研究科（現：ピアス化粧品㈱）
松村　康生	京都大学大学院　農学研究科　教授
清水　直人	筑波大学大学院　生命環境科学研究科　講師
大下　誠一	東京大学　大学院農学生命科学研究科　教授
山中　典子	㈱農業・食品産業技術総合研究機構　動物衛生研究所　安全性研究チーム　上席研究員
佐藤　英介	大阪市立大学大学院　医学研究科　分子病態学教室　准教授
井上　正康	大阪市立大学大学院　医学研究科　分子病態学教室　教授
渡辺　　純	㈱農業・食品産業技術総合研究機構　食品総合研究所　食品機能研究領域　主任研究員
礒田　博子	筑波大学　大学院生命環境科学研究科　北アフリカ研究センター　教授
韓　　畯奎	筑波大学　大学院生命環境科学研究科　北アフリカ研究センター　助教
佐藤　記一	東京大学　大学院農学生命科学研究科　助教
稲熊　隆博	カゴメ㈱　総合研究所　自然健康研究部　主席研究員
都甲　　潔	九州大学　大学院システム情報科学研究院　教授
須賀　哲也	味の素㈱　医薬提携販売部　専任部長
松井　茂樹	大日本印刷㈱　包装事業部　産業資材本部　産業資材研究所　グループリーダー
髙木　和行	みづほ工業㈱　常務取締役

執筆者の所属表記は，2009年当時のものを使用しております。

目　次

【第1編　総　論】

第1章　フードナノテクノロジー概論　　中嶋光敏, 大谷敏郎

1　はじめに …………………………………… 1
2　食品分野へのナノテクノロジーの応用 …… 2
3　ナノ食品の現状 …………………………… 4
4　農林水産省ナノテクノロジープロジェクト …………………………………………… 4
5　米国農務省におけるナノテクノロジー研究の動向 ………………………………… 7
　5.1　USDAにおけるナノテクノロジー研究の経緯 ……………………………… 7
　5.2　USDA/CSREESにおける研究例 …… 7
6　その他の食品ナノテクノロジー研究開発の動向 …………………………………… 9
　6.1　ナノテクに対する基本姿勢と開発の枠組み ………………………………… 9
　6.2　ナノテクの定義 ……………………… 9
　6.3　安全性に対する基本認識 …………… 9
　6.4　リスク評価における具体的問題点 … 10
　6.5　ナノテク安全性研究の大枠 ………… 10
　6.6　最近の安全性評価の国際動向 ……… 11
7　おわりに …………………………………… 12

第2章　食品ナノテクノロジープロジェクト　　杉山　滋, 大谷敏郎

1　はじめに …………………………………… 14
2　ナノスケールの定義 ……………………… 14
3　ナノスケール食品と市場規模予測 ……… 16
4　食品ナノテクノロジーに関する海外研究動向 ………………………………………… 16
5　食品ナノテクノロジープロジェクトの目的と概要 …………………………………… 17
　5.1　「食品素材のナノスケール加工基盤技術の開発と生体影響評価」……… 18
　　5.1.1　食品素材のナノスケール加工基盤技術の開発 ………………… 18
　　5.1.2　食品素材の物理化学的特性・加工適性等の解明 ……………… 19
　　5.1.3　実験動物等を用いた食品素材の体内動態評価 ………………… 19
　　5.1.4　食品素材の品質安定性 ………… 19
　5.2　「食品素材のナノスケール評価技術の開発と新機能の解明」……………… 19
　　5.2.1　食品素材のナノスケール評価技術の開発 ……………………… 19
　　5.2.2　ナノテクノロジーによる食品素材の新機能解明 ……………… 20
　5.3　プロジェクトの進捗状況 …………… 20
6　おわりに …………………………………… 20

I

第3章　フードナノテクノロジーの社会実装の道付け　　山口富子

1　はじめに …………………………… 22
2　フードナノテクノロジーを取り巻く社会的文脈 ………………………… 22
3　市民とのコミュニケーション──考え方と活動の形態── ……………… 25
4　ナノテクノロジーに関わるコミュニケーション ………………………… 28
5　おわりに …………………………… 29

【第2編　食品のナノスケール計測技術】

第1章　ナノテクノロジー応用による食品計測評価技術
杉山　滋，塚本和己，若山純一，大谷敏郎

1　はじめに …………………………… 31
2　走査型プローブ顕微鏡（SPM） …… 32
3　食品微細構造解析ツールとしてのAFM ……………………………… 33
　3.1　デンプン粒子の構造計測 …… 34
　3.2　チョコレートの表面構造計測 …… 35
4　食品ナノセンサーとしてのAFM …… 36
　4.1　AFMによるアレルゲン検出の原理 ……………………………… 36
　4.2　AFMによるアレルゲン検出の例 …… 38
5　おわりに …………………………… 38

第2章　食品ナノスケール観察のための走査プローブ顕微鏡技術
村松　宏

1　はじめに …………………………… 40
2　AFMによる観察の原理 …………… 40
　2.1　AFM観察モードの種類 ……… 40
　2.2　コンタクトモードAFMの原理 …… 41
　2.3　フリクションモード ………… 42
　2.4　粘弾性イメージング ………… 43
　2.5　サイクリックコンタクトモードAFMの原理 …………………… 43
3　食品ナノスケール観察のためのプローブ技術 ………………………… 45
　3.1　AFMによる食品ナノスケール観察の特徴 ………………………… 45
　3.2　マイクロ光造形法による樹脂プローブの開発 …………………… 45
　3.3　長探針樹脂プローブの開発 …… 47

第3章　食品ナノスケール観察のための走査型電子顕微鏡技術
塚本和己

1 はじめに …………………………… 50
2 走査型電子顕微鏡の原理 ………… 51
3 コメ澱粉のSEM観察 ……………… 53
4 米粉（玄米，精米）のSEM観察 …… 55
5 まとめ ……………………………… 55

第4章　食品ナノスケール観察のための透過型電子顕微鏡技術
市川創作，行弘文子

1 はじめに …………………………… 58
2 透過型電子顕微鏡試料の作製方法 … 59
 2.1 薄切法 ………………………… 59
  2.1.1 液体試料の前処理 ………… 59
  2.1.2 固定 ………………………… 59
  2.1.3 固定法 ……………………… 60
  2.1.4 脱水 ………………………… 61
  2.1.5 置換と樹脂浸透 …………… 62
  2.1.6 包埋 ………………………… 62
  2.1.7 薄切の作製と回収 ………… 62
  2.1.8 電子染色 …………………… 64
 2.2 フリーズフラクチャー法（凍結割断レプリカ法） ………… 65
 2.3 ネガティブ染色法 …………… 66
 2.4 クライオ透過型電子顕微鏡 … 67
3 透過型電子顕微鏡によるナノ分散系の観察 ………………………………… 67
 3.1 リポソーム（ベシクル） …… 67
 3.2 ナノサイズエマルション …… 69
 3.3 カロテンナノ粒子 …………… 69
4 おわりに …………………………… 71

第5章　マイクロ・ナノ化学システムによるナノ粒子分析法
火原彰秀

1 はじめに …………………………… 73
2 マイクロ・ナノ空間を用いた化学プロセス ………………………………… 73
3 粒子分析法 ………………………… 75
4 おわりに …………………………… 77

第6章　食品中の水のイメージング
中西友子，田野井慶太朗

1 はじめに …………………………… 79
2 中性子線による水のイメージング … 79
3 実験方法 …………………………… 80
 3.1 X線フィルム法 ……………… 80

3.2	CCDカメラ法（CTイメージング） ……………………………… 80	4.1	スルメイカ …………………………… 81
		4.2	アジ …………………………………… 84
4	中性子イメージング ……………………… 81	5	おわりに ……………………………… 85

第7章　原子間力顕微鏡による食品の相互作用評価　　小堀俊郎

1	はじめに ………………………………… 87	3.2	微粉砕米粉の分解過程の経時観察 ……………………………………… 90
2	AFMの画像化原理 ……………………… 88		
3	AFMの画像化モードによる食品成分の相互作用評価 ………………………… 89	4	AFMの力学測定モードによる食品成分の相互作用評価 …………………… 91
3.1	pH依存的なカゼインナトリウム塩とキサンタンガムの相互作用解析 …… 89	5	AFM測定のすすめ …………………… 92
		6	おわりに ……………………………… 93

【第3編　食品のナノスケール加工技術】

第1章　抗酸化ナノ食品素材の製造　　Marcos A. Neves，中嶋光敏，小林　功

1	はじめに ………………………………… 95	2.3	溶媒置換法 …………………………… 98
2	ナノエマルションおよびナノ粒子分散系の製造方法 ……………………………… 96	2.4	自己組織化法 ………………………… 99
		3	エマルションおよびその内包成分の安定性 …………………………………… 100
2.1	高圧乳化法 ……………………………… 97		
2.2	液中乾燥法 ……………………………… 98	4	おわりに ……………………………… 101

第2章　食品機能成分のマイクロ・ナノカプセル化技術
古田　武，Vita Paramita，Neoh Tze Loon，吉井英文

1	はじめに ………………………………… 104	3.2	噴霧乾燥による液体フレーバーの粉末化 ……………………………… 106
2	機能性成分粉末化の意義と粉末化手法 ……………………………………… 104	3.3	ガラス転移温度と乾燥粒子の付着性 ……………………………………… 107
3	噴霧乾燥による食品フレーバー粉末の作製 …………………………………… 105	4	噴霧乾燥粉末の特性評価 …………… 107
3.1	噴霧乾燥法 …………………………… 105	4.1	ガラス転移温度とフレーバーの徐

　　　　放特性 …………………… 107
　4.2　噴霧乾燥フレーバーの酸化 ……… 109
5　噴霧乾燥粒子のMorphology ………… 110
　5.1　乾燥粒子の構造と乾燥条件 …… 110
　5.2　CLSMによる噴霧乾燥粒子の形態
　　　　変化の測定とフレーバー徐放解析
　　　　……………………………………… 111
6　おわりに …………………………………… 112

第3章　膜乳化法を用いたナノスケール食品の開発　　清水正高

1　はじめに …………………………………… 114
　1.1　ナノスケール食品 ………………… 114
　1.2　最近のエマルション食品 ………… 114
2　膜乳化法によるナノエマルションの生成 ………………………………………… 115
　2.1　直接乳化法 ………………………… 115
　2.2　膜透過法 …………………………… 117
　2.3　ナノスケールの特徴 ……………… 119
　2.4　膜乳化に利用される多孔質ガラス膜と膜乳化装置 …………………… 119
3　エマルションの製品化 ………………… 120
　3.1　O/Wエマルション ………………… 120
　3.2　W/Oエマルション ………………… 120
　3.3　W/O/Wエマルション …………… 121
　3.4　S/O/Wエマルション …………… 122
4　エマルションを経由して製造される固体ナノカプセル ………………………… 122
5　ナノS/Oサスペンション ……………… 124
6　おわりに …………………………………… 124

第4章　ナノ精度加工技術とマイクロチャネル乳化システム　　小林　功，中嶋光敏

1　はじめに …………………………………… 126
2　マイクロ/ナノチャネルの加工技術 …… 127
3　マイクロチャネル乳化システム ………… 128
4　マイクロチャネル乳化におけるマイクロチャネルの微細化 …………………… 129
5　マイクロチャネル乳化を利用したナノスケール液滴・粒子分散系の作製 …… 130
6　おわりに …………………………………… 131

第5章　穀類の臼式製粉による低温微粉砕技術　　堀金　彰，北村義明，堀田　滋

1　はじめに …………………………………… 133
2　穀類の微粉砕化における問題点 ……… 134
3　臼式製粉法による微粉砕技術 ………… 134
4　工業用の臼式製粉装置 ………………… 135
5　臼式の微粉砕技術の開発 ……………… 136
6　工業用の低温製粉装置 ………………… 138

7	米用の低温製粉装置 ………… 138		139
8	低温製粉法による穀類の微粉砕化技術	9	おわりに …………………………… 141

第6章　ジェットミル等による穀類の微粉砕　　岡留博司

1	はじめに ………………………… 142	2.2.2	米の製粉方法と米粉の品質特性について ………………… 144
2	穀類の製粉技術の現状について ……… 142		
2.1	小麦の製粉について ………… 142	3	ジェットミル等による微粉砕技術の開発研究について ………… 146
2.2	米の製粉について ………… 143		
2.2.1	米粉製造に使用される粉砕機について ………………… 144	4	おわりに ………………………… 148

第7章　マイクロ・ナノバブル水の製造と利用　　許　晴怡, 中村宣貴, 椎名武夫

1	マイクロ・ナノバブル水の製造 ……… 150	2	マイクロ・ナノバブル水の食品分野への利用 ……………………………… 153
1.1	マイクロ・ナノバブルの製造技術 ……………………………………… 150	2.1	農業への利用 ……………… 153
1.2	マイクロ・ナノバブル水の物性と製造技術 ……………………… 151	2.2	水産業への利用 …………… 153
		2.3	排水処理への利用 ………… 154
1.3	マイクロ・ナノバブルの物性と添加剤 ……………………………… 152	2.4	殺菌への利用 ……………… 155
		3	おわりに ………………………… 156

第8章　多孔質ガラス膜によるマイクロ/ナノバブルの生成技術　　久木崎雅人

1	はじめに ………………………… 158	5	ナノバブル/マイクロバブルの生成条件 ……………………………… 162
2	多孔質ガラス膜を用いるナノバブル/マイクロバブル生成法 ………… 158	6	ナノバブル/マイクロバブルの特性 …… 164
3	ナノバブル/マイクロバブル生成装置 ……………………………………… 160	7	ナノバブル/マイクロバブルの食品分野への応用 ……………………… 165
4	多孔質ガラス膜の作成法と特長 ……… 161	8	おわりに ………………………… 166

【第4編　食品のナノスケール評価技術】

第1章　ナノスケール食品素材の作製と特性評価　　市川創作

- 1　はじめに …………………………… 167
- 2　食品機能成分の担体としてのリン脂質リポソーム（ベシクル）の作製と評価 … 167
  - 2.1　ナノサイズに制御されたリポソームの作製と評価 …………… 168
    - 2.1.1　ナノサイズリポソームの作製 …………………………… 168
    - 2.1.2　ナノサイズリポソームの動的光散乱法によるサイズ評価 … 168
  - 2.2　脂質被覆氷滴水和法によるベシクルのサイズ制御と物質内包率の向上 …………………… 169
    - 2.2.1　脂質被覆氷滴水和法によるベシクルの作製法 …………… 169
    - 2.2.2　ベシクルへの親水性物質の内包化 ……………………… 170
- 3　キトサンおよびカルボキシメチルセルロース（CMC）の酵素加水分解物を利用したナノ粒子形成 ……………… 172
- 4　Chemo-enzymatic法による両親媒性キトサンオリゴ糖の調製とそのナノ集合体形成 ………………………… 173
- 5　おわりに ………………………… 174

第2章　ナノスケール食品の抗酸化性の評価　　安達修二

- 1　はじめに …………………………… 176
- 2　エマルション系における脂質酸化 …… 177
- 3　酸化速度定数に及ぼす分散粒子径の影響を評価するモデル ………………… 178
- 4　ミセル系での脂質酸化 ……………… 179
- 5　粉末化脂質の酸化過程に及ぼす油滴径の影響 …………………………… 180
- 6　分散安定性に及ぼす粒子径の影響 …… 181
- 7　おわりに ………………………… 182

第3章　ナノ粒子の構造発現と制御技術
佐藤清隆, 上野　聡, 有馬哲史, 榊　大武

- 1　はじめに …………………………… 183
- 2　食品における脂質ナノ粒子の機能性 … 184
- 3　脂質ナノ粒子の物性 ………………… 185
  - 3.1　ナノ粒子における結晶化温度と融点の降下現象 ………………… 185
  - 3.2　ナノ粒子における界面現象を利用した結晶化調節 ………………… 186
  - 3.3　結晶化を誘起されたナノ粒子にお

ける魚油の酸化遅延効果 ………… 191 ｜ 4　おわりに ……………………………… 192

第4章　穀類およびデンプン素材微粒子の特性解析　　松村康生

1　はじめに ……………………… 195
2　従来の穀類粉末の利用（米粉を中心として） …………………………… 195
3　微粉砕化技術により開発された食品素材の実例 ……………………………… 196
4　デンプン素材の微粒子 ……………… 196
5　微粉砕米粉の特性解析 ……………… 198

第5章　微粉砕穀類の品質と利用特性　　清水直人

1　はじめに ……………………… 202
2　穀類微粉砕と米粉の基本性状について ………………………………… 202
3　米粉の貯蔵性 ………………………… 206
4　米粉の糊化特性 ……………………… 207
5　おわりに ……………………………… 209

第6章　マイクロ・ナノバブル水の動的特性評価　　大下誠一

1　はじめに ……………………… 211
2　マイクロバブルの得失 ………… 211
3　ナノバブルの存在の検証と水の動的特性 ……………………………………… 212
4　おわりに ……………………………… 215

第7章　ナノスケール食品素材のリスク評価　　山中典子

1　はじめに ……………………… 217
2　リスクアナリシス ……………… 217
3　ナノマテリアルのリスク評価の現状 …… 218
4　食品に対するリスク評価の特徴 ……… 219
5　新規食品に対するリスク認識 ………… 222
6　ナノスケール食品素材のリスク評価に向けて ………………………………… 223

第8章　ナノスケール食品の免疫学的安全性の解析　　佐藤英介，井上正康

1　はじめに ……………………… 226
2　食物アレルギー ………………… 226
3　種々の食物アレルゲン ……………… 228
4　米アレルギーとアレルゲン ………… 228

5	米アレルゲンタンパク質 …………… 228	8	鼻粘膜を介したアレルギー …………… 229
6	農薬の問題 ……………………………… 229	9	ナノ食品の免疫学的安全性の解析 …… 229
7	ピーナッツアレルギー ………………… 229		

第9章　食品素材のナノスケール化が経口摂取した際の生体応答性に及ぼす影響　　渡辺　純

1	はじめに ………………………………… 232	4.2	タンパク質のベシクル担持による免疫応答性の修飾 ………………… 236
2	消化管のバリア機能 …………………… 233		
3	マイクロ・ナノ粒子が腸管から吸収される可能性 ……………………………… 234	4.3	非タンパク性食品成分のベシクル担持による生体応答の修飾 ……… 236
4	食品成分のベシクル担持による生体応答の修飾 ………………………………… 235	5	ナノ粒子化による食物アレルギー抑制の可能性 ……………………………… 236
4.1	ベシクル担持タンパク質の安定性向上と機能性発現 ………………… 235	6	まとめ …………………………………… 238

第10章　バイオアッセイによるナノテクノロジー効果の評価　　礒田博子，韓　畯奎

1	はじめに ………………………………… 239	3	化粧品成分に対してのナノテクノロジー技術の評価 ………………………… 242
2	食品由来機能性成分に対してのナノテクノロジー技術の評価 ……………… 239	3.1	ナノ化した化粧品成分が皮膚表皮細胞のバリアー機能に及ぼす影響 ……………………………………… 243
2.1	ナノ化した食品成分が腸管上皮細胞のバリアー機能に及ぼす影響 … 240		
2.2	食品成分のナノ化による腸管吸収率における影響 …………………… 241	3.2	化粧品成分のナノ化による皮膚表皮の吸収率における影響 ………… 243
2.3	食品成分のナノ化による腸管上皮吸収経路における影響 …………… 242	4	おわりに ………………………………… 243

第11章　マイクロチップを用いたナノスケール食品のバイオアベイラビリティ評価技術　　佐藤記一

1　はじめに ………………………… 245
2　マイクロチップを用いたバイオアッセイ ……………………………… 247
　2.1　マイクロチップとは …………… 247
2.2　マイクロバイオアッセイ ……… 248
3　バイオアベイラビリティ試験のためのマイクロチップ ………………… 249
4　おわりに ………………………… 252

【第5編　ナノテクノロジーの食品への応用】

第1章　食品会社はナノテクノロジーに何を期待するか　　稲熊隆博

1　はじめに ………………………… 253
2　ライフステージと食事の摂り方 …… 254
3　食の微細化への期待 …………… 256
　3.1　第一次機能：栄養 …………… 256
3.2　第二次機能：おいしさ ………… 257
3.3　第三次機能：生体調節 ………… 257
4　まとめ …………………………… 258

第2章　感性ナノバイオセンサによる食品測定　　都甲　潔

1　はじめに ………………………… 259
2　感性ナノバイオセンサ（味覚センサと匂いセンサ） ………………… 260
3　食品の味 ………………………… 261
4　ポータブル味覚センサ ………… 262
5　匂いの計測 ……………………… 263
6　展望 ……………………………… 265

第3章　β-グルカンの製造　　須賀哲也

1　生体防御機能（免疫賦活）成分：β-1,3-グルカン ………………… 267
2　シイタケ由来β-グルカン（レンチナン）の食品機能素材としての有用性 …… 267
3　β-グルカンの食品機能素材としての有効性：有効成分の同定と含有量の保証（製品の品質保証） ……………… 270
4　機能食品の最終形態でのヒトにおける安全性・有効性の検証 ………… 271
5　おわりに ………………………… 274

第4章　ナノテクノロジーを利用した包装材料技術「透明蒸着フィルム」
　　　　　　　　　　　　　　　　　　　　　　　　松井茂樹

1　はじめに …………………………………… 277
2　透明蒸着フィルム概論 …………………… 278
　2.1　透明蒸着フィルムの変遷 …………… 278
　2.2　各種透明蒸着フィルムの一般物性
　　　 …………………………………………… 279
　　2.2.1　シリカ蒸着フィルム …………… 279
　　2.2.2　アルミナ蒸着フィルム ………… 280
　　2.2.3　特殊シリカ蒸着フィルム（IB
　　　　　 -Film）………………………………… 280
3　透明蒸着フィルムの最新技術動向 …… 282
　3.1　ハイバリア性蒸着フィルム ………… 282
4　おわりに …………………………………… 283

第5章　高圧乳化技術による食品のナノスケール化　　髙木和行

1　はじめに …………………………………… 284
2　ナノスケール化について ………………… 284
　2.1　粉砕 …………………………………… 285
　　2.1.1　処方的粉砕と機械的粉砕 …… 285
　　2.1.2　粉砕方法 ……………………… 286
　2.2　乳化や分散に使用できる機械力 … 286
　　2.2.1　乳化に有効な機械力：せん断
　　　　　 力 …………………………………… 286
　2.3　乳化技術の利用 …………………… 288
　　2.3.1　処方的乳化と機械的乳化 …… 288
　　2.3.2　食品のレオロジー ……………… 288
3　ナノエマルションについて ……………… 289
　3.1　ナノエマルションの処方例と調製
　　　 方法 ……………………………………… 289
　3.2　ナノエマルションの製造装置 …… 289
　3.3　乳化剤量と粒子径の関係 ………… 290
　3.4　乳化剤の働き ………………………… 291
　3.5　化粧品におけるナノエマルション
　　　 の効果 ………………………………… 292
4　脂肪乳剤 …………………………………… 292
　4.1　脂肪乳剤の処理例 ………………… 292
　4.2　脂肪乳剤の製造プロセス ………… 293
5　食品における高圧ホモジナイザーの利
　 用 …………………………………………… 293
　5.1　最近の高圧ホモジナイザーの使用
　　　 例 ……………………………………… 293
6　リポソーム（ナノカプセル）……………… 294
　6.1　DDSに適したリポソームの粒子径
　　　 …………………………………………… 294
　6.2　リポソームの血中での安定化 …… 294
　6.3　リポソーム製剤の有用性 ………… 294
　6.4　リポソームの製造方法 …………… 295
　6.5　リポソームの保存安定化 ………… 295
7　高圧ホモジナイザーによるその他の例
　 ……………………………………………… 295
　7.1　高圧ホモジナイザーを使用した透
　　　 明なエマルションの調製 ………… 295
　7.2　多相エマルションの調製過程での
　　　 高圧ホモジナイザーによるナノエ
　　　 マルション調製 ……………………… 296

7.3 乳化剤が少ない系での，高圧ホモジナイザーを使用したエマルションの調製における新しい乳化剤選定の考え方 …………………… 296	8 食品における高圧ホモジナイザー使用の期待される効果 ……………………… 297
9 ナノテクノロジーの今後 ………………… 297
10 おわりに ………………………………… 298

第1編　総　論

第1章 フードナノテクノロジー概論

中嶋光敏[*1], 大谷敏郎[*2]

1 はじめに

　ナノスケールの科学,工学,技術が融合したナノテクノロジーが21世紀の科学技術として,大きく注目されている。ナノテクノロジーとは,原子や分子,超分子の配列を1～100 nmで自在に制御することにより,望みの性質を持つ材料,望みの機能を発現するデバイスを実現し,産業に活かす技術と一般に定義されている[1]。クリントン元米国大統領が,2000年に「角砂糖1個の大きさに国会図書館の情報を収納する（IT）」「鉄鋼よりも10倍強く,軽い材料を開発する（材料）」「ガンを細胞数個の段階で検出する（バイオ）」とシンボリックな発言を行なった。これが契機となり,米国におけるナノテク研究の国家予算は急上昇し,現在,年間約1000億円が投資されている。我が国や欧州も,米国に近い金額の投資を行なっており,期待の大きさが伺える。IT,材料,バイオは,対象が明確な研究分野であるのに対して,ナノテクノロジーは,分野横断的基盤技術と位置づけることができ,広範な産業の基盤に関わる21世紀の最重要の技術と捉えられている。

　ナノテクノロジーには,トップダウン方式とボトムアップ方式が使われる。トップダウン方式は,「サイズを小さくする」微細加工等の工学技術で,ボトムアップは,「分子レベルからサイズを大きくする」化学平衡・物性に基づく自己組織化技術と考えることができる。トップダウン方式とボトムアップ方式の両方で,ナノスケール化の実現が可能となりつつあり,その観察技術開発とナノスケールにおいて発現する新規特性の解明とその利用が期待されている。ナノテクノロジーのこれまでの画期的成果としては,フラーレンやカーボンナノチューブの発見と利用が挙げられる。これらは電子デバイスや各種の材料として使用されはじめている。ナノテクノロジーの電子工学分野以外での応用としては,DNAマイクロアレイや,マイクロチップ電気泳動装置,またマイクロリアクターなどの開発が挙げられる。

[*1] Mitsutoshi Nakajima　筑波大学　北アフリカ研究センター長,大学院生命環境科学研究科　教授
[*2] Toshio Ohtani　内閣府　食品安全委員会　事務局　次長

2 食品分野へのナノテクノロジーの応用

筆者らは，食品やバイオ分野におけるナノテクノロジーの定義を「数nm～数μmの範囲で対象物の物理構造を制御することで機能性・利用性を高めたシステムであって，マイクロエンジニアリングも含むもの」と考えている。これは無機材料系とは異なり，食品やバイオ分野では，サイズを数十nmに制御することが非常に難しいこと，生体細胞の大きさがミクロンオーダーであること，サイズをこれまでの実用上の下限である数十μmから，さらに数μm以下と小さくすることで発現する新たなメリットを利用することなどを含めた方が現実的であること，などのためである。

食品分野では，食品素材，食品加工，食品計測，食品安全検知，製品製造のそれぞれで，ナノテクノロジーの応用を考えることができる。

食品加工技術とナノテクノロジーという観点では，マイクロチャネルを利用した乳化，分散，混合などの技術がある。中嶋，小林らは液滴サイズの揃った分散系を作ることのできるマイクロチャネル乳化技術を開発した（第3編第4章に詳述）[2]。通常の機械的撹拌乳化に比べて，マイルドな方法であり，酸化されやすい脂質系にも応用可能である。乳化デバイスの設計改良を続け，非対称貫通孔型の二層構造が液滴作成に有利である点を見出している[3,4]。

トップダウンによるナノスケール化として，種々の方法が試みられている[5]。図1にはビーズミルと高圧乳化を示す。粉砕メディアを使用して，微粉砕を行なうビーズミルを用いてサブミクロンの粒子が調製できる。高圧乳化は細かいエマルションを作製するために広く用いられている。バルブ式と流路固定式の2種がある。流路固定式はマイクロフルイダイザーとよばれる。チャンバー内で，原料の流れをふたつにわけ，超高圧で，細管内を通過させ，強力な剪断力を与え，ふたつの流れを衝突させて衝撃力を加える。サブミクロンサイズのエマルションの製造に利用できる。

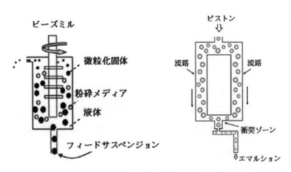

図1　ビーズミル（左図）と高圧乳化（右図）

第1章　フードナノテクノロジー概論

　ナノスケールをめざした固体の粉砕は第3編第5章および6章に詳述されている。

　分離，分級，抽出関連の研究では，分離用のクロマト粒子設計，分離膜構造を制御したナノ濾過等の膜技術，サイズ分級などが挙げられる。マイクロノズル技術を用いたマイクロカプセルの製造なども行なわれている。殺菌，加熱制御関連としては，マイクロ熱交換機の製造と応用，またマイクロ・ナノバブルの製造と応用も注目されている。マイクロ空間における流体の熱・物質移動についてはCFD（計算機流体力学）解析が適用でき，食品加工への応用が始まっている。

　ナノテクノロジーを活用した食品品質保持・安全検知技術も課題である。例えば青果物・魚類等の鮮度保持では，ガス置換包装やマイクロミストなどが関連する。食品包装や容器には，ナノ構造制御フィルムの開発や，耐熱性，抗菌性などの付与が求められている。食品の味覚センサーや，におい・香りセンサーの開発も重要課題である。さらに食品の安全検知技術では，微生物汚染の迅速検査や食中毒菌，抗原，異物，毒物，農薬等の検出が求められる。

　ナノテクノロジーを活用した食品機能の評価・発現という観点からは，ナノレベルの食品素材とその素材で作られた製品，特定保健用食品や健康食品などの新たな機能性と安全性の評価システムの構築が求められる。食品ナノ粒子の調製と栄養成分のデリバリィについてはAcostaが総説としてまとめている[5]。バイオアベイラビリティと表現される吸収特性がサイズに顕著に依存していること，500nm以下では，バイオアベイラビリティはサイズが小さいほど大きくなることが

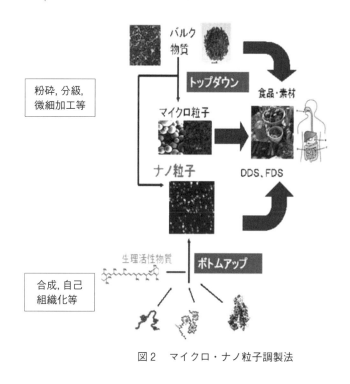

図2　マイクロ・ナノ粒子調製法

まとめられている。安全性の評価については，ナノレベルの食品開発と同時に，手法の開発と安全性評価を行うべきだと考えている。

3　ナノ食品の現状

　ナノ食品とgoogleで検索すると453万件，nano foodで検索すると713万件ヒットする（2009年8月）。ナノ食品の市場として，全世界で，2004年に26億ドル（3000億円）2006年に70億ドル（8000億円），2010年に204億ドル（2兆4000億円）と予想されている[5]。米国のWoodrow Wilson International Center for Scholars[7]の報告をWEBでみると，ナノテクノロジーやツールが，食品の生産（栽培や培養），製造・加工，または包装のいずれかの工程で使用されたものとして，Nanotech consumer inventory[8]でまとめられており，2008年8月時点で，873件の製品が挙げられている。内訳は，健康・フィットネス関連が502件（58％），家庭・ガーデンが91件，食品・飲料が80件（9％），エレクトロニクス・コンピューターが56件，クロスカッティング52件，自動車等43件，電気器具31件，子供グッズ18件である。80件の内訳をみると，食品が3つ（油脂，チョコレート，お茶），53件はサプリメント，保存容器が18件，料理道具が9件となっている。ちなみに，食品・飲料分野において韓国，中国の製品が入っているが，日本製品は現時点でみられない。日本製品は，全製品で47件，その多くは化粧品や化成品である。

　日本でのナノ食品は，産業技術総合研究所化学物質リスク管理研究センター岸本が作製したWEBにまとめられている[9]。コエンザイムQ10，ヒアルロン酸，アスタキサンチン，コラーゲン，植物ステロール，イチョウ葉エキス，白金ナノコロイドなど機能性成分を含むナノ食品が26項目，30製品が挙げられている。

4　農林水産省ナノテクノロジープロジェクト

　農林水産省農林水産技術会議の先端技術開発研究として，「生物機能の革新的利用のためのナノテクノロジー・材料技術の開発」プロジェクトが2002年4月より5年間にわたって推進された。6つの中課題に分けられ，それらは，I「ナノ構造細胞培養プレートの開発」，II「均一粒径のナノ粒子の製造と薬物送達システム等での利用技術の開発」，III「分子配向等の制御による新機能バイオ素材の開発」，IV「生体分子のナノレベルでの解析・操作技術の開発」，V「水分子クラスターの動態評価と利用」，V「マイクロバイオリアクターの構築」（2003.4～2006.3）である。下記に課題一覧を示す。

第1章 フードナノテクノロジー概論

Ⅰ ナノ構造細胞培養プレートの開発
Ⅰ-1-1 微細加工空間構造内での細胞の分化・増殖挙動の解明 　　　　　　　　　北海道大
Ⅰ-1-2 微細加工空間構造内での細胞の遊走・極性化挙動の解明 　　　　　　　　北海道大
Ⅰ-1-3 微細加工空間構造を有する培養基板の開発 　　　　　　　　　　　　　　食総研
Ⅰ-1-4 微細加工空間を有する培養基板の開発－樹脂製透明培養基板 　　　　　　クラレ
Ⅰ-2-1 高分子及びナノ粒子の自己組織化を利用したナノレベル微細空間構造及び
　　　　表面特性パター形成技術の開発 　　　　　　　　　　　　　　　　　　　北海道大
Ⅰ-2-2 微細構造化基板の作製と新規分離場及び反応場の構築 　　　　　　　　　食総研
Ⅱ 均一粒径のナノ粒子の製造と薬物送達システム等での利用技術の開発
Ⅱ-1-1 ナノ粒子作製システムの開発 　　　　　　　　　　　　　　　　　　　　食総研
Ⅱ-1-2 分子集合体を利用した生体適合性ナノ粒子の作製と特性解明 　　　　　　筑波大
Ⅱ-1-3 マイクロ／ナノカプセルの作製とその特性解明 　　　　　　　　　　　　食総研
Ⅱ-2-1 マイクロ／ナノ粒子の界面移動現象と機能制御 　　　　　　　　　　　　京都大
Ⅱ-2-2 マイクロ／ナノ脂質粒子の構造発現と物性制御 　　　　　　　　　　　　広島大
Ⅱ-2-3 マイクロ／ナノスフィアの界面化学特性の解明 　　　　　　　　　　　　北海道大

Ⅱ-3-2 マイクロ／ナノカプセルを用いたアレルギーの制御とその機構解明 　　　北海道大
Ⅱ-3-3 脂溶性栄養機能成分の生体利用性に関わる分子集合体構造の解明 　　　　食総研
Ⅲ 分子配向等の制御による新機能バイオ素材の開発
Ⅲ-1-1 ナノレール制御微生物菌体外生産システムの構築 　　　　　　　　　　　九州大
Ⅲ-1-2 高分子結晶材料表面上へのナノレール作製 　　　　　　　　　　　　　　静岡大
Ⅲ-1-3 ナノレール作製のためのカンチレバーの改良 　　　　　　　　　　　　　島津製作所
Ⅲ-1-4 スーパーコイルドセルロースチューブの創製 　　　　　　　　　　　　　信州大
Ⅲ-1-5 高分子テンプレートを用いたセルロース生産菌の運動とナノ配向した
　　　　ファイバー生産制御 　　　　　　　　　　　　　　　　　　　　　　　　森総研
Ⅲ-2-1 絹フィブロインタンパク質の骨・軟骨再生マトリックスとしての
　　　　機能化 　　　　　　　　　　　　　　　　　　　　　　　　　　　　　　農業生物資源研
Ⅲ-2-2 絹フィブロインスポンジの骨・軟骨再生マトリックスとしての評価 　　　京都大
Ⅲ-3-1 セルロースの熱分解によるカーボンナノファイバーのパターニング 　　　東京大

Ⅲ-3-3 セルロース—無機複合体からの電気・電子材料の開発 　　　　　　　　　九州大
Ⅳ 生体分子の構造のナノレベルでの解析・操作技術の開発
Ⅳ-1-1 昆虫生体分子を利用するナノセンサー開発のための
　　　　生体分子固定化技術の開発 　　　　　　　　　　　　　　　　　　　　　農業生物資源研
Ⅳ-1-2 ナノチャンバーを有するナノセンサー構築技術の開発 　　　　　　　　　北陸先端科学技術大
Ⅳ-1-3 ナノセンサーファブリケーション技術の開発 　　　　　　　　　　　　　スターライト工業
Ⅳ-2-1 ナノセンシングのための化学的計測制御技術の開発 　　　　　　　　　　九州工業大
Ⅳ-2-2 ナノセンシングのための電気的信号計測デバイスの開発 　　　　　　　　立命館大

フードナノテクノロジー

Ⅳ-2-3	ナノセンシングのための化学物質輸送ナノチャネルの開発	東京大
Ⅳ-3-2	腸炎毒素産生誘導化合物の認識機構の解明と大腸菌O157のナノ検出方法	宮崎大
Ⅴ	水分子クラスターの動態評価と利用	
Ⅴ-1-1	水クラスターの構造制御およびその触媒材料合成への応用	産総研
Ⅴ-1-2	過熱蒸気中の水分子の動態評価	食総研
Ⅴ-1-3	ナノ領域における溶液構造の解明と生体反応制御技術の開発	農研機構
Ⅴ-1-4	ナノ領域における水の測定技術の開発	東京大
Ⅵ	マイクロバイオリアクターの構築	
Ⅵ-1-1	マイクロ生命維持技術の開発	東京大
Ⅵ-1-2	マイクロインテリジェント表面技術の開発	東京女子医科大
Ⅵ-1-3	マイクロスフェロイド形成技術の開発	東京大
Ⅵ-1-4	タンパク質の固体表面への配向制御と細胞の機能発現	岡山大
Ⅵ-2-1	マイクロ体外成熟・受精卵作成システムの開発	農業生物資源研
Ⅵ-2-2	マイクロ体外受精卵発生培養システムの開発	農研機構
Ⅵ-3-1	マイクロバイオプロセスの分析に関する基盤技術の開発	東京大
Ⅵ-3-2	マイクロ細胞ハンドリング技術の開発	東京大
Ⅵ-3-3	マイクロ細胞リアクターに関する基盤技術の開発	大阪府立大
Ⅵ-3-5	マイクロリアクターによるタンパク質の高効率リフォールディング	食総研

　上記プロジェクトでは，主に食品・バイオ分野での基礎的なナノテクノロジー研究を行った。詳しい成果については報告書[10]を参照されたい。さらに，平成20年度から5年計画で，上記プロジェクトの後継として「食品素材のナノスケール加工及び評価技術の開発」が開始された。食品素材のマイクロメートルからナノメートルのサイズまでの加工技術を活用し，安全性と加工適性の両面から研究を行ない，食品分野でのナノテクノロジーの応用の可能性についての検証をめざしている。内容は大きくふたつに分かれ，①「ナノスケール加工基盤技術の開発と生体影響評価」では，食品素材等を対象にマイクロスケールからナノスケールのサイズの粒子を効率的に製造できる加工技術の開発と，開発された素材の粒子サイズの違いが物理化学的特性や生体におよぼす影響の解明を図ること，また，②「ナノスケール計測・評価技術の開発と新機能の解明」では，従来の手法では解析困難なナノ領域特有の構造・物性を計測・評価する技術の開発と，ナノ領域における新機能の解明を図ることが目標である。

　①の開発は，中嶋が代表として研究を進めている。具体的には，穀類等の農水産物（固体系），抗酸化物質等を含むエマルション（液体系），マイクロ・ナノバブル（気体系）の3つの系に対して，作製技術開発，粒子特性，安全性，粒子素材利用の4チームが，農学，工学，医学等の学際的研究者の連携の下に取り組み，農水産物のナノスケール加工，物性評価，安全性評価，用途開

発を進めていくものである。②については，杉山滋（農研機構・食総研）が代表として，食品素材のナノスケール計測技術の開発研究を展開している[11]。①については，本書第3編以降に，②については，本書第2編以降にこれまで得られた研究成果が掲載されている。

5 米国農務省におけるナノテクノロジー研究の動向[12]

米国におけるナノテクノロジーは，国家ナノテクノロジー戦略（NNI）が国全体の研究の調整と取りまとめを行なっている。各省庁で担当すべき課題の大枠や長期戦略を公表し，これに基づき各省庁が研究プロジェクトを立案し実行している。農務省においては主にCSREES（研究教育普及局）が担当している。

5.1 USDAにおけるナノテクノロジー研究の経緯

2000年のNNI（National Nanotechnology Initiative）の設立と共に米国におけるナノテクノロジー研究が組織的に開始され，2001年にはUSDAがNNIのメンバーとして参加した。NNIは，研究費を提供する政府機関と研究分野を整理し，それぞれの機関が主に担当する分野を決め，ナノテクを応用する産業分野（宇宙，農業と食品，国防，エネルギーなど）についても主に担当する機関を決めた。CSREESは農業および食品分野に関するナノテクノロジーの予算配分を行なっている。予算額は，2003年は100万ドル（1.2億円）であったが，2008年はUSDA全体で760万ドル（9.1億円）を配分した。

5.2 USDA/CSREESにおける研究例

食品・農業分野でのナノテクノロジー研究分野として，表1の8つの分野が挙げられ，化学物質や抗原，病原菌，毒物などの検出，遺伝子の変異やGMOの迅速検出，輸送・貯蔵中の品質検出等の農産物・食品・水モニタリング技術，あるいは，動物の健康状態や環境のモニタリング技術などを開発することが目標例として示された。具体的な研究として，例えば，鶏肉からの病原バクテリア除去用の細胞接着因子に特異的に結合するナノ粒子センターの開発（クレムソン大学），タンパク質の折りたたみ構造と疾病に関する研究（ユタ州立大学），エレクトロスピニング法による生体有害物質センサーの開発（コーネル大），電気的に検出可能なDNAを基盤とするカーボンナノチューブ（CNT）ワイヤーを用いるバイオ／ナノセンサーの開発（アーカンサス大），自己組織化ブロック共重合体パターンによるウィルスの検出（メリーランド大）や，農業に重要な環境中の微生物計測用DNAナノバーコードの開発（コーネル大）などがあり，基礎的な研究が多い。その他にも，食品の機能成分の送達システム，分子の生体適合性の制御，香気成分の相互作

用と知覚，食品品質センサー，ナノタグ（トレーサビリティー用）など様々な応用研究の可能性が指摘されている。

米国の国家科学技術委員会（NSTC），ナノスケール科学工学技術小委員会（NSET）のM. C. Roco委員長による工業化のための第一世代から第四世代までのスケジュールを表2にまとめた。

表1　食品・農業分野でのナノテクノロジー研究分野（USDA）

研究分野	内容
Microfluidics	マイクロ流路：マイクロ/ナノ分析技術等
BioNEMS	Bio-nanoelectromechanical system：半導体製造技術を応用した生体に応用できる超小型センサー，ポンプ，モーター等
Drug Delivery/Biochips	ドラッグデリバリー：ナノカプセル，ナノ多孔質素材，抗ウイルス/微生物ナノ粒子，ナノチューブ等
NucleicAcid Bioengineering	核酸を使ったバイオエンジニアリング等
Nanobioprocessing	ナノバイオプロセス：細胞操作，自己集合，生体素材製造等
Biosesors	バイオセンサー：食品安全用，環境評価用，食品や農業の生産過程のセンシングやモニタリング用等
Nanomaterials	ナノ材料：複合バイオ高分子，ナノ膜，ナノワイヤー，農業材料のナノ構造素材化等
BioselectiveSurfaces	生体物質の識別：バイオ分離技術（bioseparation technologies）等

表2　ナノテクノロジー工業化のためのスケジュール

研究分野	年代と開発例
第1世代	消極的なナノ構造利用　～2001 　例：コーティング，ナノ粒子，ナノ構造化した金属・ポリマー・セラミックス
第2世代	積極的なナノ構造利用　～2005 　例：半導体素子，標的薬物，アクチュエーター，目的適応型構造の開発
第3世代	ナノシステム化　～2010 　例：3次元ネットワーク構造と新規なシステム構造設計，分子の組み上げ，ロボット，超分子等の開発
第4世代	分子ナノシステム化　～2020 　例：分子装置・分子部品の設計，原子設計に基づく分子部品等の設計，階層的新規機能，斬新的なシステム等の開発

第1章 フードナノテクノロジー概論

6　その他の食品ナノテクノロジー研究開発の動向[12]

英国のCSL（Central Science Laboratory）と米国のJIFSAN（Joint Institute for Food Safety and Applied Nutrition）が主催した第8回「食品安全と栄養」に関する共同シンポジウム（2007年6月26日～28日）におけるまとめを中心に記述する。

6.1　ナノテクに対する基本姿勢と開発の枠組み

米国，EUともに，安全性に考慮しながら，その効果と利益を最大限に確保するように，未来の技術開発を前向きに進めるべきとの姿勢である。開発の枠組みとしては，米国がNNIを組織し，全体を主導し，調整を図りつつも，政府機関ごとに積極的に開発を推進している。一方，EUでは，域内の研究，技術開発および実証の取り組みに関する第7次フレームワークプログラム（FP-7，2007-2013年）に従い，EUのプロジェクトを積極的に推進するとともに，各国でも独自に研究開発を展開している。

6.2　ナノテクの定義

米国，EUともに，NNIのナノテクの定義である「おおむね1nmから100nmの範囲で，そのサイズのために新しい性質や機能を持つ材料，装置およびシステム」を基本に置いている。ただし，農業や食品分野でのナノテクノロジー開発では，無機材料分野のように，当初から数十nm以下のスケールで開発を行なえないため，現実的な対応としては，FDA/CVM（Food and Drug Administration/Center for Veterinary Medicine）が提案している，「特別な効果のためにナノ構造が必要な物質」と「厳密にナノ構造を制御していないが，性能や機能を改善するために粒子径をナノスケールに近づけている物質」の2本立てとするのが適当と考えられる。

6.3　安全性に対する基本認識

すでに，多くのナノ関連製品が食品や化粧品分野で上市されていることから，米国，EUともに，ナノ関連製品の無秩序な氾濫に深く憂慮しており，検討の枠組み作りを提案している。一方で，ナノテクに関する安全性研究は，一部医薬品分野で先行はしているものの，食品・農業分野ではまだ初期段階であることは共通認識であり，リスク評価の必要性が強く認識されており，危害要因の特定，危害要因の特性解析，暴露量の評価およびリスクの特性解析の4つの基本項目の検討に早急に取り組むべきとの基本認識である。

6.4 リスク評価における具体的問題点

リスク評価を進める際の問題として，①従来の評価法（化学物質，化粧品，食品など）を準用できるのか不明。②ナノ粒子の定義が不明：特に人工的に作られたナノ粒子と自然界に存在するナノ粒子の区別が困難。③ナノ粒子の基本特性解析法が未確定：ナノ粒子の基本特性解明には，粒径，粒径分布，形状，密度，化学組成，表面積，表面化学組成，荷電状態などの把握が必須だが，粒子径が小さいため，現状の多様な測定方法を適用しても必ずしも値を確定できない現状にあり，さらなる研究が必要。④皮膚や細胞への直接侵入：皮膚や細胞へ侵入する粒子径，種類，形，侵入経路などの研究蓄積が非常に少ない。⑤無機材料とバイオ・有機材料との取り扱い方法が不明：例えば従来からヒトが摂食し，分子レベルでも食品素材レベルでも問題がなく，消化できる食品素材をナノ粒子化した場合，再度改めて評価する必要がないのではないかとの指摘がある。⑥サイズの効果の確認が不可欠：粒子径が小さくなったことによる効果，例えば栄養成分の吸収性などについての厳密な研究がない。バルクで毒性のない物質が，必ずしもナノスケールで毒性がないとはいえないとの疑問がある。⑦"Novel foods"の明確な定義の欠如：ナノテクノロジーによる新しい素材を食品分野へ応用する場合には，「これまで食経験のない新規な食品（Novel foods）」について，安全性を評価することが多いが，"Novel foods"の明確な定義が不明なため，バルクまたは分子状態で安全であれば，ナノ粒子も安全との誤解が生じている他，実質的に食経験のあるナノ粒子（例えば，サイクロデキストリンなど）の取り扱いが未定。⑧暴露時間の評価法が不明：例えば，ナノ粒子の凝集性など基礎特性が不明なため，大気中での動態を正確に評価できない。

6.5 ナノテク安全性研究の大枠

ナノテクの安全性について，検討すべき問題点は多いが，米国においては，NNIが2006年9月に「人工ナノ材料の環境・健康・安全性研究の必要性について」をまとめ，リスク評価やリスク管理に必要な環境・健康・安全性研究に関する情報を整理している。例えば，測定装置や解析方法，ナノ材料とヒトの健康，ナノ材料と環境について，現在米国政府が実行している活動例（FDA，EPA等各省が行なっているプロジェクト等を総括），求められている研究（例えば，人間の健康に関しては，ナノ材料と体との分子，細胞，組織レベルでの相互関係）や研究の方向性についてまとめている。

一方，EUにおいては，欧州委員会内の新規特定健康リスクに関する科学委員会（SCENIHR）が，「ナノ材料のリスク評価のための技術指針（手順書）作成に係るリスク評価手法の妥当性についての意見」を2007年3月に公表している。この報告書では，現行のリスク評価のための技術指針（手順書）を，ナノ粒子の評価に使用するために，今後検討が必要な科学的な問題点（例えば，

第1章　フードナノテクノロジー概論

ナノ粒子の危害要因の特性解析のための物理化学的特性の把握等，大きく5点の問題点を指摘している。）を列挙するとともに，暴露量の評価，吸入試験，環境への排出等，それぞれの検討項目について，現状を分析して提言を加えている。さらに，*in vitro* 評価系の確立，ナノ粒子に対するQSAR（定量的構造活性相関）解析の導入，環境中の濃度予測法の開発等，新たな展開についても提言しており，NNIの報告書に比べ具体的な内容（現行のTGD（Technical Guidance Documents）の項目に加え，ナノ粒子で加えるべき評価項目，注意事項等を項目ごとに追加）となっている。

6.6　最近の安全性評価の国際動向

2006年6月のCSL/JIFSAN共同シンポジウム以降，国際機関，各国の政府機関，市民団体等から，食品ナノテクノロジーに関する見解や報告書が公表され始めた。2007年7月には，米国，食品医薬品局（FDA）が，ナノテクノロジー・タスクフォース報告書[13]を公表，2008年8月には，英国，食品基準庁（FSA）が，食品ナノテクノロジーのリスク管理と評価についての概説[14]を発表，2009年2月には，EUの食品リスク評価機関である欧州食品安全機関（EFSA）が，食品および飼料のナノテクノロジーの安全性に係る科学的な見解（Scientific opinion）[15]を公表した。しかしながらいずれの報告書も，食品ナノテクノロジー分野では，リスク評価やリスク管理のための知見の不足や研究のための方法論の未確立など，6.4に挙げた問題点が指摘されているに留まっている。この数年間でカーボンナノチューブなどの無機ナノ材料の分野では生体影響評価の研究が進展しており，これらの成果を参考にしつつ，食品ナノテクノロジー分野でも，今後さらに世界的な研究の推進と知見の集積が必要と考えられる。

また，スイスの国際的NGOである国際ガバナンス委員会（IRGC）は，食品ナノテクノロジーのように，データ不足で政府機関等が明確な方針を出来ない段階においては，関係者間の継続的な自主的対話と規制が重要とする，いわゆるリスクガバナンスの必要性を謳った報告書[16]を2009年3月に公表した。一方，2008年4月には，国際的環境NGOである「地球の友」は，食品と農業におけるナノテクノロジーについて，強い懸念を表明する報告書[17]を公表している。

この他にも，2009年3月にフランス食品衛生安全庁（AFSSA）が食品と飼料のナノテクノロジーとナノ粒子に関する文献調査報告書[18]，6月にはドイツ連邦リスク評価研究所（BfR）が，食品及び日用品へのナノテクノロジーの利用に関し専門家を対象として調査（2006年に実施）結果[19]を公表した。さらに，6月に行われた食品と農業におけるナノテク応用に関するFAO/WHO合同専門家会合の結果も，秋以降に公表される予定になっている。

7　おわりに

食品とナノテクに関わる研究の現状をまとめると，現時点では以下の5点に要約できる。

① 食品ナノテクノロジーは，まだ検討が開始されたばかりの分野であり，これまでの研究はエレクトロニクス分野などで開発されたナノテクシーズの食品応用の可能性を検討してきた研究が主体であったが，今後は食品研究者・実務者の具体的ニーズに応えることが必要になる。

② 食品素材の構造制御と機能発現の基礎技術の確立を図ることが重要である。食品素材のダウンサイジングのもたらす意義は何か？，という観点から，融点低下，溶解性増大，結晶化，物性改良等の研究を推し進め，食品ナノスケール工学を発展させることが望まれる。

③ ナノ計測，センサーによる食品安全性検知技術の開発を進める必要がある。

④ ナノテク食品の安全性評価技術の確立と，安全性を考慮した新食品・素材の創出，製造システムを，同時に研究開発することが非常に重要である。安全性を考慮した責任のある研究開発を行ない，新技術の展開にあたっては生産者・消費者の健康と安全，それに環境に十分配慮する必要がある。

⑤ 食品研究者とナノテク研究者など，多彩な研究者の連携と協力を進める必要があり，研究開発の進展に合わせて，ニーズとシーズの効果的な出会いを創出することや，産官学の連携を行なうこと，さらに国際的な協力も重要となる。中でも，安全性に関する研究は国際的な情報交換と研究の連携による効率化が必要な分野と考えられる。

文　　献

1)　http://www8.cao.go.jp/cstp/kihon3/bunyabetu6-2.pdf（2008年4月15日）
2)　中嶋光敏, 日本食品工学会誌, **5**, 71-81（2004）
3)　Kobayashi I, Mukataka S, Nakajima M, *Langmuir*, **20**, 9868-9877（2004）
4)　Kobayashi I, Mukataka S, Nakajima M, *Langmuir*, **21**, 7629-7632（2005）
5)　Acosta E, Bioavailability of nanoparticles in nutrient and nutraceutical delivery, Current Opinion in Colloid & Interface Science, 14, 3-15（2009）
6)　Tiju Joseph, Mark Morrison, Nanoforum Report 2006
7)　http://www.wilsoncenter.org/（2009年6月27日）
8)　http://www.nanotechproject.org/inventories/consumer/（2009年6月27日）
9)　http://staff.aist.go.jp/kishimoto-atsuo/nano/FoodandBeverage_text.htm（2009年6月27日）

10) http://rms2.agsearch.agropedia.affrc.go.jp/contents/JASI/pdf/digicon/seika/seika459.pdf（2009年6月27日）
11) 日本食品工学会フォーラム2008「ナノテクノロジーの食品分野への応用」要旨 p.1-42,（2008年5月27日）
12) http://www.s.affrc.go.jp/docs/kankoubutu/foreign/pdf/no49.pdf（2009年6月27日）
13) http://www.fda.gov/ScienceResearch/SpecialTopics/Nanotechnology/NanotechnologyTaskForceReport2007/default.htm（2009年8月14日）
14) http://www.food.gov.uk/multimedia/pdfs/nanoregreviewreport.pdf（2009年8月14日）
15) http://www.efsa.europa.eu/EFSA/efsa_locale-1178620753812_1211902362054.htm（2009年8月14日）
16) http://www.irgc.org/IMG/pdf/IRGC_PBnanofood_WEB.pdf（2009年8月14日）
17) http://nano.foe.org.au/filestore2/download/227/Nanotechnology%20in%20food%20and%20agriculture%20-%20web%20resolution.pdf（2009年8月14日）
18) http://www.afssa.fr/Documents/RCCP-Ra-NanoAlimentation.pdf（2009年8月14日）
19) http://www.bfr.bund.de/cm/238/bfr_delphi_studie_zur_nanotechnologie.pdf（2009年8月14日）

第2章　食品ナノテクノロジープロジェクト

杉山　滋[*1]，大谷敏郎[*2]

1　はじめに

　ナノテクノロジーの概念は，1970年代にはすでに提唱され，80年代から90年代初頭までに，フラーレンやカーボンナノチューブの発見，分子レベルの観察や操作が可能な走査型トンネル顕微鏡や原子間力顕微鏡の発明等がなされた。その後，材料分野，IT・エレクトロニクス分野を中心として急速に開発が進み，現在では，エネルギー産業，機械産業から航空宇宙産業に至る様々な分野でナノテクノロジーが利用されている。

　上記のようなナノテクノロジーの進展と普及に伴い，近年では，食品分野においてもナノテクノロジーを応用した食品および食品関連製品の開発が始まっている。しかしながら，特に食品そのものにおいては，ナノスケール化による特性変化に関する体系的なデータは，ほとんど存在しない状態である。このような状況に鑑み，農林水産省では，平成19年度より，ナノスケール食品素材の特性評価を目的とした委託研究プロジェクト「食品素材のナノスケール加工及び評価技術の開発」（別称：食品ナノテクノロジープロジェクト）を開始した。この研究プロジェクトでは，固体，液体，気体にわたる食品（または食品素材／関連物質）を対象とし，食品素材のナノスケール加工技術の開発を行なうとともに，ナノスケール化による対象食品の物理化学的特性，安定性，さらには体内動態の変化について，体系的に研究することを目的としている。本稿では，上記研究プロジェクトの概要について紹介する。

2　ナノスケールの定義

　ナノメートル（nm）とは，10^{-9} mを指す単位であり，999〜1 nmの範囲のサイズ表記に使用される。しかし，特に工業製品・素材においては，ナノテクノロジーの範疇を，特徴的なサイズが100 nm未満であるものとしており，これをTrue Nanoとも称する。この定義は，3次元のうち少

[*1]　Shigeru Sugiyama　㈱農業・食品産業技術総合研究機構　食品総合研究所
　　　　　　　　　　　　食品工学研究領域　ナノバイオ工学ユニット　ユニット長
[*2]　Toshio Ohtani　内閣府　食品安全委員会　事務局　次長

第2章　食品ナノテクノロジープロジェクト

なくとも1次元が100 nm未満の物質と表現されることも多い。すなわち、1次元のみが100 nm未満で他の2次元が広がりをもつものはナノ薄膜、2次元が100 nm未満で他の1次元が長さをもつものはナノ繊維、3次元とも100 nm未満のものはナノ粒子ということになり（図1）、これに当てはまるものが、ナノテクノロジー製品と見做される。この定義は、米国、欧州において受け入れられており、我が国においても一般的には同様である[1,2]。

一方、食品分野においては、現状ではナノスケール食品の研究開発そのものが初期段階にあり、明確な定義は定まっていない。食品では、工業材料等とは異なり、数十μmのスケールにおいて、すでに食感や加工特性に大きな変化が現れる。そのため、食品ナノテクノロジープロジェクトでは、おおむね上記の定義に基づくが、粒径をナノスケールに近づけたマイクロスケールのものも研究対象に含めている（図2）。

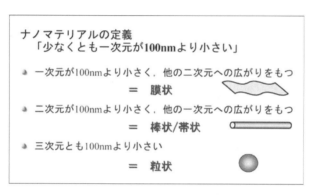

図1　ナノマテリアルの定義

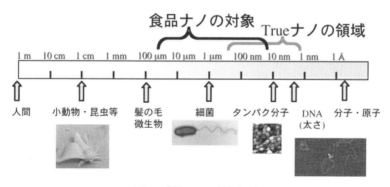

図2　食品ナノの対象領域

3 ナノスケール食品と市場規模予測

ナノスケールを謳った食品については，これまでにも市場に出ているが，世界的に見ても，その数はそれほど多くない。米国のWoodrow Wilson CenterのProject on Emerging Nanotechnologies[3]では，様々なカテゴリーのナノテク製品情報を収集しているがFood and Beverageにリストされている食品は4種類に過ぎない。その一方で，各種金属ナノコロイドやミセル等のナノスケールキャリアに有効成分を保持させたサプリメント類は43種類と多い。食品そのものではないが，食品用の保存容器や調理器具も28種類が掲載されている。Woodrow Wilson Centerのリスト以外にも，国内外でサプリメントとして市販あるいは食品添加物として利用されている例がある。

一方，ナノスケール食品ないし容器等を含む食品関連ナノテク市場は，世界において，2006年に約7000億円，2010年には約2兆円規模に膨らむとの予測がある[4]。また，日本国内に関しては，2005年時点で10億円，2010年に200億円，2030年に2500億円と予測されている（ナノスケール食品のみ，関連ナノテクは含まず）[5]。しかし，この市場規模は，ナノ化粧品等（2005年：160億，2010年：500億，2030年：800億）と比べても現時点では小さく，さらにエレクトロニクスやエネルギー産業関連等のナノテク工業製品に比べると数十分の一程度であり，はるかに小規模である。しかしながら，ナノスケール食品の開発は始まったばかりであり，その特性の解明と今後の展開いかんでは，急速に市場が拡大することも考えられる。

4 食品ナノテクノロジーに関する海外研究動向

上述のように，海外においても食品ナノテクノロジーの研究開発は各国で進められている。しかしながら，その多くはナノテクノロジーを使用した関連製品であり，例えば長期保存用の容器，新鮮さ等を保つ包装材料やプラスチック飲料容器，あるいは食品安全用・環境評価用のバイオセンサ等である。食品そのものに関しては，ナノスケールキャリアを使用したサプリメント類の例は多いものの，通常の食品素材をナノスケール化し，これまでにない新たな特性を有する食品を開発した例は，非常に少ないのが現状である。

一方で，ナノテク製品の安全性についての関心が世界的にも高まっており，2001年頃から欧米および我が国において，ナノ粒子の安全性に関する研究が開始されている。ただし，現状では，その対象のほとんどは，カーボンナノチューブやフラーレン，チタンやシリカ等の超微粒子，工業原料や一部化粧品原料に留まっており，ナノサイズ食品分野での安全性に関しては，まだ議論が始まったところである。2007年には，米国で英国中央科学研究所と米国食品安全・応用栄養学共同研究所が主催するシンポジウム「食品と化粧品分野におけるナノテクノロジー」が開催され，

第2章 食品ナノテクノロジープロジェクト

そこでの討議において，食品ナノテクノロジーに関する以下の点が共通認識として示された。

① ナノテクに対しては，安全性に考慮しながら，その効果と利益を最大限に確保するように，未来の技術開発を前向きに進めるべき。

② ナノテクの定義は，「おおむね1nmから100nmの範囲で，そのサイズのために新しい性質や機能を持つ材料，装置およびシステム」が共通認識であるが，「従来より粒子径をナノスケールに近づけている物質」等も含める。

③ ナノテクに関する安全性研究は，一部医薬品分野で先行はしているものの，食品・農業分野ではまだ研究初期段階である。

④ 具体的なリスクアセスメントにおいては，従来の安全性評価法を準用できるかどうか不明，ナノ粒子の基本特性の解析方法が未確定，生体への侵入の有無が不明な状況にある。

現在，ナノテクに関する安全性研究は，医薬品分野あるいは工業超微粒子ではある程度先行しているものの，食品・農業分野では各国ともまだ初期段階であり，今後，リスクアセスメントの必要性がさらに高まっていくと考えられる。しかし，食品そのもののナノテクノロジーに関しては，従来の評価法を準用できるのか不明，ナノ粒子の定義が明確でない，ナノ粒子の基本特性解析法が定まっていない，皮膚や細胞への直接侵入に関する未確情報に乏しい，サイズ効果（例えば栄養成分の吸収性など）についての厳密な研究に乏しい等の様々な問題点が残されており，今後の研究において取り組んでいくことが必要である。

5　食品ナノテクノロジープロジェクトの目的と概要

食品ナノテクノロジープロジェクトは，上記のような状況の中，平成19年に開始され，平成23年度までの5年間の研究を行なう予定である。プロジェクトでは，マイクロスケールからナノスケールの食品素材微粒子を効率的に製造するための加工技術の開発，開発した食品粒子のサイズの違いが物理化学的特性や生体におよぼす影響の解明，さらに従来手法では解析困難なナノスケール領域特有の構造・物性等を計測する技術の開発とナノスケール化に由来する新機能の解明を目的としている。

プロジェクトは，「食品素材のナノスケール加工基盤技術の開発と生体影響評価」および「食品素材のナノスケール評価技術の開発と新機能の解明」の2つのグループからなっており，さらにそのそれぞれがいくつかのチームに分かれている。研究は，グループ間，チーム間の必要に応じて研究試料の提供や情報交換など密接な連携をとりながら進めている（図3）。プロジェクトの構成と各チームの研究内容の概略を以下に示す。

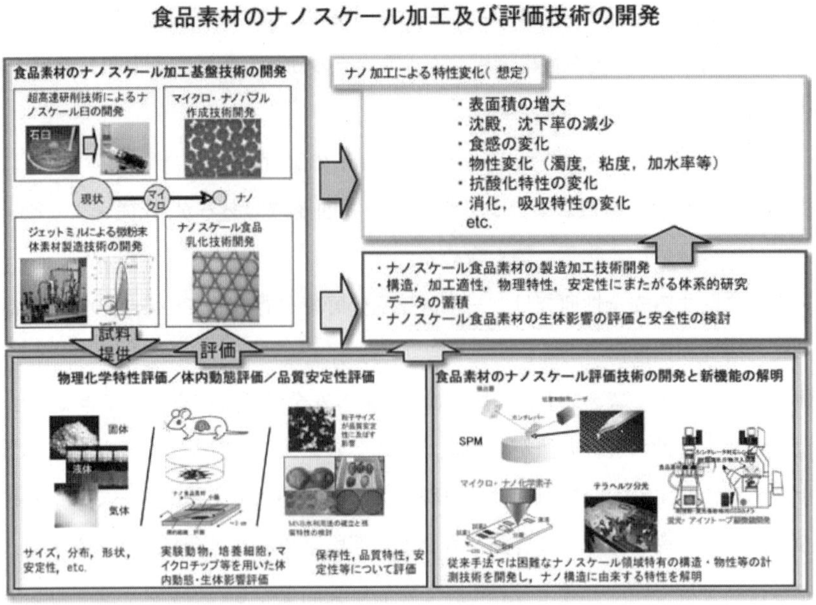

フードナノテクノロジー

食品素材のナノスケール加工及び評価技術の開発

図3 プロジェクト概要図

5.1 「食品素材のナノスケール加工基盤技術の開発と生体影響評価」

　穀類等の農水産物，抗酸化物質等を含むエマルション，オゾンや酸素ガス等のマイクロナノバブルを，それぞれ固体，液体，気体系の対象食品素材とし，それぞれの作製・加工技術の開発を推進するとともに，作製されたナノスケール食品粒子についての物理化学特性，品質安定性，保存性などに関する評価・検討を行なう。安全性については，医学分野の専門家の参加も得て，上記により作製されたナノスケール食品粒子を対象に，動物実験・培養細胞試験を中心とした生体影響評価実験を行なう。最終的には，以上の研究開発の成果を総合し，新しい加工適性や機能を持ち，かつ生体影響も考慮した新たなナノスケール食品素材の加工技術として完成させる。

　実際の研究は「作製技術」，「粒子特性」，「安全性」，「粒子素材利用」の4つのチームにおいて，遂行している。以下に，それぞれについての研究概要を示す。

5.1.1　食品素材のナノスケール加工基盤技術の開発

　主に穀類等，エマルションを対象とした固体，液体のナノスケール加工技術の開発を推進する。また，空気，酸素などのマイクロナノバブルについても食品関連の殺菌・品質保持等への応用を目指して開発を行なう。穀類素材については，粒子径が数μmの効率的微粉砕化技術を開発し，最終的には粒子径100 nm程度の超微粒子を製造する。さらに水産物の超微粒化技術の開発も行なう。エマルションについては，ナノスケールチャネル乳化装置の製作と抗酸化物質等を含む粒径

第2章　食品ナノテクノロジープロジェクト

100 nm～数10 nm程度のエマルション製造を行ない，その特性を解明する。マイクロナノバブルについては段階を追って10 μm～1 μm～100 nm程度のマイクロバブルを製造し，特性を解明する。なお，作製したナノスケール食品粒子を，必要に応じてプロジェクトの研究担当者に配布する。

5.1.2　食品素材の物理化学的特性・加工適性等の解明

穀類等の微粒子，ナノエマルション，マイクロナノバブル等のナノスケール食品素材の物理化学的特性の評価法を素材ごとに開発し，サイズや諸特性の相関関係を個別に明らかにする。固体系では，形状，サイズ分布，融点，凝集性等の物性および安定性を評価する。液体系については，サイズと分布，分散特性，高温安定性，脂質微粒子からの機能性成分の放出特性等の基礎特性を解明する。気体系では，サイズ特性，水分子の運動性に関わるNMR緩和時間や滞留時間等の基礎特性を明らかにする。最終的には，食品ナノ粒子の酸化安定性や分散安定性等の性能向上を図るとともに，内包した高濃度食品機能成分の送達技術等の新規利用技術の開発に資する。

5.1.3　実験動物等を用いた食品素材の体内動態評価

固体，液体，気体のナノスケール食品素材を対象として，動物試験および培養細胞試験等を行なうことにより，体内における当該食品素材の動態と生体影響を評価する。固体系ナノスケール粒子については実験動物呼吸器系への曝露を検討し，免疫学的解析により基礎特性を把握する。液体系については実験動物や培養細胞を用いて，抗酸化ナノ素材の経口摂取における腸管吸収性や生体影響を解析し，アレルゲン性評価や肝機能評価パラメーター抽出等の基礎的解析を行なう。気体系については，マイクロナノバブル水の基礎的生体影響解析を行なう。

5.1.4　食品素材の品質安定性

ナノスケール食品素材を対象として，素材の種類，粒径，表面処理等と粒子の物理的，化学的，熱的特性を評価する。固体については食品素材微粒子の用途に応じた最適な粒子条件，原料構成比，製造条件を明らかにする。液体・固体について界面状態とレオロジー特性との関係を明らかにするとともに，界面の物理化学的性質と吸着層の制御により，粒子と他の食品成分との相互作用を考慮した新たな食品素材の創出を試みる。気体については，マイクロナノバブルの青果物および付着微生物への影響，残留性について解析を行ない，品質保持に適した条件を明らかにする。

5.2　「食品素材のナノスケール評価技術の開発と新機能の解明」

5.2.1　食品素材のナノスケール評価技術の開発

食品素材のナノ化に伴う物理化学的，あるいは生物学的な諸性質がバルク状態とは異なる可能性がある。そのため，ナノスケール食品粒子の諸性質をナノスケールにおいて評価するための新たな技術開発を進める。走査型プローブ顕微鏡技術やマイクロ・ナノ化学システムを基幹技術と

し，ナノスケール食品粒子における微細構造や微小領域での動態の評価技術，あるいは高効率，高感度な単一粒子解析技術等を開発し，ナノスケール食品粒子に固有に見られる諸性質を解明する。

5.2.2 ナノテクノロジーによる食品素材の新機能解明

食品素材や食品ナノ粒子中に存在する水分やガス成分の動態を解明し，食品素材の新規ナノ粒子化の際に必要となる，加工適正や安全性に関する新規指標として活用する。その指標には，食品への農薬等の浸透度，ガス処理による食品酸化度，食品中の水分状態等を想定している。こうした指標を計測するための基盤技術として，ナノレベルリアルタイム分子イメージング法，蛍光・アイソトープ顕微鏡，エバネッセント分光分析，振動分光法等を新規に開発する。さらに，食品素材のナノスケール計測に適合するように量子ドット増強テラヘルツ分光分析装置を開発し，高感度な非接触・非破壊分析法として確立する。

5.3 プロジェクトの進捗状況

本プロジェクトは，現在，開始後2年を経過し（平成21年現在），すでに，穀物や魚肉の微細化技術（マイクロスケール）の開発，マイクロチャネル乳化や他の手法によるナノスケールの微細エマルションの製造，マイクロ・ナノバブル水の製造とアプリケーション開発，プロジェクト内で製造したマイクロ・ナノスケール試料を対象とした物理化学特性の評価と新たな性質に関する情報等，いくつかの成果が得られ，その一部は実用化段階に達しているものもある。また，安全性に関しても，主に穀物微粒子および微細エマルションを，健常な動物およびアレルギーや肝障害などのモデル動物に投与し，気道への作用，免疫原性，腸管吸収性，生理作用についての評価を進めている。

6 おわりに

食品におけるナノテクノロジーの応用は，まだ始まったばかりであるが，本プロジェクトの2年余の研究において，これまでになかったような特性を持つ食品ないし食品素材の可能性が見えて来つつある。例を挙げると，ナノ加工ミルを使用して，従来より微細な数十ミクロンの全粒粉微粉砕素材を作成し，それを使用したパンは，一般的な全粒粉パンに比べて非常に滑らかで，しっとりとした食感になることがわかっており，また，新鮮な高濃度ATPを含む魚肉を，マイクロスケールまで微細化すると，非常に少ない量の食塩で粘度を上昇させることができ，これは，将来的に低塩の魚肉加工製品の実現につながる技術である。これら以外にも，あくまで想定であるが，食品ナノテクノロジーの研究の進歩により，高齢者向けの吸収性の良い食品，脂質の酸化速

第2章　食品ナノテクノロジープロジェクト

度を低下させた長期保存食品，乳濁飲料の半透明化等，新規な特性を持った様々な食品の可能性が広がっている。

　一方で，これらナノスケール食品および食品素材の安全性評価も非常に重要であり，食品素材の微粒子化技術の開発，開発したマイクロ・ナノスケール食品微粒子の物理化学特性や品質安定性の評価と並行して，吸収性評価や生体影響評価による安全性に関するデータも蓄積し，海外の動向ともリンクしつつ研究を遂行していく予定である。

文　　　献

1) 厚生労働省，ヒトに対する有害性が明らかでない化学物質に対する労働者ばく露の予防対策に関する検討会報告書（2008）
2) 環境省，ナノ材料影響基礎調査検討会，工業用ナノ材料に関する環境影響防止ガイドライン素案（2009）
3) Woodrow Wilson Center, Project on Emerging Nanotechnologies: http://www.nanotech project.org/inventories/
4) Tiju Joseph, Mark Morrison, Nanoforum Report 2006
5) 経済産業省委託事業「平成17年度超微細技術開発産業発掘戦略調査」ナノテク関連市場規模動向調査報告書

第 3 章　フードナノテクノロジーの社会実装の道付け[i]

山口富子[*]

1　はじめに

　フードナノテクノロジーの安全性や社会受容についてさまざまな議論が展開されている。遺伝子組換え食品あるいは食品照射など，食品技術の社会導入の軌跡を踏まえると，行政機関が導入する安全性基準の枠組みによって食品安全確保をし，それらの枠組みに従って，研究機関あるいは企業が安全性を管理するという進め方を再考していく必要があるのかもしれない。そこで本稿では，市民とのコミュニケーションという視点から，フードナノテクノロジーと社会の良い関係づくりのための道付けについて考えてみたい。

2　フードナノテクノロジーを取り巻く社会的文脈

　フードナノテクノロジーと社会の関係を考えるにあたって，まず初めにフードナノテクノロジーを導入しようとしている社会（社会的文脈）について知る必要があろう。そこで，本節では，科学技術政策の意思決定と市民参加に関わる世論の動向，食品技術に関するマスメディアの報道，そして市民が語るフードナノテクノロジーの印象について紹介する。

フードナノテクノロジー

　三菱総合研究所のアンケート[1)]によれば，「市民の科学技術政策への関与のレベル」という設問に対して，過半数の回答者が「国からの情報提供」のみならず「広い意見募集」「意見交換」「研究開発への検討・討議への一般市民の参加」「一般市民が責任を持って判断する機会の保証」を望むと回答している。内閣府の世論調査[2)]の「科学技術に関する政策の形成には，国民自身の参

---

[i] 本稿は，山口富子，2008，「萌芽期の科学技術を取り巻く社会的文脈の考察：ナノテクノロジーを事例に」『科学技術社会論研究』第 6 巻，99〜108 ページ，掲載論文に加筆修正を加えた。科学技術研究費補助金「ナノテクノロジーが農業・食品分野に及ぼす影響評価と市民的価値の反映に関する研究」（基盤研究B）（平成18年から20年，研究代表者　立川雅司，課題番号：18380138）の成果に依拠している。

[*]　Tomiko Yamaguchi　国際基督教大学　教養学部　准教授

第3章　フードナノテクノロジーの社会実装の道付け

画がより一層必要になってくる」という設問に対しても，70%の回答者が「支持する」と答えている。アンケート結果だけでは，回答の細かなニュアンスまでは読み取れないが，科学技術政策の方向性の意思決定には，一般市民も参加すべきであるという捉え方が主流になりつつあることが読み取れる。同時に，第3期『科学技術基本計画』で謳われている「社会・国民に支持された成果を還元する科学の重要性」，『農林水産基本計画』[3]で示されている「国民との双方向のコミュニケーションの確保」，更には『食品安全基本法』で明示されている「市民との意見交換を推進するための必要な措置の実施」など，制度的にも科学技術政策の意思決定への市民参加が重要視されるようになってきているのも事実である。

次に，食品技術に関するマスメディアの報道について簡単に触れたい。科学技術に関わる意識形成においてマスメディアの影響力は大きい。例えば，2007年に実施された一万人規模の遺伝子組換え作物に関わるアンケート[4]によれば，遺伝子組換え作物にかかわる情報源別（媒体別）の信頼度という設問に対し，一位が「新聞」，二位が「消費者団体」，三位が「テレビ」・「研究者・研究機関」という結果が示されている。次いで「食品の表示」「家族」「書籍・パンフレット」などが信頼できる情報源としてあげられているが，これらの結果を通して，マスメディアの社会的な役割の重さが確認できる。一方，個別の報道内容を見るとセンセーショナルな報道，あるいは誤った情報ではないが，科学的な不確実性が，断定的に危険であると読み取れるような形での報道，極端に偏った報道などが散見され，そうした情報が社会的意識形成に多大な影響を与えているという現実を認識しなくてはならない。フードナノテクノロジーの場合も，同様の状況に遭遇する可能性は否めない。

遺伝子組換え作物に関わる報道はこれまでなぜこのような状況下に置かれてきたのであろうか？遺伝子組換え作物に関わるマスメディア報道の解析[5]を基に述べれば，第一にマスコミ関係者の規範・価値感と，科学者の規範・価値観の落差があげられる。マスメディアは「両論併記」の原則に則り，多様な意見を伝えるという使命のもと記事作成あるいは番組の制作に臨むが，結果として少数派の意見が過大評価，あるいは多数派の意見が過小評価された形で情報が流れたという事があった。更に時間の制約あるいは紙面の制約などに起因し，科学的不確実性を詳しく説明するような記事あるいは番組は少なく，結果，断定的に危険であると読み取れるような報道になってしまったというケースもある[6]。科学者の視点から捉えれば「絶対」ということはありえず「現在の知見では」という留保が必ず付くが，そうした留保が記事に現れることは少ない。

第二に，マスコミ関係者の取材活動の為の情報のインフラストラクチャーが，科学者が言うところの「正しい情報」の伝達を更に難しくしている。記者の情報源は記者クラブ，あるいは記者自身が持っている個人的なネットワークであるが，省庁に敷設されている記者クラブは特定部署の記者が出入りをする。つまり情報の流れが省庁別，部署別で縦割りになっているため，当該

フードナノテクノロジー

の技術に関わる専門性を持った記者が，記者クラブを通して流される情報をタイムリーに入手できるとは限らない[7]。読者にとってみれば，記事の内容を読むだけでは，そこに書かれている情報が，記者が個人的なネットワークを通して得た情報なのか，記者クラブなどを通して得た情報なのか，そのように書かれていない限り明確に区別をすることができないため，マスメディアによって提示される情報の信憑性をどう判断していくのかという問題が存在する。

次に，筆者らが実施した研究プロジェクトで聞かれた市民によるフードナノテクノロジーの印象について触れたい。この研究プロジェクトでは，はじめにフードナノテクノロジーの専門家が，ナノ食品の実例，ナノ粒子の計測技術，ナノ食品の研究開発の動向そしてその有効性と安全性開発の動向について講義をし，その上で，市民との対話を試みた。市民は，フードナノテクノロジーに関して多様な情報を得たが，質疑応答の場面では，市民のもっぱらの関心は，ナノ食品の安全性という問題に集中していた。「ナノ粒子が細胞へ侵入してしまった場合，どのような影響があるのか？」「感受性の高い集団を対象とした安全性評価はもう行われているのか？」「サイズを変えると浸透圧が変わるという説明だが消化器官への影響はないのか？」「ナノ粒子が口や喉と触れても大丈夫なのか？」という疑問が投げかけられ，もう既に判っている事柄と，そうではない事柄について専門家より丁寧な説明があったが，総じて疑問に応えるべくデータの不足，安全性を確保するための機構が不在という印象が残った。

2009年6月の，国連食糧農業機関と世界保健機構（FAO／WHO）の食品および農業分野におけるナノテクノロジーの応用にかかわる専門家会議において，食品安全性にかかわる知見の有無の確認，リスクアセスメントの手続きの見直し，食品安全性関連研究の支援，ナノ粒子にかかわる食品安全リスクの評価の方針などが策定がなされる予定であり，研究開発の今後の展開，安全性管理体制の構築，安全性を評価するデータの集積などいずれにおいても，これから実施されるという状況にあるため，市民の疑問に答えを出せなくても当然であるが，こうした状況にも関わらず商品が店頭に並んでいるかもしれないという状況は，不安を喚起する要素を多分に含んでいる。しかし今回の研究プロジェクトにおいては専門家の真摯な受け応え，そして専門家との直接的な意見交換を通して，市民はフードナノテクノロジーの研究開発に対して一定のベネフィットを感じているように見受けられた。筆者らの研究プロジェクトにおいても技術がこれから萌芽しようとしている現段階において，リスクよりベネフィットを感じる傾向にあるという示唆をする研究[8]と同様の傾向が見られた。ただし，応用領域（医療，環境など）によって意識が異なるという研究[9],[ii]，更には包装材料へのナノテクノロジーの応用と食品への応用の比較においては，

---

ii Pidgeonらの調査に参加した，アメリカおよび欧州の市民は，エネルギー問題の対処策にナノテクを応用してゆくことに対し支援的であるのに対し，健康あるいは身体能力の補強・増強などの応用に対しては，倫

第3章　フードナノテクノロジーの社会実装の道付け

前者の方が市民の受容度が高いという研究[10]などが示唆するように，個別の応用に対する市民の意識の違いについては，今後詳細に調べていく必要があろう。食品関連の技術の場合，医療技術など特定の患者のみが利害関係者となる科学技術とは異なり，生命維持に不可欠であるという点で，誰もが主要な当事者になりうる。あるいは誰もがフードナノテクノロジーに対し，顕在的あるいは潜在的な要求あるいは意見を持っているという点も考慮に入れていく必要がある。

3　市民とのコミュニケーション—考え方と活動の形態—

次に市民とのコミュニケーションの考え方と活動形態について述べる。市民とのコミュニケーションには，意思決定の過程における市民の関与のレベルによってさまざまな形態が存在する。ここではコミュニケーションの形態を便宜上「情報提供」「協議」「参加」「協働」「権限の付与」型と分け，説明を進めたい。いずれの場合も，市民を当該の科学技術に関与する主要な利害関係者として位置付けることを前提条件としている。このように分類をしても，実際の活動においては複数の形態が混在する，あるいは異なる形態の活動を時系列で組み合わせるといった活動の進め方もあるため，こうした分類はあくまでも活動の形態を理解するための枠組みとして理解して欲しい。

表1は市民の関与のレベル別にコミュニケーション活動の目的，活動の特長，事例を示したものである。左から右にいくに従い，市民の関与のレベルが高くなる，と同時に市民の権限の範囲が広くなる。情報の流れという点から見ると，「情報提供」型のコミュニケーションでは，科学者あるいは行政から情報が一方向的に流れるのを想定しているのに対し，右にいくに従って，例えば「参加」「協働」「権限の付与」型のコミュニケーションにおいては，情報の流れがより双方向的になる。いわゆる市民との対話型コミュニケーションがこれらにあたる。市民の役割という点で述べると，表左ではその役割は受動的であることを想定するのに対し，表右にいくにつれてその役割はより能動的になり，市民はより深いコミットメントを求められると同時に市民の権限を拡大する。このような枠組みを使うと，パブコメ，意識調査の様な活動と市民から構成される諮問委員会あるいはコンセンサス会議は，質的に全く異なる特長を持つことがわかる。

欧米のみならず日本においてもここ10年ぐらいの間に，コンセンサス会議，サイエンスカフェ，シナリオワークショップなどさまざまなコミュニケーション活動あるいは市民との対話プログラムが実施され，こうした取り組みが徐々にではあるが日本でも定着しつつある[11]。最近では，大学などの教育機関，民間企業，行政機関など，市民あるいは消費者をクライアントと想定する組

理的な問題を指摘する傾向が見られた。

フードナノテクノロジー

表1　市民の関与のレベル

	情報提供	協議	参加	協働	権限の付与
関与の目的	問題理解を支援するために客観的な情報を提供	専門家の分析に対するフィードバック	市民の懸念期待を理解し考慮に入れる	意思決定において専門家と市民が協働	市民が決定
活動の特長	情報提供	情報を提供するとともに，市民の懸念期待に耳を傾ける	市民の懸念期待を最終決定に反映させるため専門家が市民と協働	最終決定をするために市民の意見を求める問題の解決策も最大限市民の意見を反映する	市民の決定を実行
事例	ウェブパンフレット見学会	パブコメフォーカスグループ意識調査	市民が参加するワークショップ市民が参加する検討会	市民から構成される諮問委員会コンセンサス会議	市民陪審国民投票市民委員会

出所：*Public Participation Spectrum*, International Association for Public Participation
http://www.iap2.org/associations/4748/files/spectrum.pdf よりダウンロード

　織のみならず，独立行政法人の研究機関など研究活動を主目的とする機関がコミュニケーション活動実施の主体である場合も多々あり，研究開発の現場においても市民との対話の重要性が認識されつつある。例えば，遺伝子組換え作物にかかわるコミュニケーション活動を例にとると，カルタヘナ法[iii]を踏襲する情報公開，実験結果の公表などの「情報提供」型コミュニケーションに加えて，市民を対象とした研究所の見学会の実施，小中学生を対象としたサイエンスキャンプといった体験学習型のイベントの企画と実施など，「参加」型コミュニケーション活動も見られるようになった[12]。技術の社会的受容を促進するためのコミュニケーション活動と市民との対話を通して協働の道を探る目的を持つコミュニケーション活動は，別種の活動ではあるが，こうしたコミュニケーション活動が日本社会に定着しつつあるというのは事実であろう。

　欧米においては，もうすでにナノテクノロジーの市民との対話プログラムが数多く実施されてきた。例えば英国においては，NanoJury UK, Nanologue, Nanoforumなど，政府系あるいは非政府系の資金源で運営されているプログラム[13],[iv]が，米国では，社会科学の研究者が中心となり，より小規模な実験的な市民対話プログラム（Real-Time Technology Assessment[14], South Carolina

---

iii　2000年1月に，遺伝子組換え生物の使用による生物多様性への悪影響を防止することを目的とした「生物の多様性に関する条約のバイオセーフティに関するカルタヘナ議定書（カルタヘナ議定書）」の国連での採択を受け，2003年6月に「遺伝子組換え生物等の使用等の規制による生物の多様性の確保に関する法律（カルタヘナ法）」が成立・公布された（農林水産省のHPより）。
iv　英国の非営利団体Involveが2005年にNanotechnology Engagement Group（NEG）を設立。ナノテクの研究開発そしてガバナンスに関わる意思決定への市民参加を支援する活動を行っている。2007年に出版された報告書*Democratic Technologies? The Final Report of the Nanotechnology Engagement Group.*は，英国内で実施されたナノテクノロジーに関わる市民参加型のプログラムに関して詳細に報告している。

第3章 フードナノテクノロジーの社会実装の道付け

Citizens' School of Nanotechnology[15], Madison Area Citizen Consensus Conference on Nanotechnology[16]など）が実施されたと報告されている。これらの活動は，"Rules of Engagement（市民をエンゲージするための法則）"（Nature Nanotechnology, July 2007），"What have we learned from public engagement?（これまでの市民のエンゲージメントから何を学んだのか？"（Nature Nanotechnology May 2006）というタイトルでNature Nanotechnology[v]においても紹介されているため，こうした活動について知っている読者が多いかもしれない。

さて，ここで言及されている「エンゲージメント」という概念だが，「パブリック・アクセプタンス」という概念と根本的にその考え方が異なるため，若干の補足説明をしたい。パブリック・アクセプタンスに関わる活動とは，文字通り科学技術の社会受容を喚起する活動であるが，行政あるいは企業が安全性基準の遵守とその管理を行いながら当該の科学技術に関し情報提供などのコミュニケーション活動を行うことを指す。一方，エンゲージメントと言った場合，市民の視点から生ずる問い，市民の期待と懸念を明らかにしながら，市民と共にナノテクノロジーの社会実装の方策を考えるという，双方向のコミュニケーション活動を想定している。表1の分類によれば，パブリック・アクセプタンスは情報提供型および協議型，エンゲージメントは参加型，協働型，権限の付与型と言い換えることができる。ナノテクノロジーに関するコミュニケーション活動において，最近「アップストリーム・エンゲージメント」と呼ばれる，研究開発の早い段階から市民との対話を試みようという活動がみられるようになった。この概念の明確な定義は不在であるが，2004年の王立協会と王立工学アカデミー（Royal Society and Royal Academy of Engineering）の報告書[vi]が，ナノテクノロジーのアップストリーム・エンゲージメントについて初めて言及したという事から，王立協会の定義が一般的に使われる。報告書に依拠すれば，アップストリーム・エンゲージメントとは，「社会的な論争を巻きこす潜在性がある科学技術について，研究開発の早い段階で，当該の科学技術によって影響を受けると想定される関係者の間で対話，討議をすること」と定義できる。フードナノテクノロジーの社会実装においても，アップストリーム・エンゲージメントをどう試みていくかが，今後の課題として浮上してくるであろう。

---

v Robert Curl, Harry KrotoとRichard Smalleyは，バックミンスターフラーレンの発見を1985年に，まずNature誌に報じ，その業績が評価され，1996年にノーベル化学賞を受賞したということからも科学界におけるNature誌の認識のされ方がわかる。またWeb of Science社のデータベースに掲載されている，1論文あたりの引用の回数を示すインパクトファクター（26.681）からも，Nature誌の影響力を推し量ることができる。Nature Nanotechnologyは2006年創刊。
vi http://www.nanotec.org.uk/finalReport.htm.

4 ナノテクノロジーに関わるコミュニケーション

ナノテクノロジーに対してはどちらかといえば支援的であるが，漠としたイメージを抱くに留まっているという報告が示すように[17]，現段階においてナノテクノロジーに対する日本の市民の認知度は低いと言わざるを得ない。王立協会と王立工学アカデミーが行った英国市民の意識調査とフォーカスグループにおいても，またウッドロウ・ウィルソン・センター（Woodrow Wilson Center）が行ったアメリカ市民の意識調査[18],[vii]においても同様の傾向が示されている。アメリカでは，ナノテクはリスクよりベネフィットがあるとする市民が多いのに対し[19]，欧州ではリスクを感じるという市民が多いという報告もある[20]。筆者が参加した研究プロジェクトにおいては，安全性のデータが十分に無いという点でフードナノテクノロジーへの不安が指摘されているが，今のところ，総じてフードナノテクノロジーに対しベネフィットを見出しているという印象を持った。では，このようにナノテクノロジーに関して市民の認知度がさほど高くない状況において，市民との対話を考える場合，どのような視点と工夫が求められるのであろうか？このような議論と試みがなされるようになったのは，ここ数年の事であり，残念ながら体系だった方法論を見出すことはできない。そうした社会実験の先駆け的な研究プロジェクトとして，英国ランカスター大学／デモスが実施した，先述のアップストリーム・エンゲージメントの活動が注目に値するが，これらの手法がどの程度有用であるかとういう批判もあり[21]，今後の手法の開拓が待たれる。そこで，ここでは個別の手法というよりは，デュプイら[22]のナノテクノロジーの議論に依拠しながら，市民との対話にとり入れていく視点という点から考えてみたい。

1992年国連環境開発会議で予防原則が採択されて以来，社会実装をしようとする科学技術がさまざまな不確実性をはらんでいる場合，確率論に依拠する予防原則が幅広く用いられてきた。予防原則は，環境への不可逆的な影響が想定される場合，科学的な証拠が十分無くても，それを理由に環境影響の回避のための方策を怠ってはいけないという考え方を指し，不測の事態を回避する安全弁になってきた。しかしどのような不確実性が存在するのかという中身についての議論の機会がおざなりにされてきた。「……程度のリスクが考えられるから，……という安全性の基準を導入する。」という情報が与えられたとしても，与えられた基準で安全と感じる人もいれば，それでは不十分と感じる人もいる。安全安心のとらえかたは個人のライフスタイル，生活信条などとの関わりあいがあり多様であり，どの様な不確実性が存在するのかを説明した上で，さまざまな解釈を束ねていく工夫が求められる。

そこで，デュプイらは，市民との対話を通してフードナノテクノロジーの不確実性の中身を議

---

vii http://www.wilsoncenter.org/.

第3章 フードナノテクノロジーの社会実装の道付け

論し，そこから将来のあり方を模索していくという枠組みを提案している。どのような技術が求められているのか，何が分かって，何が未解明なのか，いつそれらが明らかになりそうか，リスクが想定される場合，どのような方策を科学的あるいは行政的に取ることができるのかなどについて意見交換をし，ベネフィットとリスクの均衡をどうとるかという点について共通認識を持つという進め方である。筆者が参加したフードナノテクノロジーの研究プロジェクトにおいて「フードナノテクにより食べられない食材が食べられるような技術が欲しいという期待と同時に，食べやすいものばかり食べて，嫌なものを食べないと味覚が退化しないか心配だ。」という市民の声が聞かれたが，この発言が示す様ベネフィットを考えるときはリスクを，リスクを認識する時はベネフィットについても考えるため，まずどこがその均衡点なのかについての認識を共有することが大切である。リスクの許容範囲を明らかにする作業と言い換えることができるかもしれない。ナノ粒子の人体への影響ということについて議論する際には，同時に栄養の吸収率の改善といった側面も話題にしながら，市民とのコミュニケーションを図っていくことが求められる。多様な認識を持つ社会の成員が，この内容のあるいはこの程度の不確実性だったら受け入れられるという境界線を見つけ，それらを社会成員が共有していくことが重要な視点である。

5　おわりに

これまでの食品技術の社会実装において，安全性の情報の公開あるいは技術の説明に力点を置きすぎたあまりに，食品技術と社会の関係について十分に検討されてきたかどうかは疑問である。結果，そうした技術に対する市民の不安や不信が募り，冷静な対話をすることができないという事態に見舞われた。これまでの経験を踏まえ，当該の科学技術の社会性に関し理解を深めると同時に，多様な利害関係者が許容できるリスクの範囲を模索していくことが，フードナノテクノロジーの社会実装において求められる課題である。

文　　献

1) 三菱総合研究所　2005：『社会・市民と科学技術の接点：第2回報告書（その2）』
   http://www.mri.co.jp/
2) 内閣府　2004：『科学技術と社会に関する世論調査』
   http://www8.cao.go.jp/survey/h15/h15-kagaku/index.html.
3) 農林水産省農林水産技術会議　2005：『農林水産基本計画』

http://www.s.affrc.go.jp/docs/kihonkeikaku/top.htm.
4) 農林水産省　2007：『遺伝子組換え農作物に関する意識調査』
5) 山口富子　2008：「科学者とマスメディアの効果的なコミュニケーションモデル」農林水産省委託研究プロジェクト『生物多様性影響評価に必要な科学的知見の集積』研究結果要旨より
6) 松永和紀　2007：『メディア・バイアス』光文社新書，298
7) Yamaguchi, T. 2008: "Reporting the Facts or Creating Controversies?" A paper presented at the Working Group 14: Scientific Discourse, Governance and the Agri-Food System, XII World Congress of Rural Sociology, July, Korea, International Rural Sociological Association
8) Royal Society and Royal Academy of Engineering. 2004: *Nanoscience and Nanotechnologies: Opportunities and Uncertainties*. London: Royal Society and Royal Academy of Engineering.
9) Pidgeon Nick, *et al*. 2008: "Deliberating the Risks of Nanotechnologies for Energy and Health Applications in the United States and United Kingdom" in *Nature Nanotechnology*, **7** December, 1-4
10) Siegrist, M. *et al*. 2007: "Public Acceptance of Nanotechnology Foods and Food Packaging: The Influence of Affect and Trust," in *Appetite*, **49**, 459-466
11) 三上直之　2007：「実用段階に入った参加型テクノロジーアセスメントの課題」『科学技術コミュニケーション』No.1，94-5
12) 農林水産省　2007：『バイオテクノロジーに関するコミュニケーション活動の情報』http://www.biotech-house.jp/conference/pdg/document3_8.pdf/.
13) Gavelin, K. and Wilson, R. 2007: Democratic Technologies? The Final Report of the Nanotechnology Engagement Group, Involve
14) Guston, D. H. and Sarewitz, D. 2002: "Real-time Technology Assessment" in *Technology in Society*, **24**, Issues 1-2, 93-109
15) Tomey, C. 2007: "Rules of Engagement" in *Nature Nanotechnology*, **12**, July, 386-387
16) Kleinmann, D. 2005: Report of the Madison Area Citizen Consensus Conference on Nanotechnology. Madison, Wisconsin
17) 藤田康元，草深美奈子，阿部修治　2006：『ナノテクノロジーと社会に関するフォーカス・グループ・インタビュー調査報告書』産総研ナノテクノロジー研究部門，12月
18) Woodrow Wilson International Center for Scholars. 2007: "Pool Reveals Public Awareness of Nanotech Stuck at Low Level" *News Release*, No. 84-07, September 25
19) Cobb, M.D., & Macoubrie, J. 2004: "Public Perceptions about Nanotechnology: Risks, Benefits and Trust," in *Journal of Nanoparticle Research*, 6, 395-405
20) Gaskell, G. *et al.* 2005: "Imaging Nanotechnology: Cultural Support for Technological Innovation in Europe and the United States," in *Public Understanding of Science*, **14**, 111-127
21) Tomey, C. 2006: "National Discourses on Democratizing Nanotechnology" in *Dossier*, N.61, Autumn, 81-107
22) Dupuy, J.P. and Grinbaum, A. 2004: "Living with Uncertainty: Toward the Ongoing Normative Assessment of Nanotechnology," in *Techné*, **8**(2), Winter, 4-25

第 2 編　食品のナノスケール計測技術

第1章　ナノテクノロジー応用による食品計測評価技術

杉山　滋[*1]，塚本和己[*2]，若山純一[*3]，大谷敏郎[*4]

1　はじめに

　食品は，様々な動植物由来の素材を主原料とし，場合によっては必要な添加物等を加えて製造される。すなわち，食品は突き詰めれば，ナノメートルスケールの様々な分子，タンパク質，DNA，脂質，糖鎖およびそれらの複合体から形作られていると言える。近年，ナノバイオテクノロジーの発展により，ナノ分解能の計測技術あるいは一分子の可視化技術などが実現し，生命科学分野においては，様々なナノスケール構造の解明が進みつつある。ナノスケールの構造は，それらがもつ機能や特性と密接に結びついているため，様々な生命現象を解明していく上でナノスケール計測技術が必須な手段となっている。その一方で，食品分野では，ナノスケールの食品素材開発や，ナノスケールの構造解析は緒についたばかりであり，ナノスケール化に由来する特性が計測ないし評価された例はまだわずかにすぎない。食品素材の微細構造は食感や食味において重要な役割を持つことが考えられ，今後，食品のナノ構造計測の必要性は，ますます高まっていくと思われる。

　食品のナノスケール構造を計測評価するためには，ナノメートル分解能で構造解析が可能な手段が必要となる。一般的に，高分解能構造解析装置としては，まず走査型電子顕微鏡（SEM：scanning electron microscope）や透過型電子顕微鏡（TEM：transmission electron microscope）が用いられており，本書でも第2編第3章，第4章で詳述されているので参照されたい。SEM，TEMは，微細構造の観察には非常に有用ではあるが，特殊なケースを除いて，計測が真空中で行われること，重金属による被覆や染色が必要なこと等があり，得られる観察データは，その試料

---

*1　Shigeru Sugiyama　㈱農業・食品産業技術総合研究機構　食品総合研究所
　　　　　　　　　　　食品工学研究領域　ナノバイオ工学ユニット　ユニット長
*2　Kazumi Tsukamoto　㈱農業・食品産業技術総合研究機構　食品総合研究所
　　　　　　　　　　　食品工学研究領域　ナノバイオ工学ユニット　特別研究員
*3　Jun'ichi Wakayama　㈱農業・食品産業技術総合研究機構　食品総合研究所
　　　　　　　　　　　食品工学研究領域　ナノバイオ工学ユニット　特別研究員
*4　Toshio Otani　内閣府　食品安全委員会　事務局　次長

が実際に機能している「生」の状態を反映しているとは言い難い。

そこで，我々のグループでは，これらの問題を解決するためのナノスケール計測手段として，走査型プローブ顕微鏡（SPM：scanning probe microscope）を採用し，食品（素材）のナノスケール構造解析を進めている。SPMは，試料の染色や金属被覆などの前処理を必要とせず，大気中や液中で試料を「生」に近い状態で観察可能な装置であり，食品素材のナノスケール構造の解明においては，特に有効であると考えられる。さらに，SPMは，ナノニュートン以下の，非常に微弱な力を計測できる力センサーでもあり，その特性を利用して特定の物質の検出を行なうことも可能である。本稿では，最近得られた，SPMによるデンプン顆粒やその他食品素材のナノスケール構造解析，および，SPMの微弱力検出機能を利用したアレルゲンセンサーの開発について紹介する。

2 走査型プローブ顕微鏡（SPM）

SPMは，その名の通り，鋭い探針（プローブ）で試料表面を走査し，その表面の情報（凹凸，光強度，トンネル電流，摩擦係数，etc.）を記録し，コンピュータ上でデータを画像に再構成するのを基本的な動作原理としている。探針で試料表面を走査する際の制御方式と取得するデータの別によって様々なタイプが考案されており，それぞれに異なった名称が付けられている。ここでは，そのうちの原子間力顕微鏡[1]（AFM：atomic force microscope）を使用して計測を行なうが，参考までに他のいくつかのタイプも含めて紹介しておく。

最初のSPMは，1981年に開発された走査型トンネル顕微鏡（STM：Scanning tunneling microscope）であり[2]，導電体と探針間のトンネル電流を検出して探針を制御している。その後，1986年に登場したのがAFMである。また，光の情報を得る走査型近接場光学顕微鏡（SNOM：scanning near-field optical microscope）も1984年に考案されている。その他，摩擦力顕微鏡，磁気力顕微鏡，表面電位を使うKelvinプローブ顕微鏡など様々なSPMが考案されているが，詳細は省略する。

本稿で使用するAFMは，最も広く使用されているSPMであり，先端を先鋭化したシリコン製の探針（図1A）と観察対象の物体の間に働く極微弱な力（原子間力）を検出しながら，物体表面を走査し，その凹凸を記録してコンピュータ上で画像として再構成するのが基本的な動作原理である（図1B）。画像化については，第2編第7章を参照されたい。探針は，半導体製造技術で作られ，一般的には，高さ10～20μm程度，先端径が20nm程度である。現在のところ，実用的な最高の分解能は，大気中で高さ方向0.1nm（1Å）程度，平面方向0.5nm程度，溶液中ではその十倍程度である。基本的にAFMは，物体表面の凹凸を測定しているが，凹凸の測定と同時に

第1章　ナノテクノロジー応用による食品計測評価技術

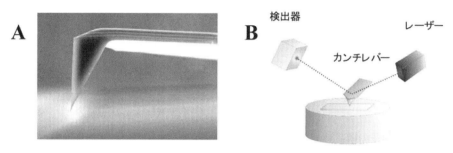

図1　AFMのカンチレバーと模式図
AはAFMのカンチレバー（探針）のSEM像。探針は，標準的なものでは，三角錐または四角錐の形をしており，高さは10～20 μm程度が普通である。
Bは位置検出の原理図。カンチレバーの背面に照射した，レーザーの反射光の変位をフォトダイオードで検出し，探針の位置を正確に得て，物体の立体形状を計測する。

物体表面の硬軟，弾性，粘性等の分布を測定したり，微小な力を計測することも可能で，様々な応用が考えられている。装置本体の大きさはデスクトップ型のパソコン程度で，除振台や制御装置を含めても小型実験台ほどのスペースがあれば設置可能である。

　AFMは，真空を必要とせず，「生」の試料をナノレベルの分解能で計測できる優れた能力を持つ。しかし，その一方で探針を使用するために起きる問題点もある。それは，探針自体の形状により得られる画像が異なる場合がある点である。AFMの探針は強度維持のため一般に円錐形またはピラミッド型で，先端がある角度を持っている。したがって物体の表面を走査する際に，凹凸が大きすぎると探針の側面で物体を走査する場合が生ずる。また，得られる画像は，あくまで真上から見た凹凸像であり，探針の影響があることを考慮しなければならない。特に，探針の先端径程度の物体については，探針側面の影響を受け，真のサイズより大きく見えることがあるので，注意が必要である。その一方で，試料に極端な凹凸がなく平坦であれば，分解能が高いことから非常に鮮明な画像を得ることができるため，ナノスケールの試料の計測には適しているといえる。

3　食品微細構造解析ツールとしてのAFM

　生命科学の分野では，AFMによる生体試料観察の例は，枚挙にいとまがないが，食品試料の微細構造解析における例は，まだ非常に少ない。これは，AFMが比較的固い試料の計測を得意とするのに対して，食品試料は，極端に柔らかかったり，粘着性があったりして探針の走査が妨げられる場合があるためである。また，探針の高さ（標準的には10～20 μm）を超える試料については，その全体像を捉えられない（試料上面の微細構造の取得は可能。食品用に100 μmの長さを持

つ探針の開発も行なわれている（第2編第2章参照））。AFMは，このように，測定対象を選ぶ装置であるが，通常環境中で前処理無くナノスケール分解能が得られるという利点があり，適切な試料を選べば，食品においても非常に高分解能のデータを得ることができる。以下にその例を示す。

3.1 デンプン粒子の構造計測

代表的な例として，AFMによるデンプン粒子の構造計測の事例を紹介する。デンプンの利用範囲は非常に広く，直接食用とする以外に，糖化製品，加工デンプン，水産製品，繊維・段ボール等，多種多様な用途にも使用されている。デンプン粒子内の高次構造については，化学分析や電子顕微鏡，さらにはAFMにより解析が行なわれているが[3〜7]，数百ナノメートル以下の超微細構造に関しては，まだ不明な点が多く残されている。そこで，金属被覆や染色を必要とせず，そのままの状態での構造計測が可能であるAFMを適用し，デンプン粒子微細構造の解析を試みた。

図2は，コメデンプン粒子の表面構造をAFMにより観察したものである。デンプン粒子を水中に懸濁し，大きな粒子を沈殿させた後，上澄みの比較的小さい粒子を回収し，大気中でその表面の計測を行なった。低倍では，粒子表面は滑らかに見えるが（図2A），高倍で観察（走査範囲1.5 μm×1.5 μm）すると表面の微細構造が可視化され，粒状の構造が一面に存在していることが容易に計測できた（図2B）。また，デンプン粒子表面には，内部に凹んだ穴様の構造も見られたが，頻度は非常に少なかった（図2B，矢印）。高倍率の計測（走査範囲500 nm×500 nm）では，表面の粒状構造のサイズがほぼ均一で，その直径が約数十nmであることがわかった（図2C）。場所によっては，この粒状の構造が一列に配向していることもわかった（図2C，矢印）。

さらに，デンプン粒子の内部構造に関する情報を得るため，トウモロコシデンプン粒子を樹脂に包埋した後，切片を作成し，その表面のAFM計測を行なった。この場合は，切片という平坦な表面での測定となるため，高い分解能での観察が期待される。図3A，Bは，作成した切片の広い範囲（100 μm×100 μm）のAFM像を示す。切片表面には多数のデンプン粒子の割断面が露出して存在し，内部構造を観察することが可能である。図3Aは一般的な形状像であるが，図3Bは誤差信号像と呼ばれ，エッジが強調して示され，形状像で判別しがたい小さな起伏などを可視化できるため，良く使用される。図3C，Dは，デンプン粒子のひとつを観察したもので，中央部に空洞らしき領域が存在するのがわかる。この粒子の一部分をさらに拡大したのが図3E〜Hであり，いわゆるgrowth ringの構造を可視化することができた。リングの間隔は約300〜400 nm程度であった。また，リング内には，15〜20 nm程度の非常に小さな粒子構造が観察された。この微小粒子は，デンプン粒子中の何らかの分子構造に対応していると思われるが，現時点ではその詳細は不明である。

第1章　ナノテクノロジー応用による食品計測評価技術

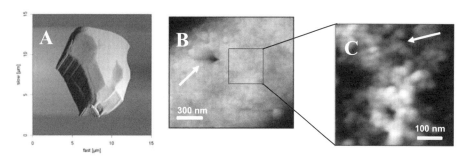

図2　コメデンプン顆粒のAFM計測例

Aはコメデンプン顆粒全体のAFM形状像の例。B, Cは高倍のデンプン顆粒表面像。全体が，直径数十nmの粒状構造で覆われている。また，内部に凹になった穴様の構造も観察される。

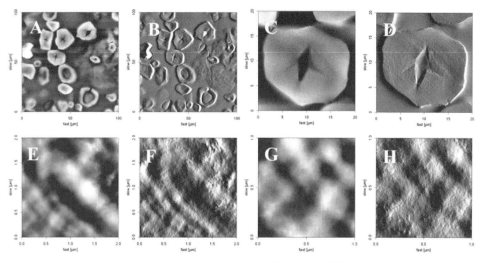

図3　トウモロコシデンプン顆粒の内部構造

デンプン顆粒を樹脂に包埋して切片を作成した後，切断面をAFMにより観察した。中央部の空洞などが観察され，高倍では顆粒内部のGrowth ringが可視化されている。A, C, E, Gは形状像，B, D, F, Hは誤差信号像。走査範囲は，100 μm×100 μmから1 μm×1 μm。

3.2　チョコレートの表面構造計測

食品素材に関しては，デンプン粒子以外の構造計測にも着手しているが，その例のひとつとして，チョコレートの観察例を示す。図4は，AFMによりチョコレートの表面を低倍（20 μm×20 μm）から高倍（2 μm×2 μm）まで観察したものである。デンプン粒子の場合と同様，形状像と誤差信号像を取得した。低倍では凹凸像が得られるのみだが，倍率が高くなるにつれて，特に誤差信号において，油脂の結晶と思われる構造が観察された（図4，誤差信号像D, E, Fおよび

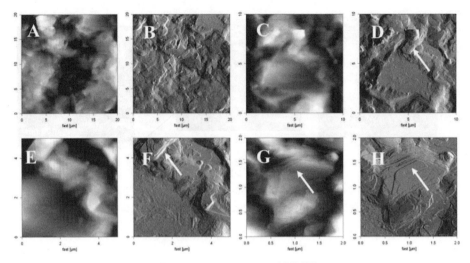

図4　チョコレートのAFM計測例

チョコレート表面をAFMにより観察した。誤差信号および高倍の形状像では，油脂の結晶と思われる層状の構造がはっきりと観察される（矢印）。A，C，E，Gは形状像，B，D，F，Hは誤差信号像。走査範囲は，20 μm×20 μmから2 μm×2 μm。

形状像G）。この領域では，チョコレート中の油脂が，薄い板状の層が何枚も重なったような結晶構造をとっていることがわかる。この層の厚さを計測すると，約3 nm程度と非常に薄く，油脂の単分子層を可視化している可能性が高いと考えられる。

4　食品ナノセンサーとしてのAFM

また，AFMは，前述のように試料の画像化のみでなく，試料とカンチレバー間に働くナノニュートン以下の微弱力を計測する力センサー[8〜10]，あるいはカンチレバーの共振周波数変化を利用したナノグラムの変化を計測する質量センサー[11,12] としても使用可能であり，この原理を応用した極微量物質検出のためのSPMナノセンサーとしての開発も進められている。その一例として，AFM応用によるアレルゲン検出技術の開発について以下に紹介する。

4.1　AFMによるアレルゲン検出の原理

現在，食品中のアレルゲンの検出は，免疫反応を利用してアレルゲン物質そのものを検出する酵素免疫測定（Enzyme Linked Immuno Sorbent Assay：ELISA）法やアレルゲンが由来する生物のDNAを増幅して検出するPolymerase chain reaction（PCR）法が主流となっている。しかし，いずれも検出のために数時間程度が必要であり，また，試薬などの消耗品が高価で，ラン

第1章 ナノテクノロジー応用による食品計測評価技術

ニングコストが比較的高いという問題もあった。そこで，我々は，AFMをセンサーとして使用した新しい抗原抗体反応検出技術を開発し，迅速に食品中のアレルゲンを検出する方法の実現をめざした。この手法によれば，原理的には数分程度で結果を得ることが可能である。

具体的な検出原理は，以下の通りである。抗アレルゲン抗体を固定したカンチレバーを作成し，AFMに装着して，試料に対して垂直に降下させる。試料にカンチレバーを短時間接触させた後，ゆっくりと上方へ引き離し，その際に生じるカンチレバーのたわみを検出器により測定し，カンチレバーのバネ定数から，引きはがし時に作用した力（抗原抗体間結合の破断力）の大きさを求めて，アレルゲンの有無を判別する（図5）。理想的には，基板上にアレルゲン（抗原）が存在するときのみ力が検出され，存在しない場合は検出されないはずであるが，実際は，探針と基板の間には抗体抗原間の分子間力のみでなく，物理吸着などの無視し得ないほど大きな非特異的な相互作用力も働くため，両者を明確に区別して測定することは容易ではなかった。そこで，基板への抗原の固定方法や実験溶液の選択，カンチレバーの移動速度の最適化などについて検討を重ねた結果，非特異的吸着力を減少させ，抗原抗体間の相互作用力の検出を可能とすることができた。また，探針の先端に固定された抗体およびそれと相互作用する抗原は，多くて数分子程度であるが，このように分子数が少ない場合には，熱揺らぎの影響によって相互作用は確率的に起こる。そのため，一回の力計測によって両者の比較を行なうことはできず，複数回（200〜300回）の検出を行なって統計的に解析する必要もある。ただし，数100回の計測とその後の解析は，プログラムにより自動的に行なわれるため，検出に要する時間は併せて10分程度である。

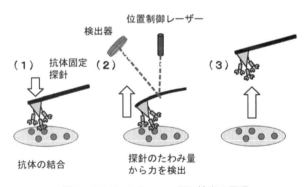

図5 AFMによるアレルゲン検出の原理
(1)抗アレルゲン抗体を固定した探針（カンチレバー）をアレルゲンタンパク質を固定した基板に接触させる。(2)探針を徐々に上方に移動。このとき探針上の抗体と基板上のアレルゲンが結合しているため，たわみが生じる。(3)さらに探針を上方に移動させると，抗体-抗原間の結合が破断し，探針は基板から離れて上昇する。この破断時のカンチレバーのたわみ量とバネ定数より破断力が求められる。

4.2 AFMによるアレルゲン検出の例

　実際のアレルゲンタンパク質（卵白主要アレルゲン，オボムコイド）に本手法を適用し，計測した結果を図6に示す。当初は，PBS（リン酸緩衝生理食塩水）中での計測を行なったが，アレルゲンと参照試料（非抗原，フェリチン）の吸着力の分布には大きな違いは見られず，非特異的吸着力のみを検出していると思われた。そこで，非特異的な吸着力を可能な限り低減するため，界面活性剤Tween 20とブロッキング試薬（Blocking reagent, Roche）の存在下で，比較的速いカンチレバーの引き離し速度（数µm/sec以上）において計測を行なったところ，非特異的な吸着と区別してアレルゲンタンパク質を検出することができた。この具体的条件は，我々のグループにおけるこれまでの分子間相互作用解析実験の経験から導いたものである[13, 14]。その結果，図に示されるように，オボムコイドを計測したヒストグラムと非アレルゲンタンパク質（フェリチン，参照試料）を計測したヒストグラムには大きな違いがみられた。オボムコイドに対しては0.15～0.35 nNの間に特異的と思われる吸着力のピークをもつヒストグラムが得られ（図6 A），一方，非抗原であるBSAとフェリチンに対しては，非特異的と思われる吸着力の頻度は減少し，右肩下がりの分布のヒストグラムしか得られなかった（図6 B, C）。このほか，コムギおよび牛乳の主要アレルゲンであるグリアジン，βラクトグロブリン等に対する検出実験も進めている。

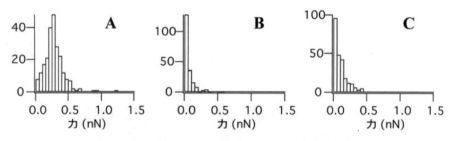

図6　アレルゲンタンパク質（オボムコイド）検出の例

リン酸緩衝化生理食塩水に0.5％ Tween 20と0.5％ブロッキング試薬を添加した溶液中での実験。カンチレバーの移動速度は3.6 µm/s。Aはオボムコイド（抗原），B, Cは，それぞれBSAおよびフェリチン（いずれも非抗原）を固定した基板に対して行なった検出実験。

5　おわりに

　SPMは，1982年の発明以来，材料科学分野では順調に発展し，その後，生物系の試料への適用が始まった。当初は，様々な問題点があり，それらを解決していくための期間が必要であったが，最近では，探針，装置およびその制御アルゴリズムの進歩や試料調製法の改良により，SPMの生

第1章 ナノテクノロジー応用による食品計測評価技術

体試料への適用は急速に進んでいる。その一方で、食品分野におけるSPMの応用例は、まだ極めて少ない。これは、前述のように、食品が、非常に幅広い素材から製造された混合物であり、往々にして、柔らかかったり、粘着性に富んでいたり、サイズないし表面の凹凸がSPMの適用範囲を超えていたりする場合があるためである。しかしながら、本稿でも示したように、新たな手法との組み合わせによって、食品におけるナノスケール構造の高分解能計測が可能となりつつある。近年では、ナノスケールの食品やサプリメント類が市場に現れており、2020年には1500億円の市場規模に達するとの予測もある。食品分野においても、ナノスケールの計測技術、評価技術の必要性は高まっていくと思われる。また、SPMは単に「見る」だけの道具ではなく、ここに示したように、探針により微小な力を測ったり、分子間の相互作用を検出したりすることも可能である。すなわち、SPMは、単なる「顕微鏡」ではなく観察から操作までをナノレベルでこなす総合ツールと捉えるべきであり、食品分野におけるSPMの有用性も、食品ナノテクノロジーの進展に応じて、今後ますます大きくなると考えられる。我々のグループにおいても、今後、SPMの計測と評価における応用展開に、さらに力を入れていきたいと考えている。

文　献

1) Binnig, G. *et al.*, *Phys. Rev. Lett.*, **56**, 930 (1986)
2) Binnig, G. *et al.*, *Phys. Rev. Lett.*, **27**, 922 (1982)
3) 川上いつゑ, 光学・電子顕微鏡図譜　デンプンの形態, 医歯薬出版 (1975)
4) Yamaguchi, M. *et al.*, *J. Ultrastructure Res.*, **69**, 246 (1979)
5) Calvert, P. *et al.*, *Nature*, **389**, 338 (1997)
6) Ohtani, T. *et al.*, *J. Electron Microsc.*, **49**, 487 (2000)
7) Ayoub, A. *et al.*, *Starch/Stärke*, **58**, 475 (2006)
8) Nakajima, H. *et al.*, *Biochem. Biophys. Res. Commun.*, **234**, 178 (1997)
9) Idris, A. *et al.*, *Biomacromolecules*, **6**, 2776 (2005)
10) Kienberger, F. *et al.*, Acc. Chem. Res., **39**, 29 (2006)
11) Cambel, GA. *et al.*, *Biosens. Biorlectron.*, **21**, 1684 (2006)
12) Rijal, K. *et al.*, *Lamgmuir*, **23**, 6856 (2007)
13) Wakayama. J. *et al.*, *Anal. Biochem.*, **380**, 51 (2008)
14) 杉山滋ほか, SPMナノセンサーと食品応用, バイオセンサーの先端科学技術と応用, シーエムシー出版, 303-311 (2008)

第2章 食品ナノスケール観察のための走査プローブ顕微鏡技術

村松 宏*

1 はじめに

　最近では，ナノスケール食品への関心が高まりつつあり，ナノスケール食品の評価のための観察技術の必要性が増している。従来，食品の微細構造の観察には，走査電子顕微鏡（SEM）が用いられてきたが，一般的なSEMでは，真空中で観察を行うため，試料を乾燥する必要がある。低真空雰囲気型SEMでは，低真空の水蒸気雰囲気で観察可能であるが，通常のSEMに対して分解能は劣る。また，SEMによる観察では，面内方向の分解能に対して，高さ方向の分解能が低いという弱点もある。

　これに対して，大気中・液中において高分解能な観察が可能な顕微鏡として，走査プローブ顕微鏡があげられる。プローブ顕微鏡（SPM）による観察技術は，1982年の走査トンネル顕微鏡（STM）の開発とそのSTMによる原子像の観察の報告を機に急速に発展した[1,2]。1986年の原子間力顕微鏡（AFM）の開発によって[3]，導電性のない試料の観察も可能になった。導電性のない試料の観察が可能なAFMは，食品のナノスケール観察において有用である。このため，本稿では，SPMの中でも最も食品のナノスケール観察に適しているAFMについて，その原理を中心に解説する。

　AFMの特徴は，面分解能の高さだけでなく，高さ方向の分解能が高い点にあるが，逆に，凹凸の激しい試料では，観察が難しい場合がある。さらに，食品試料のような水を多く含む試料では，表面の吸着水によって，試料とプローブ間で生じるキャピラリフォースの影響を受け，十分な分解能が得られない場合もある。このような点から，ナノスケール観察のためのプローブ技術開発の例についても紹介する。

2 AFMによる観察の原理

2.1 AFM観察モードの種類

　AFMは，探針と試料間に働く力を検出しながら試料表面を2次元的に走査して，表面形状を

＊　Hiroshi Muramatsu　東京工科大学　応用生物学部　教授

第2章　食品ナノスケール観察のための走査プローブ顕微鏡技術

取得する顕微鏡である（図1）。AFMの方式には，コンタクトモード[3]，とダイナミックフォースモード[4〜6]がある。コンタクトモードは，探針を振動させずに，探針—試料間に作用する力を検出しながらイメージングを行う方式で，比較的平坦な表面の高分解能観察に向いている。

一方，探針を振動させながら走査するダイナミックフォースモードは，振動に伴い探針と試料が周期的に接触するサイクリックコンタクトモード[4]と非接触を維持するノンコンタクトモード[5,6]に分けられる。ノンコンタクトモードでは，より高分解能観察が可能であるが，一般的な食品試料では，サイクリックコンタクトモ

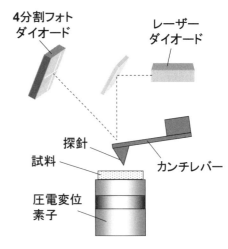

図1　AFMによる計測の概念図

ードで十分な分解能が得られる。さらに，凹凸の大きな試料では，凹凸変化に追従しやすいサイクリックコンタクトモードが適している。ここでは，食品のナノスケール観察に主に用いられているコンタクトモード，サイクリックコンタクトモードの原理を解説する。一方，AFMでは，表面形状だけでなく，試料表面の物性情報変化をイメージングすることも可能である。このAFMの機能情報のイメージングのうち，食品ナノスケール観察に有用なものとして，摩擦[7]，粘弾性[8]，化学親和力[9]などが挙げられる。本稿では，このうち，摩擦（フリクション），粘弾性イメージングの原理についても解説する。

2.2　コンタクトモードAFMの原理

コンタクトモードAFMでは，0.01〜0.1 N/m程度のバネ定数の低いマイクロカンチレバーを用いて，カンチレバー先端に取り付けた探針（プローブ）と試料表面間に作用する力をカンチレバーのたわみによって検出しながら試料表面を走査し，表面形状の観察を行うものである[3]。ここで主に作用するファン・デル・ワールス力は，距離の6乗に反比例する引力として作用し，探針と試料表面間に作用する力は，この引力と距離の12乗に比例する斥力との合力となる。このため，探針と試料表面間の距離が1 nm程度の距離に近づくと引力が作用するようになり，さらに接近すると引力が最大となった後，急激に斥力の作用が大きくなる。ここで，力の検出に用いるカンチレバーについては，単純にカンチレバーのバネ定数をkとし，カンチレバーの変位をxとすると，カンチレバーに作用している力は，$f = kx$となる。したがって，バネ定数が小さいほど，より微弱な力を検出することができる。

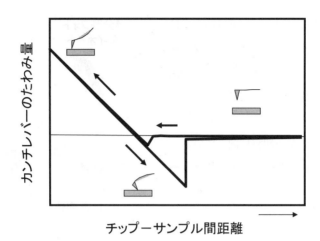

図2 大気中での一般的なフォースカーブ

カンチレバーを試料表面に近づけていくときのカンチレバーのたわみ，すなわち，作用している力を変位させた距離に対してプロットしたグラフをフォースカーブと呼んでいる。図2は，大気中でのフォースカーブの例を示したものである。まず，探針と試料表面が十分に離れていてカンチレバーにたわみのない状態から探針を試料に近づけていき，引力が作用する領域に達すると，カンチレバーは試料表面に引き寄せられ，下向きにたわむようになる。さらに，近づけていくと，斥力領域に入り，距離に比例してカンチレバーは上向きに反るようになる。続いて，探針―試料間に斥力が作用している状態から，距離を離していくことによって，距離に比例してたわみ量が減少していく。大気中では，試料表面の吸着水によるキャピラリフォースによって，探針が試料表面にトラップされた状態となり，さらにカンチレバーは下向きにたわんだ状態となる。さらに距離を離していき，吸着力よりもバネの戻る力が大きくなると探針が試料表面からはずれて，カンチレバーは元の状態に戻る。このカンチレバーのたわみの検出には，主に「光てこ」と呼ばれる方式が用いられる。図1に示しているように，カンチレバーの背面にレーザー光を当てて，その反射したビームの変位を2次元光検出器によって検出する。

2.3 フリクションモード

AFMにおいて観察される摩擦は，探針先端と試料表面の原子間の相互作用力を反映したものになる。カンチレバーの長軸方向が走査方向に対して横向きとなるように走査すると，探針先端と試料間の相互作用力が大きい場合には，探針は試料から走査方向と逆方向の力を受けることになり，カンチレバーには，横方向にねじれる力が作用する（図3）[7]。このねじれを光てこの横方向の変位として検出することで，摩擦力を測定することができる。このような摩擦力の変化は，

第2章　食品ナノスケール観察のための走査プローブ顕微鏡技術

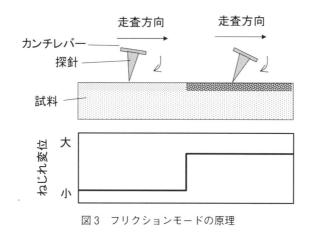

図3　フリクションモードの原理

大気中での親水性・疎水性の違いによって顕著に表れる。親水性の表面には，吸着水が存在するため，親水性の探針で走査すると，キャピラリフォースによる大きな相互作用力が生じる。これに対して，吸着水のない疎水性の表面では，相互作用力が小さくなるため，摩擦力として検出される信号は小さくなる。フリクションイメージングによって，食品試料表面における異種成分を識別することが期待できる。

2.4　粘弾性イメージング

粘弾性イメージングでは，図4に示すように探針が試料表面に接触した状態で，探針と試料間に微小なモジュレーションをかける[8]。この時，試料が硬い場合は，試料の変形は小さくなるため，モジュレーションの変位はカンチレバーに配分され，カンチレバーの変位は大きくなる。逆に，試料が柔らかい場合には，試料の変形が大きくなるため，カンチレバーの変位は小さくなる。

粘性材料では，変形に時間遅れが生じることから，カンチレバーの変位に位相のずれが生じる。このため，カンチレバーの振幅を画像化することによって，膜の全体的な硬さを調べることができ，励振信号からのカンチレバーの振動の位相のずれをサイン・コサイン成分に分解すると，弾性成分，粘性成分の寄与が分かる。このような粘弾性イメージングによって，食品試料表面の成分の違いを識別することが可能である。

2.5　サイクリックコンタクトモードAFMの原理

カンチレバーを振動させて，試料表面に探針を周期的に接触させるサイクリックコンタクトモードは，タッピングモードとも呼ばれている。このサイクリックコンタクトモードでは，5～40N/mと比較的バネ定数の高いカンチレバーを用い，試料表面に接触したときに，試料表面の吸

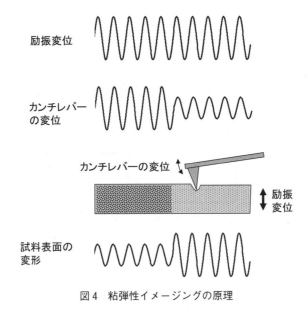

図4　粘弾性イメージングの原理

着水によって探針―試料間にキャピラリフォースが生じた場合でも，探針が試料表面にトラップされずに，カンチレバーの振動を続けることができる[4]。一般的なカンチレバーの長さは，100～250 μm であり，バネ定数は，2～40 N/m で，共振周波数は，50～500 kHz 程度である。

図5(a)は，カンチレバーの共振特性を探針―試料間の距離変化に対応して示したものである。自由振動の共振特性(A)に対して，試料と探針の間の平均距離が減少するにしたがって振動振幅は減少し，共振特性の振幅のピーク周波数は減少していくことがわかる。カンチレバーの励振周波数を共振周波数付近に設定して，振動振幅の変化を検出することで，探針―試料間の距離を制御することができる。

図5(b)は，この振動振幅を探針先端と試料表面の平均距離に対してプロットしたグラフの例で，この図から探針が試料に接触し始めると，距離に比例して振幅が減少していくことがわかる。探針は，試料に衝突するが，カンチレバーは共振状態（Q値が500前後）にあり，探針と試料表面には，微弱な力しか働かない。探針が試料に接触する前では，静電気力などの遠距離力の作用によっても振動振幅が変化することもある。特に，液体中で使用する場合には，カンチレバーと試料間の液体の流動によって，カンチレバーに粘性抵抗が作用し，探針と試料表面が接触する前から徐々に振幅の減少が見られる。

このサイクリックコンタクトモードでは，他の測定モードに比べて，測定の設定条件をそれほど厳密に設定しなくても測定が行えることや，試料にダメージを与えにくい方法であることから，最も広く用いられている観察モードである。

第2章　食品ナノスケール観察のための走査プローブ顕微鏡技術

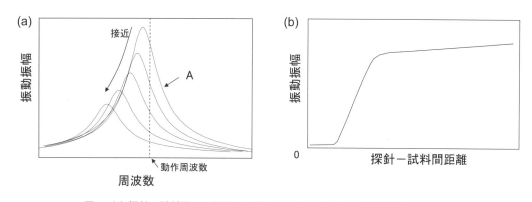

図5　(a) 探針－試料間の距離変化に伴うカンチレバーの共振特性変化
　　　(b) 探針先端と試料表面の平均距離に対するカンチレバー振動振幅の変化

3　食品ナノスケール観察のためのプローブ技術

3.1　AFMによる食品ナノスケール観察の特徴

初めにも述べたように，食品ナノスケール観察において，注意すべき点として，含水率の高い試料が多い点と，比較的凹凸の大きな試料が多い点が挙げられる。このような含水率の高い試料では，探針がキャピラリフォースによって大きな吸着力を受けることがあるので，この影響を受けにくい疎水性プローブが有効である[10]。プローブ表面を単分子膜によって疎水処理する方法もあるが，先端の劣化によって処理の効果が長く続かないことが多い。このため，プローブ自身の材質が疎水的であることが有効と考えられる。一方，凹凸の大きな試料では，カンチレバー部が先に試料に接して，探針が試料に届かない場合も想定されるため，長探針のプローブが有効であると考えられる。このような視点から，マイクロ光造形法によって，樹脂製のプローブの開発を行った例について以下に紹介する。

3.2　マイクロ光造形法による樹脂プローブの開発

樹脂製プローブの製作では，図6に示すように，既存のAFMマイクロカンチレバーを未硬化の樹脂槽内に置いて，レーザー光を走査して樹脂を局所的に光硬化させることで，カンチレバー上にプローブを形成する。フェムト秒レーザーによる2光子吸収現象を用いることで，高分解能な造形が可能である[11]。図7は，マイクロ光造形法によってコンタクトモード用カンチレバー上に尖鋭な樹脂プローブを形成した結果を示したSEM写真である。プローブ先端は，100 nm以下にまで尖鋭化が可能であり，通常のAFMプローブに劣らない分解能で観察に用いることができる。例えば，通常のシリコンプローブと樹脂プローブで大気中のPVA膜表面の形状像を観察し

フードナノテクノロジー

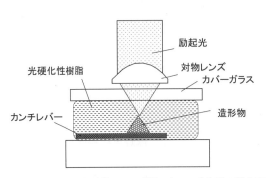

図6 マイクロ光造形法による樹脂プローブ作製の概念図

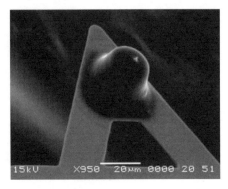

図7 コンタクトモード用カンチレバー上に形成した樹脂プローブ

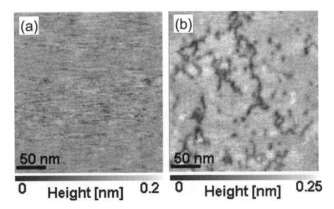

図8 コンタクトモード用窒化シリコンプローブ(a)と光造形プローブ(b)でマイカ表面の観察を行った結果

た結果では,ともに,微細な形状を観察することが確認されているが,励振信号に対するプローブの振動の位相遅れを画像化した位相像では,シリコンプローブの場合,位相遅れが大きく,位相像に形状の影響が大きく現れてしまい,表面の凹凸によってAFM制御の乱れが生じていることが確認されている。これに対して,樹脂プローブでは,位相遅れが小さく抑えられた結果となっている。試料表面の吸着水によって,親水性のシリコンプローブでは,キャピラリフォースを強く受けるのに対して,疎水性の樹脂プローブでは,キャピラリフォースが,低く抑えられているためと考えられる[11]。フォースカーブの測定でも,シリコンプローブの場合は,キャピラリフォースによる大きな吸着がみられるが,光造形プローブでは,キャピラリフォースによる吸着がほとんどみられないことが確認されている。この違いを示す例として,マイカ表面の観察を行った結果を図8に示す。シリコンプローブでは,図8(a)のように水の吸着層の影響で,マイカ表面

第2章　食品ナノスケール観察のための走査プローブ顕微鏡技術

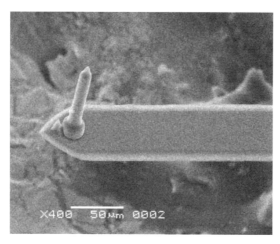

図9　シリコンカンチレバー上へのチップ長100μmのプローブ形成例

の段差を観察することができないが，光造形プローブでは，図8(b)のようにマイカ表面の微小な段差の観察ができているのがわかる。このように，プローブの疎水性の効果は，特に大気中の食品試料において有効であると考えられる。

3.3　長探針樹脂プローブの開発

　凹凸の大きな試料に対応するための長探針樹脂プローブを作製するにあたって，凹凸の大きな試料に対してサイクリックコンタクトモード方式が有効であることから，サイクリックコンタクトモード用カンチレバー上に長探針プローブの作製を行った例を示す。図9は，作製したチップの例を示したもので，チップ長100μmのプローブが形成されている。このプローブの観察特性について評価するため，従来のシリコン製プローブ，および，作製した樹脂プローブを用い，50μm径の米粒子の観察を行った結果が，図10である。図10のように，従来のシリコン製プローブでは，試料の深い部分では正確に形状を取得できていないことがわかる。このように，凹凸の大きなサンプルでは探針側面やカンチレバー部が試料にあたり，正確な形状が観察できないことが考えられる。一方，長探針型プローブでは，試料の深い位置まで形状の観察が行えていることが確認できる。さらに，図11に数ミクロン径の米粒子を観察した結果を示す。100μmエリアのイメージ(a)では，SEM観察と同様に，全体の粒子形状を観察することができ，10μmエリアのイメージ(b)では，デンプン粒と見られる粒子表面の微少な凹凸の観察が行えていることがわかる。

　含水状態の食品のナノスケール観察例として，サイクリックコンタクトモードによって，炊飯米の断面観察，および，米粒子の練粉表面の観察において，それぞれ，表面観察が可能であるこ

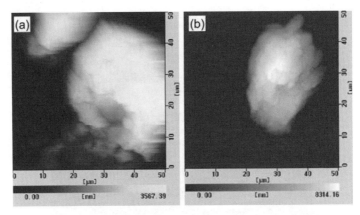

図10　シリコンプローブ(a)と光造形プローブ(b)で50μm径の米粒子の観察を行った結果

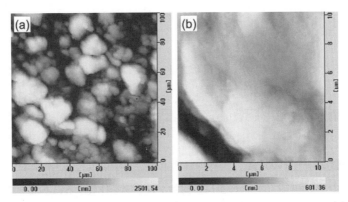

図11　光造形プローブで数ミクロン径の米粒子を観察した結果　(a) 100μmエリア，(b) 10μmエリア

とが示されている。数μmの米粒子の練り粉については，図12に示すように，粒子が密にパックしている様子が観察できている。

　長探針型のプローブは，液中サイクリックモード観察においても有用であることも示されている。液中サイクリックコンタクトモードで，カンチレバーが試料面に対して，100μm以下に接近すると，カンチレバーと試料間に生じる流動抵抗が急激に大きくなる現象が起こるが，探針を長くすることで，この現象を回避することができ，走査時の安定性も良好な観察ができることが確認されている[12]。このように，長探針のプローブでは，液中サイクリックコンタクトモード観察においても有効であり，今後，食品ナノスケール観察に活用されていくことが期待される。

第2章　食品ナノスケール観察のための走査プローブ顕微鏡技術

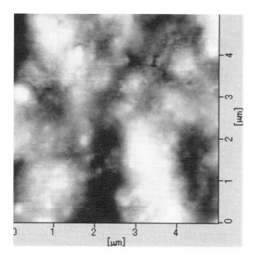

図12　光造形プローブで数μmの米粒子の練り粉の観察を行った結果

文　　献

1) Binning, G., Rohrer, H., Gerber, Ch., and Weibel, E., *Phys. Rev. Lett.* **49**, 57 (1982)
2) Binning, G., Rohrer, H., Gerber, Ch., and Weibel, E., *Phys. Rev. Lett.* **50**, 120 (1983)
3) Binning, G., Quate, C. F. and Gerber, C., *Phys. Rev. Lett.* **56**, 930 (1986)
4) Zhong, Q., Inniss, D., Kjoller, K., Elings, V., *Surf. Sci. Lett.*, **209**, L668 (1993)
5) Martin, Y., Williams, C. C., and Wickramasinghe, H. K., *J. Appl. Phys.*, **61**, 4723 (1987)
6) Albrecht, T. R., Grütter, P., Horne, D., Rugar, D., *J. Appl. Phys.*, **69**(2), 668 (1991)
7) Mate, C. M., McClelland, G. M., Erlandsson, R., *Phys. Rev. Lett.*, **59**(17), 1942 (1987)
8) Radmacher, M., Tilmann, R. W., Fritz, M., and Gaub, H. E., *Science*, **257**, 1900 (1992)
9) Florin, E. L., Moy, V. T., and Gaub, H. E., *Science*, **264**, 415 (1994)
10) Piner, R. D., Hong, S. H., Mirkin, C. A., *Langmuir*, **15**, 5457 (1999)
11) Kim J. M., and Muramatsu H., *Nano Letters*, **5**(2), 309 (2005)
12) Muramatsu H., Yamamoto Y., Sato A., Enomoto S., Kim W. S., Chang S. M., Kim J. M., *J. of Microscopy* **224**(2), 146 (2006)

第3章　食品ナノスケール観察のための走査型電子顕微鏡技術

塚本和己*

1　はじめに

　物質・材料系の分野における分析とは，"何が"，"どこに"，"どれだけ"，"どういう状態（固体，液体，分散状態）で"，存在しているかを調べる技術である。このうち後者三つに関しては，光学顕微鏡，電子顕微鏡などの構造計測を行うことにより，大まかには計測可能であろう。さらに形状，または色（吸収，蛍光スペクトル）から，物質まで特定できれば，構造を見ることにより，その測定試料のおおよその設計図がわかることになる。まさに，"百聞は一見に如かず"である。しかし，測定手法により，様々な制限（測定環境，分解能等）があるため，そううまく行かないのが現状であるが，それでも，構造，形状からは物性，機能に関する情報が得られるため，あらゆる分野における基礎知識となっている。食品分野においても，それは例外でなく，食品の物理特性（舌触り，歯応え，のどごしなど），化学特性（香り，味）がその形状・構造と密接に関係していることは容易に想像される。実際，舌がざらつきを感じなくなる粒子の大きさは20〜30 μm以下であるため，チョコレートではカカオマスを微粉砕して，25 μm程度の粒径に揃えて，舌触りをなめらかにしている。また，カスタードクリームでは，それに含まれる乳化粒子が数十〜数百 μmレベルの不均一分布が，コクなどのフレーバーリリースに大きく影響すると考えられている[1,2]。このように，食品の微細構造の知見は，食感や食味において重要な意味を持っており，食品素材の機能を知ることはもとより，新たな機能性食品を開発する上でも大変重要である。

　近年，ナノテクノロジーの進歩により，ナノメートルオーダーの加工・計測が容易に行えるようになってきた。現在，その技術は食品の分野にまで広がりを見せている[3]。そのため，ナノ食品（ナノ粒子，または，従来より粒子径をナノサイズに近づけている物質を含んだ食品）に対する評価方法，安全基準が国際的に必要とされている。中でも，ナノ粒子の粒径，表面構造は，液体への溶解性，凝集性，細胞への侵入特性，ひいては吸収性に大きく影響するため，評価項目として外せないものとなっている。そのため，これまで，様々な食品の微細構造が，主に走査型電子顕微鏡（Scanning Electron Microscope; SEM）を用いて観察されてきた[4,5]。これは，電子顕

---

*　Kazumi Tsukamoto　㈳農業・食品産業技術総合研究機構　食品総合研究所
　　　　　　　　　　　食品工学研究領域　ナノバイオ工学ユニット　特別研究員

第3章　食品ナノスケール観察のための走査型電子顕微鏡技術

微鏡に以下のような特徴があるためであろう。

① 試料に大きさの制約が少なく、センチメートルオーダーの試料がそのまま観察できる。
② 試料の固定・脱水等を必要としないものに関しては、試料の導電コートのみで観察が可能。
③ 光学顕微鏡ではピントがぼけてしまうような高低差の大きい試料でも、SEMは焦点深度が深いため、鮮明な観察像が得られる。

つまり、大きなものから小さなものまで、比較的簡単な試料の前処理で、立体的で鮮明な画像がSEMにより得られる。この特徴は、複雑な階層構造を持つ試料に対して大変優位に働いてくる。

近年、米消費量の拡大や食糧自給率の向上等で、米粉はパンをはじめとして、様々な製品への利用が展開されている。特に米粉パンは、普及と共に研究も活発になされており[6,7]、損傷澱粉の量が低いということが、高品質な米粉パンを製造する上で重要であると報告されている[6]。このように、微小粉体を用いた製品の機能や特性は、粉体のサイズ、形状、組成などに大きく左右されることが予想され、そのサイズ、形状を計測する技術の発展は、ますます高まっていくと考えられる。

本稿では、コメ澱粉と微粉砕されたお米の試料（詳細は第3編第6章）の電子顕微鏡像の比較を行いながら、ナノ食品に対する走査型電子顕微鏡からのアプローチについて紹介したいと思う。

2　走査型電子顕微鏡の原理

走査型電子顕微鏡（SEM）は、細く収束させた電子線で、試料表面を二次元走査し、そこから発生した二次電子、または反射電子を検出して画像化する装置である（図1）。二次電子は50 eV以下とエネルギーが小さいため、表面から10 nm以内の深さで発生したものしか試料から飛び出さないが、逆に、反射電子はエネルギーが二次電子に比べかなり大きく、試料内部の広範囲に散乱し飛び出してくるため、試料表面の微細形状の観察には適していない。そのため、一般的に、形状観察には二次電子がよく使われる。また、試料表面への電子線の照射により発生したオージェ電子、特性X線、カソードルミネッセンスを併用して用いれば、元素分析や組成分析、さらには結晶の転位や欠陥などの構造情報を得ることが可能である。

SEMで正確できれいな試料観察を行うためには、適切な試料作製とその試料に適した測定条件で測定を行う必要がある。ここでは、測定試料に食品をターゲットにしているため、高真空や高加速電圧測定による試料損傷や、試料の非導電性による帯電現象（チャージアップ）にも気をつけなければならない。しかし、SEM観察において、低真空、低加速電圧での測定は、分解能はもちろんのこと測定に関しても厳しい条件である。低真空で測定する場合、二次電子はエネルギーが小さいことから、試料室内の気体に検出が阻害される。そのため、低真空では高加速電圧

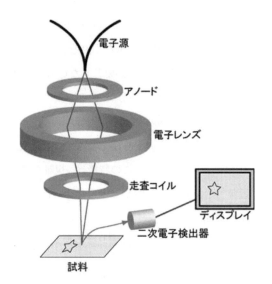

図1 SEMの像形成模式図
電子源から飛び出した電子は，アノードにより目的の加速電圧に加速された後，電子レンズにより収束され，走査コイルを通して試料表面に照射される。表面に衝突した電子により発生した場所ごとの二次電子を検出器でとらえる。そのデータをコンピューター上に記録して画像化する。

による反射電子が用いられ，逆に低加速電圧で測定を行う場合は，高真空が必要になってくる。単純に分解能だけを考えれば，高真空，高加速電圧での計測が最良であると考えられる。しかし，そのためには，その条件での測定に耐えられる試料調製を行わなければならない。具体的には，試料の固定や脱水，導電コート等により，試料の強度を高めると共に，電子線損傷や撮影時のチャージアップを防ぐ処理を行う。乾燥した粉体材料は，導電コートのみで比較的良好な画像が得られるため，今回のコメ澱粉，米粉の試料もイオンコーターを用いて，金（Au）を数十nmコートした後，SEM観察を行った。

また，試料に適した測定条件で測定を行うためには，まず所持しているSEMの性能を知る必要がある。そこで，SEMの較正を兼ねて，図2に示したような既知の大きさを持った蛍光ビーズ（直径180 nm）の測定を行った。熱ドリフト等により，像が僅かに歪んでいるものの，約188 nmと精度良く測れていることがわかった。試料によっては，複雑な固定や脱水が必要になる場合もあり，試料作製の各工程で起こりうるアーティファクトの可能性や，微小なものの測定においては，装置周囲の測定環境（音，振動，温度変化）にSEM像が大きく左右される。そのため，較正試料の測定を行うことは，精度良くSEM測定を行う上で大変重要であると考えられる。

ここでは，SEMの原理の概略を非常に簡単に記したが，原理の詳細や多数の応用事例[8~11]は，これまで多数の良書が成書としてまとめられているので参照していただきたい。

第3章　食品ナノスケール観察のための走査型電子顕微鏡技術

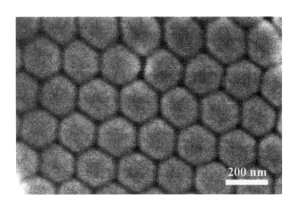

図2　蛍光ビーズ（直径180 nm）のSEM像

平坦なSi基板上に，蛍光ビーズを展開，乾燥後，厚さ約10 nmの金をコートした後，加速電圧15 kVにて測定を行った。熱ドリフト等により，像が僅かに歪んでいるものの，約188 nmと精度良く測れている。

3　コメ澱粉のSEM観察

　玄米の成分は，おおよそ，炭水化物：74％，水分：15％，タンパク質：7％，脂質：3％，その他：1％となっている。主要な成分である炭水化物は，エネルギー源である糖質（71％，ほとんどは澱粉）と，人間の持つ消化酵素で分解されない食物繊維（3％）に分類される。つまり，玄米の7割以上が澱粉から構成されている。そのため，微粉砕した玄米粉，精米粉のSEM観察を行うにあたって，その比較対象物として，玄米，精米の大部分を占めるコメ澱粉の形態観察は必要不可欠であると考えた。

　澱粉は，グルコースがα-1,4グルコシド結合によって結合した直鎖状アミロースと，α-1,4結合を主鎖として，α-1,6結合で分岐したアミロペクチンとからなる高分子多糖類である。生澱粉粒は電子線照射によって，大きく損傷を受けるため，澱粉の表面観察は，最初，透過型電子顕微鏡（TEM）を用いたレプリカ法によって行われ[12]，また，SEMによる観察では，チャージアップを防ぐため，試料への導電コートを必要とした。いずれにおいても，生澱粉の表面を直接観察できていない状況にあった。しかし，近年，低加速電圧のSEM[13]や原子間力顕微鏡（AFM）[13~18]を用いた生澱粉の観察により，20～400 nmのブロックレット（球塊）が明瞭に観測され，それの集合体が澱粉粒を形成するというブロックレットモデルが提唱されている。

　図3は金コートした後のコメ澱粉のSEM像である。コメ澱粉は，イネ科植物の種子の中では小型に属し，平均粒径5μm程度で，角張った形状をしているのが特徴である。また，いくつかの表面には，自己消化により形成されたと思われる複数の穴が観測された。これは他の植物種でも観測されており[5]，澱粉粒内に酵素などを運ぶチャネルではないかと考えられている[19]。さらに，

図4a），b）は一つのコメ澱粉粒と，その表面を拡大観察したSEM像である。コメ澱粉の表面にはサブミクロンオーダーの起伏が見られ，これまでに報告されているブロックレットが観測されていると考えられる。しかし，AFMで観察されるような明白な100 nm以下の粒子は観測されなかった。この原因として，電子線による損傷や金コートによる微細構造の埋没，二次電子発生領域の広がりなどが挙げられる。実際，加速電圧5 kVで照射電流量を抑えて測定を行ったが，図4b）の拡大観察により，コメ澱粉に大きな損傷が発生していた（図5）。また，イオンコーターにおける金粒子の大きさは，10 nm程度であることが，金コートした雲母基板のAFM測定によりわかったため，この要因も十分効いていると考えられる。

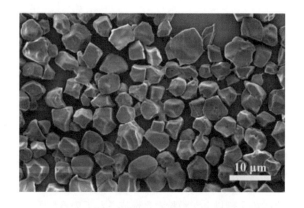

図3 コメ澱粉のSEM像
水に溶いたコメ澱粉をスライドガラス上に展開，乾燥し，厚さ約20 nmの金をコートした後，加速電圧5 kVにて測定を行った。画像中の所々にうっすらと観察される横線やストライプは，チャージアップによる明るさのむらである。

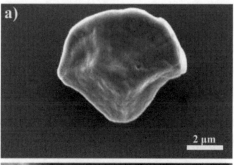

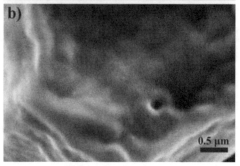

図4 コメ澱粉表面構造の高倍率SEM観察像
水に溶いたコメ澱粉をマイカ基板上に展開，乾燥し，厚さ約10 nmの金をコートした後，加速電圧5 kVにて測定を行った。a）単一のコメ澱粉のSEM像。b）a）における表面の拡大観察像。コメ澱粉の表面にはサブミクロンオーダーの瘤状の起伏が見られ，これまでに報告されているブロックレットが観測されていると考えられる。

第3章　食品ナノスケール観察のための走査型電子顕微鏡技術

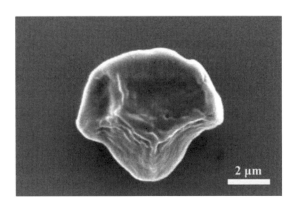

図5　電子線による損傷を受けたコメ澱粉のSEM像
図4b）でSEM観察した領域が，はっきりと損傷を受けている。

4　米粉（玄米，精米）のSEM観察

　米粉は，平成19年度茨城県産コシヒカリの玄米，精米をジェットミル（詳細は第3編第6章）で微粉砕したものを用いた。玄米が胚乳とぬか層（外側から果皮，種皮，アリューロン層の三層構造）で形成されているのに対して，精白米はそこから，ぬか層における果皮と種皮を除去したものである。成分としては，両者共に胚乳の澱粉が90％以上を占めているため，差違はほとんど無いと言える。

　米粉の平均粒径は，レーザー回折・散乱法により，玄米粉，精米粉共に3μmであり，コメ澱粉の平均粒径5μmに近い値を示していた。図6は，玄米粉と精米粉のSEM像である。両者とも平均粒径の大きさのものが多数観察され，コメ澱粉の角張った形状と比べて，全体的に丸みを帯びていた。これは，微粉砕過程において，コメ澱粉の角が取れ，粒径が小さくなったためと考えられる。つまり，澱粉には確実に損傷が起きていることが予想された。実際，澱粉の損傷度を測定した結果，微粉砕工程ごとに損傷澱粉の増加が見られた。また，どちらのSEM像においても，〜300nm程度の粒子が一面に観察されたが，今のところ，これが何に起因するのかわかっていない。このサブミクロンオーダーの微粒子に関しては，別の手法による分析が必要であると考える。

5　まとめ

　今回，粉体の試料は導電コートのみで比較的容易に観察可能であったが，1μm以下の粒子の詳細な形状を観察する場合，できる限りの低加速電圧，微少電流でSEM測定を行っても，電子

フードナノテクノロジー

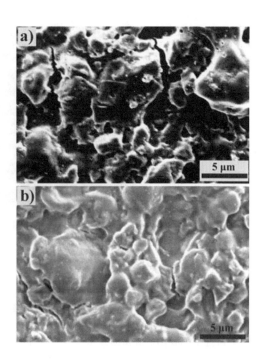

図6 コメ粉のSEM像
水に溶いたコメ粉（玄米，精米）をカバーガラス上に展開，乾燥し，金コートした後，加速電圧5kVにて測定を行った。a) 玄米粉のSEM像。b) 精米粉のSEM像。両者とも平均粒径3μmの大きさのものが多数観察された。コメ澱粉の角張った形状と比べて，全体的に丸みを帯びていた。これは，微粉砕過程において，コメ澱粉の角が取れ，粒径が小さくなったためと考えられる。

線損傷はゼロでないことを念頭に置かなければならない。また，電圧が低加速であるほど，電流が微小であるほど，SEMの分解能は低くなり，明瞭なSEM像を得るのが困難になる。つまり，分解能を求めれば，試料損傷の危険性があり，損傷を最小限に抑えようとすると分解能が失われるという状況にある。最終的には，観察目的の試料に適した試料調製（固定，脱水，凍結，導電コート等）を行い，所持しているSEMの性能と試料の物理特性を考慮した測定を行うことになる。場合によっては，SEMを低倍（実体顕微鏡など）から高倍（AFM，TEMなど）の橋渡し役として使用することも，食品，生体試料の複雑な階層構造を調べるうえで有効である。

　このように，電子顕微鏡による観察は，装置の特殊性から，試料にいくつかの制約を課している。その制約をいかに減らして，生の状態に近い構造・形状情報を取得するかが大変重要になってくる。その例が，低真空SEMと低加速SEMである。低真空SEMは，試料室のみを低真空にし，導電性のない試料の水分，油分をある程度保った状態で測定できる装置である。この装置のもう一つの特徴は，低真空における入射電子線等によるイオン化したガス分子により，チャージアップがかなり抑えられ，導電コートなしで観察できることである。また，低加速SEMは，加速電圧を下げることにより，試料の損傷と導電コートなしでもチャージアップを低減させることができる。一般的に加速電圧を下げると，電子線の収束性が落ちるため，分解能を犠牲にしなければならなかったが，最近は1kV以下でも様々な装置の工夫により高い分解能が得られるようにな

第3章　食品ナノスケール観察のための走査型電子顕微鏡技術

った。さらには，溶液中の細胞の観察が，SEM[20,21]及びTEM[22]で行われ，10 nm以下の分解能が達成されている。今後もこのような電子顕微鏡の制限を取り除く技術開発が行われることにより，様々な食品素材のナノスケール観察と共にその後の応用展開が期待される。

文　献

1) 羽木貴志，食品工業，**50**(24)，59（2007）
2) 羽木貴志，食品と容器，**50**，6（2009）
3) 中島光敏，大谷敏郎，食品と技術，**443**，1（2008）
4) 種谷真一ほか，食品・そのミクロの世界，槇書店（1991）
5) 川上いつゑ，光学・電子顕微鏡図譜　デンプンの形態，医歯薬出版（1975）
6) 青木法明，食品と技術，**449**，1（2008）
7) 與座宏一ほか，食科工，**55**，444（2008）
8) 日本表面科学会編，ナノテクノロジーのための走査電子顕微鏡，丸善（2004）
9) 日本電子顕微鏡学会関東支部編，走査電子顕微鏡，共立出版（2000）
10) 田中敬一，永谷隆，図説走査電子顕微鏡，朝倉書店（1980）
11) 第10回電顕サマースクール実行委員会，電子顕微鏡　基礎技術と応用1999，学祭企画（1999）
12) 二国二郎，蛋白質・核酸・酵素，**4**，12（1959）
13) P. M. Baldwin *et al.*, *Int. J. Biol. Macromol.*, **21**, 103（1997）
14) J. Szymońska *et al.*, *Int. J. Biol. Macromol.*, **33**, 1（2003）
15) D. J. Gallant *et al.*, *Carbohydr. Polym.*, **32**, 177（1997）
16) A. A. Baker *et al.*, *Carbohydr. Res.*, **330**, 249（2001）
17) T. Ohtani *et al.*, *Starch/Stärke.*, **52**, 150（2000）
18) T. Ohtani *et al.*, *J. Electron Microsc.*, **52**, 150（2000）
19) J. E. Fannon *et al.*, *Cereal Chem.*, **69**, 284（1992）
20) 西山英利ほか，第31回日本分子生物学会年会・第81回日本生化学会大会　合同大会　講演要旨集，575（2008）
21) http://release.nikkei.co.jp/detail.cfm?relID=207205&lindID=4
22) N. de Jonge *et al.*, *Proc. Natl. Acad. Sci. USA*, **106**, 2159（2009）

第4章 食品ナノスケール観察のための透過型電子顕微鏡技術

市川創作[*1], 行弘文子[*2]

1 はじめに

1932年, Ernst Ruskaによって電子顕微鏡が発明され[1], 翌々年光学顕微鏡の解像度を超えて以来, それまで見えなかった微細な構造が見えるようになりナノの世界が広がった[2]。生物素材や組織由来の食品を電子顕微鏡でみた世界はどのようなものだろうか。食品は固体と液体に大別される。なかでも機能性食品のような液体は生物素材の液体分散系であるといえる。その状態の変化はそれらを構成している粒子や分子の挙動, あるいは形態変化としてとらえることができる。このような物質の超微形態は, ある時点における素材そのものの状態を反映するため, 有意義な情報が得られると考えられる。

本稿では, 液体分散系とくにナノ分散系試料の透過型電子顕微鏡試料作製法を紹介する。試料作製法には図1のように様々な方法があるが, 液体分散系の試料を取り扱う主要な方法として,

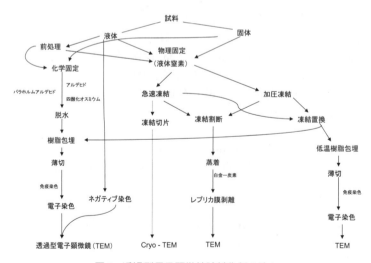

図1 透過型電子顕微鏡試料作製の流れ

---

* 1 Sosaku Ichikawa 筑波大学大学院 生命環境科学研究科 准教授
* 2 Fumiko Yukuhiro ㈱農業生物資源研究所 昆虫・微生物間相互作用研究ユニット

第4章　食品ナノスケール観察のための透過型電子顕微鏡技術

試料を凍結し，レプリカをとって解析するフリーズフラクチャー法，試料を化学固定し，樹脂に埋めて薄切して像をみる通常の電子顕微鏡法，および試料に陰影を付けて観察するネガティブ染色法について概説する。

作製法ごとにそれぞれ特徴があり，それぞれの方法で得られた結果をつきあわせて解析することで，さらに多くの微細構造情報が得られる。また，これらの試料作製法を用いて，筆者らが食品ナノ分散系を観察した結果を紹介する。

2　透過型電子顕微鏡試料の作製方法

2.1　薄切法

2.1.1　液体試料の前処理

液体試料はそのままでは固定できないのでミクロカプセルを作製し，その中に試料を入れて固定，脱水，包埋を行なう。前処理の方法はいろいろあるが，その一例を示す。

4％寒天にマイクロキャピラリーを浸し，ゆっくりと引き上げる。寒天が固化したら先端をカミソリなどで切り落とし，試料につける。キャピラリーをゆっくり引き抜きながら試料を吸引する。吸引が終わったら寒天チューブの両端を寒天で塞ぐ[3]。

2.1.2　固定

透過型電子顕微鏡の試料作製には，通常，固定という操作が必要となる。これは次のステップで行なう洗浄，脱水，包埋，染色，電子顕微鏡内の真空と電子線照射などにより試料の構造情報が失われないようにするためである[4]。超微細構造の観察において重要なのは，目標物質とその反応性や物性を最大限に保存し，正確な局在性を確保することである。しかし，この夢のような万能な固定法は現在のところ存在せず，実際にはそれぞれの目標物質に適した固定法を考案して利用している[5]。

一般に化学固定にはアルデヒド系の固定剤（前固定）と四酸化オスミウム（後固定）による二重固定法が用いられる。電子顕微鏡用の固定に用いるアルデヒド系固定剤には，グルタルアルデヒドとパラホルムアルデヒドとがある。下記に，各固定剤の特徴をまとめた。

ⓐ　グルタルアルデヒド[4~7]

グルタルアルデヒドは分子量100の2価アルデヒドで組織形態の保持に優れているため，電子顕微鏡用の固定に広く使用されている。しかし，組織への浸透力が弱いので，固定時には試料を細切しなければならない。グルタルアルデヒドはリジンのε-アミノ基，システイン，メチオニンの-SH基，ペプチドのアミノ酸N末端などと反応し，タンパク質，ポリペプチド鎖間に分子間と分子内の両方に架橋結合を形成する。この反応は急速で不可逆的である。

また，1次アミノ基を持った脂質と反応し脂質と膜タンパク質の間に交叉鎖を形成するが，これを除いてはほとんどの脂質を固定せず，特定の脂質を分解する。糖タンパク質も固定しないが，周囲のタンパク質が架橋されることにより，固定される。

ⓑ　パラホルムアルデヒド[4,5,7]

パラホルムアルデヒドを加熱溶解（65℃）することにより，ホルムアルデヒドのモノマー溶液を得る。この溶液は低分子であるため組織に浸透しやすく，主にタンパク質と付加あるいは縮合反応する。その際，ポリペプチド鎖間に分子内および分子間メチレン架橋（共有）結合する。この反応に最も関与するのが，グルタルアルデヒドと同様にリジンのε-アミノ基であると言われている。1価のアルデヒドであるため，反応は可逆的でグルタルアルデヒドに比べてタンパク質の固定が弱く，交叉鎖形成に時間がかかる。

脂質に対しては，これもグルタルアルデヒドと同じくらい固定能力に劣り，微細構造の保存も望めない。しかし，生物活性が保持されるため組織化学には有効である。糖質，脂質，核酸などは周囲のタンパク質が架橋固定されることによって封入状態で保存される場合が多い。

ⓒ　四酸化オスミウム[5~9]

1865年にM. SchultzeとM. Rudneffが使用して以来用いられてきている[8,9]。淡黄色の針状結晶で，固体および水溶液は有毒・刺激性の蒸気を出すのでドラフト内で取り扱う。組織内への浸透性は悪く，タンパク質をほとんど保存しない。また，酵素の生物活性に対しては破壊的に働く。しかし，重金属塩であるため電子染色的効果がある。不飽和脂質の二重結合を酸化し，最終的にオスミウムモノエステルやオスミウムジエステルを形成する。オスミウム酸は生体膜のリン脂質を良好に固定する。

2.1.3　固定法

実際に固定を行なう場合には，試料を1mm角程度に細切し，アルデヒド系の固定剤で前固定を行なう。前固定には2.5%グルタルアルデヒド溶液（表1）やグルタルアルデヒドとパラホルムアルデヒドの混合液（表2）が良く用いられ，自己融解を防ぐために0～4℃で1～2時間程度固定する。自己融解の心配が無い試料に関しては室温で良い。後固定には四酸化オスミウム溶液（表3）が使用される。オスミウムは低温で浸透が良好であると言われているが，室温でもあまり差が無いようなので後固定は低温から室温で行なわれる。固定液の量は試料の体積の10～20倍量

表1　前固定に使用する2.5%グルタルアルデヒド溶液の調製例

25%グルタルアルデヒド	1 ml
0.2 M　リン酸緩衝液	5 ml
蒸留水	4 ml

第4章　食品ナノスケール観察のための透過型電子顕微鏡技術

表2　前固定に使用するグルタルアルデヒド―パラホルムアルデヒド混合液
（COHEN-PAPAS法[11]）の調製例

緩衝液　下記の2種類の溶液を混合		
0.12 M	第二リン酸ナトリウム（無水）	825 ml
0.12 M	第一リン酸カリウム	175 ml
固定液　下記の1液と2液を混合して100 mlの固定液を調製		
1液	パラホルムアルデヒド（粉末）	1 g
	上記緩衝液	40 ml
	1N　NaOH	1滴
2液	50％グルタルアルデヒド	2 ml
	上記緩衝液	58 ml
	塩化カルシウム	2 mg

表3　後固定に使用する1％四酸化オスミウム溶液の調製例

2％四酸化オスミウム水溶液	1 ml
0.2 Mリン酸緩衝液	1 ml

が必要である。しかし，四酸化オスミウムは高価であるため試料が完全に浸る程度で良い[10]。

　グルタルアルデヒドは強力な還元剤であるため，酸化剤であるオスミウム処理の前に余分なグルタルアルデヒドを取り除かなければならない。従って，前固定と後固定の間に緩衝液で洗浄する。

2.1.4　脱水

　包埋に使用する樹脂は疎水性であるため，試料の水分を除く必要がある。この操作を脱水という。一般に，脱水にはアセトン又はエタノールなどの濃度上昇系列が用いられる。試料をいきなり高濃度の脱水剤に入れると，急激に水分が除かれて試料の収縮や変形が起こるため，段階的に濃度を上げて水分を取り除くようにする。しかし，30％や50％の低濃度から開始する必要は無く，70％（場合によっては60％）から行なえば十分である。低濃度および高濃度の脱水剤で長時間脱水を行なうと，タンパク質と脂質がそれぞれ流出しやすくなる。また，脂質はどのような脱水剤を用いても流出する。脱水時間は試料の大きさにもよるが，1 mm角程度の大きさであれば各ステップとも3～15分で良いと思われる。95％以下では濃度はそれほど厳密でなくても良いが，100％エタノールでは水を完全に除去しなければならない。実際の脱水処理に使用する溶液と試料の浸漬時間の例を表4に示した。

表4　脱水に使用する溶液と試料の浸漬時間の例

手順	溶液		浸漬時間
1回目	60%	エタノール	5～10分（試料によっては行なわなくも良い）
2回目	70%	エタノール	5～10分
3回目	80%	エタノール	5～10分
4回目	90%	エタノール	5～10分
5回目	95%	エタノール	5～10分
6～8回目	100%	エタノール	各回5～10分

2.1.5　置換と樹脂浸透

脱水完了後，樹脂を浸透しやすくするために酸化プロピレンと置き換える。その後，酸化プロピレンと樹脂の1：1混合液，1：2混合液，樹脂に順次移し替え，次第に樹脂を浸透させる。実際の置換処理と，これに次ぐ樹脂浸透処理の操作手順の例を表5に示した。

表5　置換と樹脂浸透の操作手順の例

手順	溶液	浸漬時間
1	酸化プロピレン	5分を2回
2	酸化プロピレン：樹脂＝1：1	1時間以上（3～4時間）
3	酸化プロピレン：樹脂＝1：2	1時間以上（3～4時間）
4	樹脂	1時間以上（一昼夜可）

2.1.6　包埋

樹脂に試料を埋め込む操作である。シリコン製の平板やプラスチック製のカプセルあるいはゼラチンカプセルなどに新しい樹脂を流し込み，試料を竹串やピンセットの先端で移し替える。方向性のある試料は平板型を用いた方が後の整形が容易である。重合時間と温度は使用する樹脂によって微妙に異なるが，エポキシ樹脂は60℃，スパー樹脂は70℃で一晩インキュベートすると樹脂が重合して適当な固さになる。でき上がったブロックは小さな容器に入れて湿気の低いところに保管しておく。

2.1.7　薄切の作製と回収[12, 13]

樹脂に包埋された試料をウルトラミクロトームに取付け，ガラスナイフで薄く切る作業である。超薄切片は，①ガラスナイフ作製，②トリミング，③厚切り（光学顕微鏡用）切片作製，④再トリミング，⑤超薄切片，⑥切片の回収・載物という過程を経て得られる。それぞれの操作の概略

第4章　食品ナノスケール観察のための透過型電子顕微鏡技術

を以下に記した。

(1) ガラスナイフ作製

ガラスナイフは，当初ダイヤモンドカッターやピアノ線を用いてガラスを手で割って作製していたが，現在ではガラスナイフ作製機を用いて作製する。ガラスナイフ作製機には幅2.5 cm厚さ5～10 mmの棒状ガラスを用いるLKB型と，10 cm角の板ガラス（厚さ5～10 mm）を用いるMesser Type Cがある。いずれの機種も，正方形のガラスを作製し，刃先になる角を選び，対角線で割って刃角45°の直角二等辺三角形のナイフを得る。ガラスナイフの刃先の形状は均一ではなく，切削可能な面と，不適当な面がある。通常，端から三分の一くらいは傷やカーブがあるため使用できない。ガラスナイフの作製，選別などについては他書に詳述されているが，実際に経験する事によって得られる微妙なコツが多い。

(2) トリミング

樹脂ブロックの試料が埋まっているところを残して，余分な樹脂をヤスリや安全剃刀で切り落とす。実体顕微鏡下でトリミング台にしっかりと固定し，薄切面を上にして先端から下部に向かって末広がりになるように切り落とす。試料の周囲を0.5 mm程度残して試料を突出させ，薄切面を正方形，長方形，等脚台形になるように整形する。トリミングの目的は，電子顕微鏡で観察したい部分を削り出すとともに，試料を薄切しやすいように整形することである。

(3) 薄切（厚切り切片）

はじめにスライドグラスを用意し，蒸留水を一滴載せておく。次に，トリミングしたブロックをミクロトームに取付け，ガラスナイフで厚さ1 μmくらいの切片を作製する。そして，あらかじめ準備しておいたスライドグラスの蒸留水の上にピンセットや面相筆で切片を移動させる。切片の載ったスライドグラスを60～80℃ぐらいに加温し，切片を伸展しながらスライドグラスに貼付け，乾燥させる。この温度を保ったまま1％トルイジンブルー染色を行なう。

(4) 再トリミング

光学顕微鏡用切片を検鏡し，目的物の有無を確認し，その場所を残して不要な部分を切り落とす。最終的に残す部分（超薄切片にする部分）の面積を小さくした方が良い切片を得やすい。この時，薄切面の上辺と下辺が平行になるように調節する。再度整形した面は傷付けないように注意する。

(5) 超薄切片

超薄切片はガラスナイフ又はダイヤモンドナイフで作製する。この場合，薄切操作よりもナイフのアプローチの方が問題となる。ブロックとナイフの刃先が平行になるように取付け，ミクロトームの光源と薄切面に映る刃の陰を利用してナイフを近づける。ナイフエッジを0.5 mmくらいのところまで接近させて固定し，微動送りで試料が触れないところまで近づける。ナイフのボ

ート（切片受け）に水を入れ，再度ナイフをゆっくり近づける。わずかに面が接したら，切削速度と任意の厚さを設定し，自動モードで切削を行なう。薄切面全体が切れるようになったら切片の干渉色で厚さを判断し，好みの厚さの切片が得られるように送りと速度を調節する。切片の干渉色には暗灰色，灰色，銀色，金色，金茶色，紫，青の7色があり，銀色から薄い金色のものが観察しやすい。

(6) 載物

得られた切片はグリッドに載せて乾燥するが，切片がグリッドの目よりも小さい場合や観察したい場所がブロックの角にあるなどの場合は，あらかじめメッシュにフォルムバールなどの支持膜を張っておく。通常は4%コロジオン溶液にメッシュを浸し，メッシュ表面を上にしてろ紙の上で乾燥してコロジオンのコーティングを施しておく。載物方法にはいろいろあるが，切片の真上からメッシュを押し付ける押しつけ法，ボートの中にメッシュを沈め切片の下側から約30度の角度で徐々に引き上げる引き上げ法などがよく使われる。載物したメッシュはろ紙の上で乾燥する。

2.1.8 電子染色

生物試料も包埋に用いる樹脂も炭素，水素，窒素，酸素からなっているため試料と樹脂の電子散乱性にはほとんど差がない。そのため電子顕微鏡で観察すると低いコントラストの像となる。そこで組織，切片あるいはその両方に重金属原子を付加することにより，相対的な電子散乱性を増加させると，求める像が得られるようになる[14]。このため，電子顕微鏡によって得られた像は結合重金属の分布を示していることになる。

電子染色は薄切した切片をグリッドに載せた後，切片の載っている側を下にして染色液に浮かべる。染色液には通常2%酢酸ウランとクエン酸鉛液（Reynords法）が使用される。酢酸ウランは，「核原料物質，核燃料物質および原子炉の規制に関する法律」により規制を受けており，近年，ウランの供給が困難な状況になってきているようである。そこで，ウランの代替物質の探索が行なわれ，そのうちの一つとしてシスプラチンとチミジンの化合物である白金ブルーが見いだされた[15,16]。現在，商品名「TIブルー」として販売されている。

なお，試料のコントラストを増強するために，固定後あるいは脱水途中に電子染色液に浸漬するブロック染色法が用いられる場合もある。リン酸緩衝液やカコジル酸緩衝液は酢酸ウランと反応して沈殿を生じるため，ブロック染色の溶媒には用いない[6,10]。ブロック染色法の操作手順の例を表6に示した。

第4章 食品ナノスケール観察のための透過型電子顕微鏡技術

表6 ブロック染色における操作手順の例

手順	溶液	操作条件
1	5〜10％ショ糖水溶液	5分間を3回
2	0.5〜2％酢酸ウラン水溶液	室温または4℃　20分〜2時間

2.2　フリーズフラクチャー法（凍結割断レプリカ法）

　生体膜のみならずリポソームのような膜系の構造解析にはフリーズフラクチャー法（凍結割断レプリカ法）が威力を発揮する。試料は液体窒素などで凍結するが，その方法には液体ヘリウムなどで冷却した銅製のブロックに勢い良く押し付けるメタルコンタクト法や，加圧凍結法などによる方法がある。筆者らはシャーベット状の液体窒素に浸漬する浸漬法を用いている。凍結割断装置の高真空下で試料を割断し，膜の疎水性部分を露出させて，その面に白金—炭素の皮膜をかけることによって薄いレプリカを作製する。その後，試料を除去，金属薄膜を回収して，電子顕微鏡下で観察を行なう。絶えず変化する形態をある時点で固定して観察することは偏った状態を見ていると考えられるが[17]，他の解析方法によって得られた結果と照らし合わせて矛盾がなければ，最も「生」に近い状態を直接観察できるため，この手法により得られる情報は多大である。

　フリーズフラクチャー法は凍結乾燥と凍結置換の不便さを取り除き，1950年代後半から60年代前半にかけてRussel Steereによって考案され，Hans Moorによって改良された方法である[18]。試料は脂質二分子膜の疎水結合部分で破断され，膜内の構造を観察することができる。この割断は試料に対して無作為であるが，露出される面は2種類しかない。すなわち脂質膜が割断された場合の，外膜がはずれて内膜の疎水性面が露出した面（protoplasmic fracture-face）と，外膜の一部と内膜がはずれて残りの外膜の内側（疎水性面）が露出した面（exoplasmic fracture-face）の2面である[19]。これらの面に白金と炭素を蒸着して薄膜を得る。

　実際には以下のようにして試料作製を行なっている。

(1) 凍結

　試料を銅平板ホルダーに乗せてもう一方のホルダーで挟む（図2(a)）。これをあらかじめシャーベット状にしておいた液体窒素で凍結する。

(2) 凍結割断

　凍結割断装置に試料を挿入し，上側の平板ホルダーを引き剥がすことによって割断する（図2(b)）。

(3) 蒸着

　ただちに試料に対して45°の角度で白金蒸着を施し，水平に戻して炭素の蒸着を行なう。

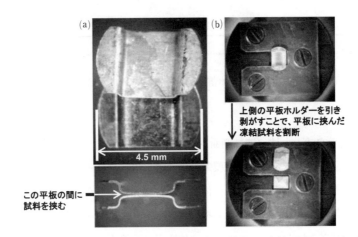

図2 フリーズフラクチャー法(凍結割断法)に使用する(a)銅平板ホルダーと,(b)凍結試料の割断

(4) 薄膜回収

金属蒸着した試料を割断装置より取り出し,蒸留水に試料ホルダーを浸し,薄膜を水上に浮かべる。銅メッシュ(200～400メッシュ)に金魚すくいの要領,あるいは上から圧着することで薄膜を回収する。この場合,フォルムバールの支持膜を張ったグリッドを用いるとよい。

2.3 ネガティブ染色法

ウイルス粒子,精製タンパク質などの粒状試料の形態や構造を観察するのに用いられる,簡単で迅速な方法である。リポソームにも応用される[20]。生体を構成する分子は原子番号の小さい元素で構成されているため,電子線を散乱させることができない。そのため,酢酸ウラン,リンタングステン酸,モリブデン酸塩などで試料を包囲し,金属原子と試料の電子線の透過性の差によって生じるコントラストの差で像を観察する[21]。ネガティブ染色では試料と染色剤の間で反応を起こさないことが前提である[22]。すぐに観察できる簡便な方法ではあるが,自然乾燥を行なうことや染色剤の被覆の程度によって見え方が異なるため,結果には十分注意する必要がある。

実際には次の操作により観察を行なっている。まず,支持膜を張ったメッシュに試料を一滴載せ,半乾きの状態で試料を染色液で洗い流す。次に,ろ紙で染色液を取り除いた後,新たに染色液を滴下する。最後に,蒸留水で十分水洗した後,風乾する。試料の分散具合と染色剤のバランスがとれていれば非常に良い像が得られる。

2.4 クライオ透過型電子顕微鏡

電子顕微鏡の電子線の通路は真空であるため,観察する試料は真空中でその構造形態を維持していなければならない。また,電子線照射による損傷を軽減しなければならない。このため上述の様々な電子顕微鏡試料の作製法が考案され,試料ごとに微細構造情報の保存に適した手法が選択されている。しかしながら,試料が水和した状態でその構造を高分解能で観察したいという要望の高まりから,クライオ透過型電子顕微鏡(cryo-TEM)[23]が開発された。試料の温度を急速に下げ(10,000℃/秒以上),氷晶のない薄い氷の中に観察対象物を埋め込んで物理固定を施す急速凍結法[24]で観察用試料を作製し,これをcryo-TEMで観察することにより,生体内あるいは水媒体中で水和した試料の構造を無染色で観察することができる。

3 透過型電子顕微鏡によるナノ分散系の観察

3.1 リポソーム(ベシクル)

リポソーム(ベシクル)は,分子膜で囲われた数十nmから数μmの大きさの閉鎖小胞構造体である。リン脂質を主成分とした二分子膜で形成されたリポソームは,その構造の類似性から細胞膜のモデルとして,また,生体適合性に優れた生理活性成分のキャリアーとして医薬品や食品,化粧品産業で利用されている。また,近年,リポソーム内の微小な空間を細胞環境に類似した反応場と捉え,ナノあるいはマイクロサイズのリアクターとして利用する検討も進められている。

リン脂質を基材としたリポソーム調製法で最も一般的な方法が,脂質薄膜を水和する方法である。この方法を初めて見出した人物の名前を冠してバンガム(Bangham)法と呼ばれることもある。クロロホルムなどの有機溶媒にリポソーム構成脂質を溶解した後,溶媒を減圧除去すると脂質薄膜が形成される。この脂質薄膜に水相を加え,脂質のゲル—液晶相転移温度以上で激しく震盪し,脂質薄膜を水和することでリポソームが形成される。この方法で調製したリポソームをフリーズフラクチャー法およびネガティブ染色法により透過型電子顕微鏡で観察した結果を図3(a)および(b)にそれぞれ示した。フリーズフラクチャー法では,その割断から,脂質膜が多層構造であることがわかる。また,ネガティブ染色法では,電子染色剤により親水性部分が染まるため,脂質膜の疎水性部分が白く多層に浮かび上がって見える。この様に,試料の調製法が異なると,得られる像も異なるが,試料調製法の原理と照らしてその像から構造解析を行なうことで,この試料が多層のリン脂質膜が内部水相を包み込んだ構造の多重層リポソームであることがわかる。また,形成されるリポソームの大きさも百nmから数μm程度まで幅広いことがわかる。

この多重層リポソーム懸濁液を均一な孔径を有する膜に強制透過させ,フリーズフラクチャー法により観察した結果を図3(c)に示した。このエクストルージョン法と呼ばれる処理を行なうと,

脂質膜が単層で大きさの揃ったリポソームが形成されていることがわかる。また，このエクストルージョン処理したリポソーム懸濁液を，表7に示したリン脂質の膜構造を保存するための固定

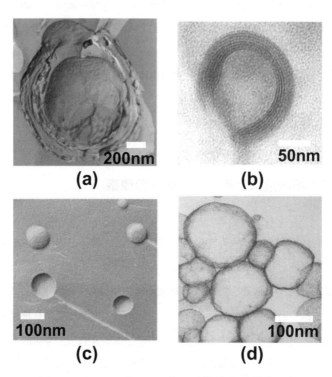

図3 リポソーム（ベシクル）の透過型電子顕微鏡写真
(a)多重層リポソームをフリーズフラクチャー法により観察，(b)多重層リポソームをネガティブ染色法により観察，(c)単層リポソームをフリーズフラクチャー法により観察，(d)単層リポソームをリン脂質の膜構造を保存するための固定法（表7）により処理して観察

表7 リン脂質膜を保存するための三重固定の操作手順[25~27]

手順	操作	条件など
1	試料を2％グルタルアルデヒド（リン酸緩衝液，カコジル酸緩衝液など）で前固定	4℃で数分から1時間
2	使用した緩衝液で洗浄	4℃で1時間以上
3	0.1％四酸化オスミウム（0.1Mリン酸緩衝液，0.1Mカコジル酸緩衝液）で後固定	4℃で1時間
4	0.1M酢酸ナトリウム水溶液で洗浄	10分間，3回
5	0.5％酢酸ウラン水溶液でブロック染色	4℃で20分

注：生体膜を構成するリン脂質は，オスミウム酸でよく固定されるが，取り扱いによっては有機溶媒による脱水や，樹脂処理時に溶出することがある。

法[25~27]により処理し,得られた像を図3(d)に示した.この固定法では,リポソームを形成している単層の脂質膜が明瞭に観察される.

3.2 ナノサイズエマルション

高圧ホモジナイザーにより調製したナノサイズのO/Wエマルションを,フリーズフラクチャー法により試料作製して観察した結果を図4に示した.サイズが80~100 nm程度の油滴が形成されていることがわかる.また,リポソームをフリーズフラクチャー法により観察した図3(a)や(c)と比較すると,割断された試料油滴の断面の凹凸は顕著では無く,また,輪郭も明瞭ではない.フリーズフラクチャー法では,割断操作の際,試料を構成する分子間の結合が弱い箇所で割断される.このため,リポソームでは,内部水相を取り囲んだ脂質膜の疎水性面で割断され,月面のクレーターの様な凹凸の割断面が観察される.一方,O/Wエマルションの油滴ではその内部が割断されるため,割断面は連続相である水相とほぼ同じ面になり,明瞭な凹凸が観察されない場合が多い.

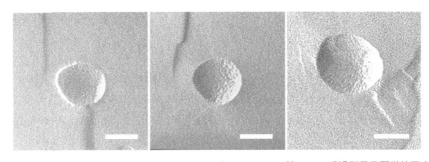

図4 ナノサイズO/Wエマルションのフリーズフラクチャー法による透過型電子顕微鏡写真
(図中の白線は50 nm)

3.3 カロテンナノ粒子

溶媒置換法により調製したβ-カロテンナノ粒子[28]を薄切法により観察した結果を図5に示した.この試料では,酢酸ウランとクエン酸鉛により電子染色を行なった.これらの電子染色剤は,試料の親水性部分によく浸透してその部分の電子密度が高まり,透過型電子顕微鏡像では黒く染まった部分として観察される.一方,疎水性部分への浸透は弱く,明るい像が得られる.図5では,ナノ粒子の外周部分の電子密度が高く,濃く染色されている一方で,その内部は電子密度が低く比較的明るく見える.このナノ粒子の調製手順と,得られた顕微鏡像の情報から,粒子内部は疎水的なβ-カロテンが多く存在し,外周部にはより親水的な乳化剤や高分子物質が多く存在し

ていることが示唆される。この例の様に，薄切法で適切な染色を行なうと，粒子の内部構造に関する情報が得られる。

β-カロテンを揮発性有機溶媒に溶解して分散相としたO/Wエマルションを高圧ホモジナイザーで調製し，液中乾燥法により有機溶媒を除去する方法でβ-カロテンナノ粒子を作製した[29]。このナノ粒子をフリーズフラクチャー法により観察した結果を図6に示した。サイズ20 nm程度の球状の粒子が形成されていることがわかる。このβ-カロテンナノ粒子分散系の粒子サイズを，動的光散乱法により求めると17 nmであり，電子顕微鏡で観察された粒子のサイズとほぼ対応していることがわかった。

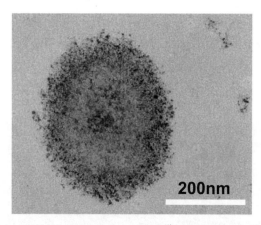

図5　溶媒置換法により調製したβ-カロテンナノ粒子[28]の薄切法による透過型電子顕微鏡写真

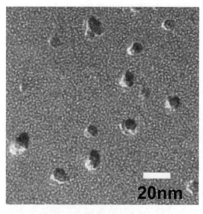

図6　O/Wエマルションを液中乾燥して作製したβ-カロテンナノ粒子[29]のフリーズフラクチャー法による透過型電子顕微鏡写真

第4章　食品ナノスケール観察のための透過型電子顕微鏡技術

4　おわりに

　本稿では，液体分散系の透過型電子顕微鏡試料作製法を概説すると共に，これらの手法を用いて食品ナノ分散系を観察した結果を紹介した。電子顕微鏡観察では，試料の調製法に応じた様々な構造情報が得られる。また，試料作製の過程で人工産物（アーティファクト）が生じることもある。このため，適切な試料作製法，ならびに条件を綿密に検討する必要がある。さらに，異なる顕微鏡試料作製法や，他の分析結果と併せて，多角的かつ総合的に微細構造を解析することが望ましい。

　電子顕微鏡による観察では，試料の微細な構造形態，さらには，構成分子の状態や相互作用に関する情報が得られる。今後，食品関連ナノテクノロジー技術の進展に伴い，ナノサイズレベルで加工・制御された食品素材や食品が創製されると期待されている。電子顕微鏡は特殊で煩雑な技術が必要であると考えられがちであるが，かたちを読み解くことにより決定的な情報を生み出すことができる。このため，これらの微細構造の解析，さらにはその機能性や加工・形成のメカニズム解明に極めて有効な手法である。

文　　献

1) M. Knoll, E. Ruska, *Z. Physik.*, **78**, p.318（1932）
2) 安達公一，電子顕微鏡学Ⅰ（基礎編），WHO電子顕微鏡診断学研究センター編，p.308-315，藤田企画出版（1987）
3) 永野俊雄監訳，透過電子顕微鏡生物試料作製ハンドブック（M. A. Hayat著, Basic techniques for transmission electron microscopy），p.191-206，丸善（1990）
4) 永野俊雄監訳，透過電子顕微鏡生物試料作製ハンドブック（M. A. Hayat著, Basic techniques for transmission electron microscopy），p.1-6，丸善（1990）
5) 山田和順，組織化学，p.23-32，南江堂（1987）
6) 堀田康明，よくわかる電子顕微鏡技術，医学生物学電子顕微鏡技術学会編，p.1-19，朝倉書店（1992）
7) 根本典子，宮澤七郎，電子顕微鏡基礎技術と応用1999，電顕サマースクール実行委員会編，p.40-63，学際企画（1999）
8) M. Schultze, M. Rudneff, *Arch. Mikrosk. Anat.*, **1**, p.299-304（1865）
9) 佐野豊，組織学研究法－理論と術式，p.55-64，南山堂（1981）
10) 千田隆夫，電子顕微鏡基礎技術と応用1997，電顕サマースクール実行委員会編，p.23-43，学際企画（1997）

11) 佐野豊, 組織学研究法－理論と術式, p.841, 南山堂 (1981)
12) 加藤良平, 電子顕微鏡基礎技術と応用2000, 電顕サマースクール実行委員会編, p.68-77, 学際企画 (2000)
13) 酒井俊男, 電子顕微鏡学Ⅰ (基礎編), WHO電子顕微鏡診断学研究センター編, p.22-50, 藤田企画出版 (1987)
14) 永野俊雄監訳, 透過電子顕微鏡生物試料作製ハンドブック (M. A. Hayat著, Basic techniques for transmission electron microscopy), p.147, 丸善 (1990)
15) 田中敬一, タマムシの翅はなぜ玉虫色か, p.208-211, 講談社 (1995)
16) S. Inaga, T. Katsumoto, K. Tanaka, H. Nakane, T. Naguro, *Arch. Histol. Cytol.*, **70**(1), p.43-49 (2007)
17) 野島庄七, 砂本順三, 井上圭三, リポソーム, p.53-60, 南江堂 (1998)
18) 大隅正子, 馬場美鈴, 電子顕微鏡学Ⅰ (基礎編), WHO電子顕微鏡診断学研究センター編, p.148, 藤田企画出版 (1987)
19) 藤本和, 小川智史, 川端勉, 電子顕微鏡基礎技術と応用2000, 電顕サマースクール実行委員会編, p.140-147, 学際企画 (2000)
20) 萩原直子, 佐々木克典, リポソーム応用の新展開, 秋吉一成, 辻井薫監修, p.48-54, エヌ・ティ・エス (2005)
21) 野々村禎昭, 電子顕微鏡生物試料作製法, 日本電子顕微鏡学会関東支部編, p.239-242, 丸善 (1975)
22) 永野俊雄監訳, 透過電子顕微鏡生物試料作製ハンドブック (M. A. Hayat著, Basic techniques for transmission electron microscopy), p.191-206, 丸善 (1990)
23) 西岡秀夫, 電子顕微鏡基礎技術と応用2000, 電顕サマースクール実行委員会編, p.203-214, 学際企画 (2000)
24) 片山栄作, 電子顕微鏡で読み解く生命のなぞ, 藤本豊士, 山本章嗣監修, p.64-70, 秀潤社 (2008)
25) 平井圭一, 電子顕微鏡基礎技術と応用1996, 電顕サマースクール実行委員会編, p.21-29, 学際企画 (1996)
26) J. A. Terzakis, *J. Ultrastruct. Res.*, **22**(1), p.168-84 (1968)
27) T. Ando, T. Fujimoto, H. Mayahara, H. Miyazima, K. Ogawa, *Acta Histochem. Cytochem.*, **14**, p.705-726 (1981)
28) H. S. Ribeiro, B.-S. Chu, S. Ichikawa, M. Nakajima, *Food Hydrocolloids*, **22**, p.12-17 (2008)
29) B.-S. Chu, S. Ichikawa, S. Kanafusa, M. Nakajima, *J. Am. Oil Chem. Soc.*, **84**(11), p.1053-1062 (2007)

第5章 マイクロ・ナノ化学システムによる ナノ粒子分析法

火原彰秀*

1 はじめに

　先端的なマイクロ加工・ナノ加工技術を用いて化学実験や生化学実験を集積化する研究が盛んに行なわれている。この分野は，マイクロタス（MicroTAS）あるいはLab on a Chipなどと呼ばれている。化学系・バイオ系・電子工学系・機械工学系など幅広い分野の研究者がこの分野の進展に寄与している。化学およびバイオ系の応用例などについては，書籍などにまとめられているので参照願いたい[1~4]。本稿では，マイクロ・ナノ空間を用いた化学プロセスの概論に触れた後，マイクロ・ナノ空間の特性を用いる粒子分析法について解説する。

2 マイクロ・ナノ空間を用いた化学プロセス

　マイクロ・ナノ流体を用いた化学実験操作・器具の集積化の概念図を図1に示す。マイクロ・ナノ化学チップは，半導体デバイス加工と類似のリソグラフィーにより作製できる。チップの材質としては，汎用性を考えるならば，耐溶媒性や光透過性の観点から化学実験に古くから用いられているガラスが便利である。より安価・簡便な代替法には，様々な材質の基板が利用可能である。シリコンゴムの一種であるポリジメチルシロキサン（PDMS）などが試作デバイス作製などによく用いられる。

　図1のように混合・反応・抽出・分離など化学の基本操作をマイクロ・ナノ化学チップ上に集積化することにより，

① リソグラフィーを利用した簡単デザイン
② 省試薬・省廃棄物・省スペース
③ 繁雑な作業の自動化
④ マイクロ・ナノ空間を利用した操作の高効率化
⑤ マイクロ・ナノ空間でのみ実現可能な操作

などの効果が期待できる。リソグラフィーによるデザインと加工は，半導体デバイスと同様に均

＊　Akihide Hibara　東京大学　生産技術研究所　准教授

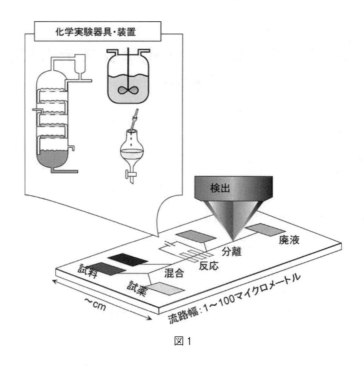

図1

質なデバイスの並列生産に向いているため，単一のマイクロ・ナノ化学チップにおいて実現したプロセスの処理量が必要な場合（合成化学などの場合に収量が必要な場合）には，スケールアップではなく，数を増やす（パイルアップあるいはナンバリングアップ）により，対応することが可能である。作業の自動化は，実験者による操作のばらつきを抑制する効果もあるため，分析前処理操作などにおいて重要である。

マイクロ・ナノ空間を用いた集積化により操作の効率を高めた例を図2に示す[5]。ここで示す流路は，幅が100 μm以下の流路である。この例では，コバルトイオン（Co^{2+}）と共存イオン（Cu^{2+}など）を含む試料水溶液と，金属イオンと錯体を形成する錯形成試薬水溶液を合流させ疎水性の金属錯体を形成する。疎水性の錯体は並行して流れる有機相に溶媒抽出される。この有機相のみを次のステップに導入し，酸とアルカリを同時に接触させることにより，目的とするコバルト以外の錯体が酸により分解され，錯形成試薬はアルカリ側に抽出されるため，最終的にコバルト錯体のみが有機相に残る。この有機相を比色定量することにより，試料水溶液中に含まれていたコバルトイオンが定量できる。通常の実験室レベルの器具を用いた場合，1L程度の試料・試薬量および3時間程度の時間が必要な操作であるが，この流路系を用いると試料量1μL程度しか必要でなく，試料の滞在時間は90秒程度であり，リアルタイムモニターといって差し支えない程度まで高速化可能である。

第5章　マイクロ・ナノ化学システムによるナノ粒子分析法

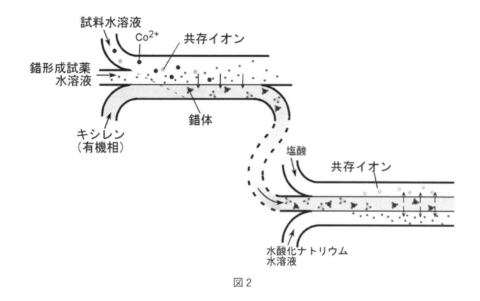

図2

　この例のように，自動化により試料・試薬・廃液量を減らし，分析前処理時間が極端に短縮することにより，これまでサンプリング法でしか分析できなかった化学プラントや環境水などの様子が，リアルタイムにモニターできる利点が生まれる。

3　粒子分析法

　マイクロ・ナノ空間を用いた粒子分析法には，主にその大きさを分析対象とする方法と，粒子の蛍光・吸光・散乱などの光学的特性を分析する方法がある。ここでは，大きさ分析法と光学的分析法のうち，マイクロ・ナノ空間の特性を上手く利用した新しい手法についてそれぞれ紹介する。
　図3は，マイクロ・ナノ流路を用いて粒子の大きさを分析する手法の原理を表している[6]。図の左側から分析すべき粒子を含む試料（粒子懸濁液）が導入される。ここで，マイクロ・ナノ空間の流体は，レイノルズ数の小さな層流を形成し，中心ほど流れが速く，壁面に近づくほど流れが遅い流体となる。粒子はブラウン運動による散逸の効果を除き，流路内での位置に対応する速度で流れる。ここに流路横から大流量の流れが合流すると，粒子は大きさに関わらず壁面に押しつけられるが，どこまで壁面に近づけるかは，壁面から粒子半径の位置に規定される。この状態で小さな粒子はより壁面に近づくため，層流の速度分布のより遅い部分に押しつけられる。これに対し，大きな粒子は速度分布のより速い部分までしか壁面に近づけない。ここで，この流路幅を突然拡大すると，流れは扇状に拡がっていく。流れが拡がるときの流線の方向は，図3に示す

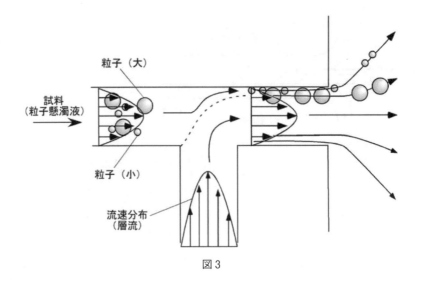

図3

ように，元の流路での位置に依存し，粒子の流れる方向も粒子の重心位置に依存して変化する。このような原理に基づくと，粒子が流路から拡がっていく角度を計測することにより，粒子サイズが分析できる。このような原理により，粒子の分級[6]やエマルションの分級[7]が実現している。分析のみならず，粒子やエマルション，細胞などを連続的に分離／回収できる大変有用な手法である。

図4は，マイクロ・ナノ流路を用いて粒子の光学的分析を行なう手法のイラストを示している。図の左側から分析すべき粒子を含む試料（粒子懸濁液）が導入される。ここで，流路幅を粒子径程度に縮小し，粒子が一つずつ流れる状況とする。この流路全体に分析光が当たるようにすることで，流路中の全粒子が分析可能である。図4の様な状況で光分析を行なうには，感度の点から蛍光法が有利であるように考えられる。しかしながら，食品ナノエマルションやナノ粒子を前提とする場合，対象が蛍光性であることはそれほど一般的ではないと予測される。より汎用性の高い光学分析のためには吸光に基づく分析法が好ましいが，通常の吸光法は一般に感度が低い。熱レンズ顕微鏡は，吸光後に発生する熱エネルギーによる溶媒の温度上昇により，溶媒の屈折率が変化する現象を計測する。熱レンズ顕微鏡の感度は，温度上昇を誘起する光（レーザー光）の強度が大きいほど高く，吸光法よりも100から1000倍以上高感度である。そのため，流路中に1つのナノ粒子が流れてきても，その吸光度を決定することができる[8,9]。

ナノ粒子をナノメートル幅の流路に導き1つ1つ個別に比色分析ができれば，これまで平均的な光学特性から推察するしかなかった粒子生成プロセスなどについての知見も得られるものと期待できる。

第5章 マイクロ・ナノ化学システムによるナノ粒子分析法

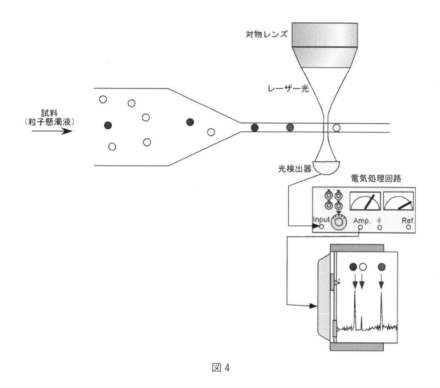

図4

4 おわりに

　マイクロ・ナノ空間を用いた化学・生化学の集積化の研究は，急速に発展しつつある分野であり，流体操作や検出技術についても毎年大きな進展がみられる。ナノ粒子解析や操作についても，単一粒子を操作し，光学的に解析する技術が拓かれつつある。今後のこの分野の発展に注目し，究極的なナノ粒子解析法の登場を期待したい。

文　　献

1) 北森武彦 監修，インテグレーテッド・ケミストリー——マイクロ化学チップが拓く科学と技術——，シーエムシー出版（2004）
2) 松永是 監修，バイオチップの最新技術と応用，シーエムシー出版（2004）
3) 化学とマイクロ・ナノシステム研究会 監修，マイクロ化学チップの技術と応用，丸善

(2004)
4) 北森武彦 監修, マイクロ・ナノ化学チップと医療・環境・バイオ分析, 技術教育出版社 (2009)
5) M. Tokeshi *et al.*, *Analytical Chemistry*, **74**, 1565 (2002)
6) M. Yamada *et al.*, *Analytical Chemistry*, **76**, 5465 (2004)
7) H. Maenaka *et al.*, *Langmuir*, **24**, 4405 (2008)
8) K. Mawatari *et al.*, *Analytical Chemistry*, **70**, 5037 (1998)
9) N. Seta *et al.*, *Analytical Sciences*, **25**, 275 (2009)

第6章　食品中の水のイメージング

中西友子[*1]，田野井慶太朗[*2]

1　はじめに

　食品をはじめ物質中における水の動態はまだ知られていないことが多いが，実際に水がどう移動するかは色素などを用いて調べることができる。水の動きは直接測定することが困難なことから，水に溶解する化学物質の動きで水の動態を推測してきたのである。しかし，それで判るものは色素の動きであって水そのものの動きではない。食品中の水の可視化は非破壊測定ができるNMRでも可能であるが，試料の大きさに限りがあること，また，分解能は理論的に10 μm以下にはならないことが証明されている。そのため，非破壊状態で生体物質中の水の動態を高い分解能で調べるためには，中性子線の利用が，最良な手法といえるだろう[1~3]。

2　中性子線による水のイメージング

　物質に中性子線を照射すると物質を構成する各々の元素の中性子に対する散乱・吸収断面積が異なるためターゲット中の水素，ホウ素などの軽い元素ならびに数種の希土類などの像を得ることができる。中性子線の場合には原子核との相互作用が起きるが，X線の場合には各元素の電子との相互作用が起きるため原子番号が高くなるに従って，つまり原子核の周りの電子数が多くなり透過度が低くなる。俗に中性子線は軽いもの，X線は重たいものの透過度が低いと言われるゆえんである。

　中性子線を用いると透過度の差からターゲット物質中の水素，ホウ素などの軽い元素ならびに数種の希土類などの像を得ることができる。食品では元素の存在比から水素の像となるが，生鮮食品の場合には食品の80%以上が水であるため水素の像とは水の像とみなして差し支えないことが判ってきている。つまり，中性子線イメージングでは通常見ることができない食品中の水の特異的な分布を可視化できる。我々は，食品以外にも，種子形成および種子の水分吸収過程[4]，木

---

*1　Tomoko Nakanishi　東京大学　大学院農学生命科学研究科　教授
*2　Keitaro Tanoi　東京大学　生物生産工学研究センター・大学院農学生命科学研究科　助教

口材の乾燥過程[5]，ならびに土壌中の根の形態変化とそれに伴う土壌水分動態[6~8]などの解析も行なってきた。現在，中性子線による食品を含めた水のイメージングについての研究は，国の内外を通しほとんど行なわれてきていないので，以下に得られてきた結果を紹介する。

3　実験方法

3.1　X線フィルム法

　実際に中性子線による像を得るにはX線フィルムを用いる方法とCCDカメラを用いる方法がある。X線フィルム（コダックSR）を用いる場合には，フィルムと中性子線を放射線に変換するコンバータをカセット中に減圧封入しそのカセットの上に試料を貼り付ける。JAEAではガドリニウムを25μmの厚さに蒸着したコンバータを利用している。試料を透過した中性子線はコンバータで放射線となりX線フィルムを感光させる。原子炉から取り出された中性子線は平行ビームとなるよう調節されており，照射面積は30cmφほどである。照射時間は中性子線の取り出し口に設置されたシャッターで0.1秒単位で調節することができる。なお，このチェインバーでの熱中性子束は$1.5 \times 10^8 \, n/cm^2$である。

　X線フィルムを用いる方法では分解能は約20ミクロンであり，分解能を律するのはX線フィルム上に塗布された銀粒子の大きさである。従って，中性子顕微鏡といわれるような中性子線を絞ってまた拡大させるレンズのようなビームラインを確立することができれば，分解能はさらに向上することが見込まれる。よってNMRの場合のように緩和時間に基づく分解能の限界は無い。ただ，X線フィルムを用いる場合には，銀粒子が放射化され，バックグラウンド値の1〜2倍程度の弱い放射能を持つようになる。そのため，現像液や定着液の処理が困難であるため，研究用原子炉を持つJAEAではX線フィルムからCCDカメラの使用へと切り替えられている。

3.2　CCDカメラ法（CTイメージング）

　CT像を得るためには，何枚もの画像を処理することから，X線フィルムで一枚一枚像を得ていては，毎回セットするフィルムの試料に対する位置が少しづつずれ，各フィルムから取り出す像の正確な位置決めを行なうこと，ならびに得られた像の処理が非常に困難である。そこで，X線フィルムの代わりに分解能が高い冷却型CCDカメラを用いる。冷却型CCDカメラを使用する場合には，ガドリニウムのn/γコンバータでは像を得ることができないため，中性子線を光に変換する蛍光コンバータを用いた。また，中性子照射チェインバー内は，散乱γ線などが発生していることから，放射線に非常に敏感な冷却型CCDカメラはできる限りビームから遠い所で，かつ充分な遮蔽体内に設置させなくてはならない。そのため，コンバータからの光は暗箱中，二つの鏡

第6章　食品中の水のイメージング

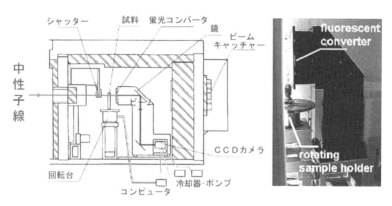

図1　CCDカメラを用いた中性子線イメージング装置

を用いて反射させ，中性子ビーム軸とは離れた位置に設置したCCDカメラへ導入し，光路は約90 cmである。図1にCCDカメラを用いた中性子線イメージング装置の模式図を示した。

　試料は回転台に固定し，CCDカメラで撮像する。CT像を得る場合には，中性子線ビーム孔のシャッターは全開とし，試料台を回転させながら各角度において4秒間シャッターを開け，像を冷却型CCDカメラに取り込んだ。CCDカメラにはニコン製Micro Nikkor f105 mmレンズを取り付け，蛍光コンバータ（NRC95に）は6LiF：ZnS(Ag)＝4：6となるように混合し，cellulose nitrateをアルミニウム板に直接1 mmの厚さにコーティングしたものを用いた。試料を1度ずつ回転させながら180度まで合計180枚の画像をCCDカメラに取り込み，コンピュータ処理によりCT像を構築した。蛍光コンバータ（面積：5 cm×6 cm）から取り込むことができた画像の大きさは1000×1018 pixelであった。画像解析のアルゴリズムはFiltered Back Projection Methodを，またShepp & Logan Filterを用いてCT画像を再構成した。使用したソフトウェアはIP Lab Spectrum 3.1.1Cであった。

4　中性子イメージング

4.1　スルメイカ

　スルメイカの干物として主流は一夜干し，場合によっては半夜干しである。そこで，一夜干し過程でのイカ中の水分変化を追った。まず，湿重量変化を調べるため，スルメイカを金網にのせ，気温25℃，湿度60％，微風の環境下で陰干しを行ない定期的に重量を測定した。実験後，サンプルはアルミホイルに包んで凍結乾燥機にて乾燥させ，乾燥重量を求めた。湿重量から乾燥重量を引いて含水量を求めた後，湿重量で割ることから含水率を求めた。

フードナノテクノロジー

中性子イメージングに際しては，炉室内で同様の干し方を行なったが，特にサンプルは2cm間隔の金網ではさみ，乾燥とともに縮むのを防いだ。中性子イメージングは30分経過ごとに4時間後まで行なった。得られた画像から輝度値を算出して数値解析を行なった。画像は5枚撮影し，重ねることでノイズ除去を行なった。また，中性子線を照射しない状況で撮影した画像を試料画像から差し引き，冷却CCDの暗電流ノイズを取り除いた。さらに，サンプルがない状況で撮影した画像で対象画像を割り，蛍光コンバータのムラをならした。中性子線のサンプルによる遮蔽効果は，厚さが2倍になると4倍とべき乗で効くため，画像はlogの処理を行ない，水素量と画像の輝度値を合わせた。NRGデータ処理は前述のIP-Labで行なった。

スルメイカの干し過程での重量変化と水分量変化を実験するにあたり，大きさが様々なものを選んで実験を行なったが，重量減少傾向は大きさによらず一定であった（図2）。イカの頭（上）も足（下）も当初の含水率は80〜85％であった。頭部位は4時間かけて70％まで減少し，足部位については65％まで減少した。これらのことから大きさによらない水分の抜け方が示唆された。

中性子線によるイメージング像を図3に示す。左上より右下に向かって経過時間ごとの撮影図を載せた。2cm間隔の金網の間について輝度値を数値化した（図4）。その結果，カサの部分は他の部位に比べて水分の減少が早いことがわかった。さらに頭部位を上，中，下に分けて解析を行なったが，各部位の乾燥過程における差異はみられなかった。また，図4(b)には乾物の水含量を0％とした場合における含水量の変化を示した。その結果，やはりカサの含水率は減少が早く，それ以外の部位はほぼ同様であった。スルメイカの足については厚さがばらばらであることや，厚すぎて中性子線が透過しない部位が存在することから，頭のみの解析を行なったが，足部位でもほぼ均一に水が抜けていることが示唆された（データ省略）。

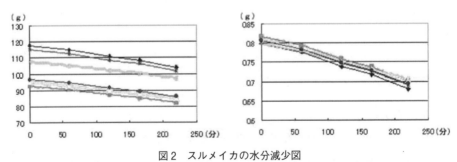

図2　スルメイカの水分減少図
左図：大きさの異なる6試料，右図：初期の水分含量値に規格化。

第6章 食品中の水のイメージング

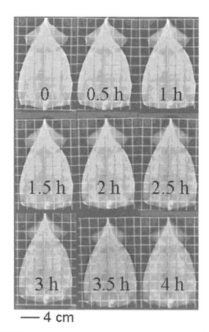

図3 乾燥過程におけるスルメイカのカサの部分の中性子線像
白い箇所ほど水分量が多い。

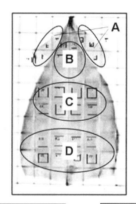

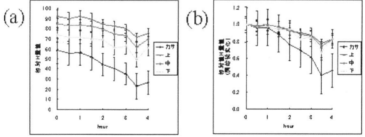

図4 画像解析による乾燥過程における水分減少量
最上図のA〜Dにおける水分減少量。(b):初期の値に規格化。

4.2 アジ

アジには脱水が遅いため丸干しを数日行なった際の水分変化を調べた。まず，アジを20%塩水（伯方の塩）にて6時間処理を行なった後，余分な水分をペーパータオルで除き，顎から口へアルミ丸棒（直径1cm）を通し，スルメイカと同様に陰干しを行ない，毎日重量を測った。対照として水分をすべて取り除いたサンプルを用意するため，塩水処理後のアジをアルミホイルに包んで凍結乾燥機にて3日間凍結乾燥させた。乾燥開始後1，3，7日目に，大中小のアジを1つずつサンプリングした。その後は水が抜けないようにラップで覆い中性子線による撮影まで冷蔵にて保管した。中性子線照射後のデータ処理はスルメイカと同様である。

相対重量の変化を見ると，大きなアジほど水が抜けにくいことが示されたため，中性子線イメージングは大中小の大きさの異なるアジを用いて撮影を行なった。図5と図6に大小のアジの中性子線像を示した。図から判るように，小さいアジほど水が抜けるのが早いことが示唆された。各々の図において，エラ付近，腹上付近，腹下付近の3箇所について，1，3，7日後の画像の輝度値のプロファイルも合わせて示した。子アジでは（図5），体内の水分分布はほぼ一定であったが，大アジでは（図6），腹部位において，背側に水分が残りやすく，腹側の水分は早い時期に減少することがわかった。乾燥過程においては，中性子像では水分像と油分が重なるため，油分

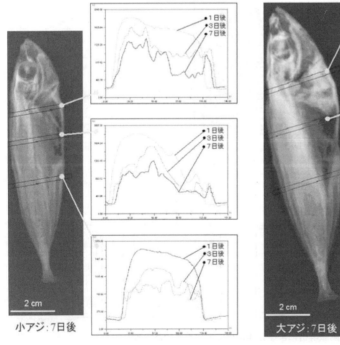
図5　小アジの乾燥過程

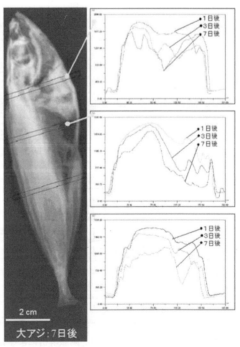
図6　大アジの乾燥過程

第6章　食品中の水のイメージング

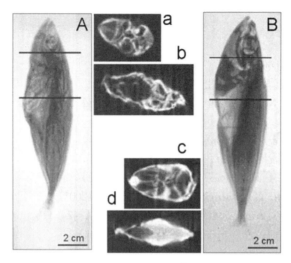

図7　アジのCT像
A：小アジ，B：大アジ
a, b, c, d：小アジならびに大アジのえら付近ならびに腹部分のCT像

などが背側へ序々に移動した可能性は否定できないものの，水分が背側で残りやすい傾向が大きいと予想される。この背における水が抜けにくい仕組みがあることが示唆されたことは，干物の保管においては，背側の腐食に注意を向ける必要があることを示している。

凍結乾燥および干物作成7日後のサンプルについて，エラ付近ならびに腹部分のCT像を構築した（図7）。凍結乾燥したサンプルの腹部位では，背側の輝度値から組織間にかなり隙間があること，また，腹側には水分の存在が少ないことがわかった。7日後の干物の腹部位CT像では，水分は背側の組織内に多量に分布していること，顎部位のやや腹側にも水分が存在しやすい部位があることが示された。

5　おわりに

今回はアジとイカの例を紹介したが，他の食品について，例えば麺類における吸水過程，作物の乾燥過程などについても中性子線を用いると定量的な解析を行なうことができる。中性子線を用いる手法の応用範囲は非常に広いため，非破壊手法として多くの分野で使用されることが期待される。

なお，最後に本研究の推進にあたり，材料取得からご助言をいただいたニッスイ中央研究所の方々に深く感謝の意を表したい。

文　　献

1) 中西友子，原子力eye，**46**(3)，84（2000）
2) 中西友子，現代化学，**7**，47（2000）
3) T. M. Nakanishi, Neutron Scattering Applications and Techniques, p305, Springer Verlag (2009)
4) T. M. Nakanishi *et al.*, *Bioimages*, **5**, 45 (1997)
5) T. M. Nakanishi *et al.*, *Holzforschung*, **52**, 673 (1998)
6) Y. Ookuni *et al.*, *Anal. Sciences*, **17 Sup.**, i1499 (2001)
7) J. Furukawa *et al.*, *Nondestr. Test & Eval.*, **16** 335 (2001)
8) J. Furukawa *et al.*, *Nucl. Istr. Meths. in Phys. Res.*, **A 424**, 116 (1999)

第7章　原子間力顕微鏡による食品の相互作用評価

小堀俊郎*

1　はじめに

　食品はタンパク質，糖質，脂質といった，様々な生体分子の集合体である。食感や食味といった性質は単一の成分によって決定される化学的性質とは異なり，個々の成分が互いに相互作用した結果生じる，高次な組織構造と密接に関係している。従って，個々の成分からどのように高次構造が形成されるのかを知ることによって，食品の科学的理解のみならず新規食品開発にも貢献できるだろう。

　近年，微粒子化素材の新規食品開発への可能性についての検討が活発になってきている。粒径低下により表面積/体積比が増大するため，素材表面の微細構造が食品の性質あるいは体内動態に及ぼす影響は増大すると考えられる。従って，表面微細構造の解明とともに，消化や吸収などの体内でのプロセスをはじめとした，外部因子との相互作用を評価することは，新規食品開発のみならず食品安全の観点からも重要である。

　食品を微視的に観察し評価するには，電子顕微鏡が用いられることが多い。タンパク質，糖質といった個々の食品構成成分や，それらの相互作用によって複合的に形成されるゲルやエマルション等，食品を構成する重要な構造体を解析するのに適した分解能領域をカバーする（図1(A)）。しかし，一般の電子顕微鏡では重金属による試料の被覆と真空中観察が必要であり，食品本来の存在状態とは異なる環境下での観察とならざるをえない。

　そこで近年注目されているのが原子間力顕微鏡（Atomic Force Microscopy；AFM）による高分解能構造計測技術である。AFMは電子顕微鏡と同等の分解能で微細構造を計測できるだけではなく，測定対象に特別な表面修飾が不必要である。一般に，食品は水分を含んだ状態で存在するため，AFMによる溶液中での高分解能観察は電子顕微鏡にはない大きな特徴だといえよう。そこで本稿では，食品成分間の直接的な相互作用や，その結果生じる反応や構造変化等を広義の相互作用と定義し，AFMによっていかに評価するかについて，筆者の研究事例とともに近年の技術動向を紹介する。

---

*　Toshiro Kobori　㈱農業・食品産業技術総合研究機構　食品総合研究所
　　　　　　　　食品工学研究領域　ナノバイオ工学ユニット　主任研究員

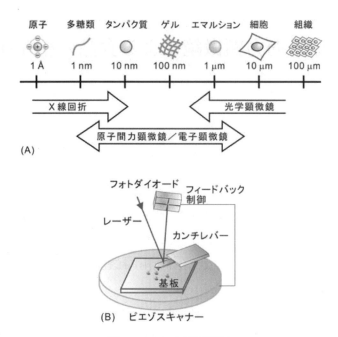

図1 AFMによる画像測定
(A) AFMの対象となるサイズ領域。(B) AFMの動作原理。試料を走査している間，探針の振幅が一定になるようにフィードバック制御される。各xy座標でのステージの変位を高さとすることにより，走査範囲全体の表面形状を画像化する。

2 AFMの画像化原理

AFMは探針—試料間に生じる力学的相互作用を検知する走査型顕微鏡であり，主に以下の4つの構成要素からなる。1．探針を先端に持つカンチレバー，2．3次元的に試料ステージの位置を制御する駆動機構（ピエゾ素子），3．カンチレバーのたわみ・振動の検出機構，4．検出信号に対し試料ステージの位置を制御するフィードバック回路（図1(B)）。探針を試料遠方より近づけていった際，最初にvan der Waals引力が働き，さらに原子結合距離程度まで近接すると斥力が強く働く。この相互作用により，カンチレバーのたわみや振動状態に変化が生じる。この変化をカンチレバー背面に照射したレーザの反射光を通して，位置センサであるフォトダイオードに当てて検出する。生体試料の画像化で多用されるタッピングモードでは，カンチレバーを共振周波数付近において振動させるが，その振幅は探針と試料の接触により減衰する。この振幅が一定となるようにステージの高さに対してフィードバックをかけながら試料表面を水平走査すれば，ステージの上下変位を各水平位置における高さとすることによって，走査範囲全体の表面形状が画像化される。AFMの詳細な動作原理は別途まとめているので参考にされたい[1]。

3 AFMの画像化モードによる食品成分の相互作用評価

これまで多糖類のゲル化過程，タンパク質—界面活性剤間の相互作用等がAFMによって画像化され，ゲルやエマルション等の構造形成機構の解明に貢献してきた[2]。本節では，成分間相互作用の例としてカゼインナトリウム塩とキサンタンガムの相互作用について，またサイズが大きな食品素材の解析例として微粉砕米粉の分解過程について紹介する。

3.1 pH依存的なカゼインナトリウム塩とキサンタンガムの相互作用解析[3]

栄養性や機能性の観点から，カゼインナトリウム塩（SC）は幅広い食品に用いられている。その直径はおよそ10 nmであり，カゼインミセル（直径50〜500 nm）よりも大幅に小さい。また，カゼインミセルで観察されるように，SCも酸性ゲルを形成する。一方，キサンタンガム（XG）は植物病原菌である*Xanthomonas campestris*が産生する多糖である。XGは他の多糖類にはない特異なレオロジー特性を持っており，乳化剤や安定剤等の食品添加物として用いられている。

SCの酸性化によるゲル形成はXG存在下でも起きる。カゼインミセルを用いた場合とは異なり，中性条件下では明確な相分離を示さない[4]が，その原因は不明であった。そこで本研究では，SCとXGの相互作用機構を解明することを目的とした。

精製水に分散したSCを酸滴定すると，カゼインの等電点付近を境に沈殿が生ずるが，XGをSCに添加することによって，酸滴定による沈殿形成が遅延した。一方，中性領域においては，XGを添加したSCの濁度がSC単独での濁度より高かった。XGはpH変化に対して安定であるため，この中性での結果は，SCとXGとが中性領域で相互作用した，もしくはSCの溶解度が減少した可能性を示唆している。

レンネットはSCの表面に存在するκ-カゼインのPhe 105とMet 106の間の共有結合を切断する。これにより負電荷を帯びたC末端が遊離し，SCは全体として電荷を失い互いに凝集する。この反応をSCとXGの相互作用解析に利用した。pH 2.7およびpH 4.2では，XGが存在しない場合では存在する場合よりκ-カゼインはより短時間で分解された。一方，pH 6.6においては，XGの有無に関わらず，κ-カゼインは同様に短時間（〜5分）で分解された。XG存在下では，pH 2.7およびpH 4.2におけるκ-カゼインの分解が，pH 6.6における分解よりも遅延した。これは，pHがカゼインの等電点よりも低い場合，XGとκ-カゼインが相互作用している，もしくはレンネットの切断点であるκ-カゼインのC末端がXGによって被覆され，結果としてレンネットが作用しないことを示唆している。

濁度試験では，中性—酸性に至る広い範囲においてXGがSCに何らかの影響を及ぼすという結果を得た。一方レンネットアッセイは，カゼインの等電点よりも酸性側で両者が相互作用して

フードナノテクノロジー

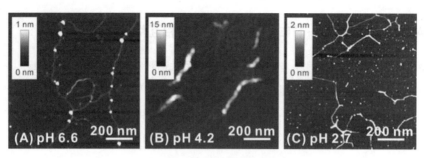

図2 SCとXGとの相互作用
pH 6.6(A), pH 4.2(B), pH 2.7(C)における複合体構造を示す。

いることを示唆する結果であった。そこで，中性—酸性領域における両者の相互作用機構を詳細に検討するため，AFMによって微細構造を直接可視化した。

pH 6.6ではSCがXGと結合することが判明した（図2(A)）。このpHでは両者ともに全体として負電荷を帯びているため，得られた複合体構造は負電荷による相互反発よりも両者間の疎水的相互作用が強いことを示唆していた。pH 6.6でのレンネットアッセイにおいて，κ-カゼインC末端の切断にXGが影響しないことも，両者間の疎水領域同士の相互作用を示唆している。また，pH 4.2では，SC粒子がランダムに集まって凝集するのではなく，XGのファイバーに沿って凝集しており（図2(B)），3次元的な高次構造を形成している可能性を示唆していた。一方pH 2.7では，XGがネットワーク構造を呈していることを明らかにした（図2(C)）。このpHでは個々のカゼインタンパク質は完全に変性して正電荷を帯びるため，このネットワーク構造は変性カゼインとXGが静電的に相互作用した結果だと考えられる。

以上をまとめると，中性ではXGとSCは疎水的相互作用を介して結合する。SCとカゼインミセルの粒径の違いが，粒子表面の電荷分布の差として現れた結果，XGとの相互作用の違いとなった可能性がある。等電点付近ではSCの表面電荷消失による凝集がXGのファイバーに沿って生じる。一方，酸性条件では，正電荷を持つ変性カゼインと負電荷のXGが静電的に相互作用してネットワーク構造を形成することが示唆された。

3.2　微粉砕米粉の分解過程の経時観察

平成19年度から5年間の予定で推進されている農林水産省の委託プロジェクト「食品素材のナノスケール加工及び評価技術の開発」では，ナノスケールの食品素材による機能性の向上，あるいは新規ナノ食品素材の開発を目指している。一般に，食品には水分が含まれているため，含水状態でのナノスケール食品素材の評価技術を確立することが重要である。そこで本項では，このプロジェクトで標準試料としている微粉砕米粉を，AFMによって解析した研究事例を紹介する。

第7章 原子間力顕微鏡による食品の相互作用評価

堀金，岡留ら（農業・食品産業総合研究機構）によって，石臼，ハンマーミル，ジェットミルを用いて粉砕された米粉を，AFMによって大気中観察した。これらの粒径は各々約100μm，50μm，10μmで，通常のAFMで測定するには大きく，いずれの場合も粒子全体に渡っての画像化は困難であった。しかし，粒子の一部領域に走査範囲を限定することにより，高分解能での画像化が可能であった。全般的に，粉砕手法に関わらず比較的平坦な構造を呈していた。

一般に，粒径が小さくなると体積に対する表面積の比が増大するため，粒子表面での反応性が向上する。このことが微粉砕米粉にも適用されるのかどうかを，米粉内のデンプンに対するアミラーゼ消化性によって確認した。加熱糊化した場合には粒径に関わらず高い消化性を示す一方，加熱糊化処理を施さない場合には，粒径の減少に伴いアミラーゼによる分解が促進された。アミラーゼは生デンプンの結晶性の低い領域をより優先的に切断する。すなわち，微粉砕加工によって表面にデンプンの低結晶性領域が露出す

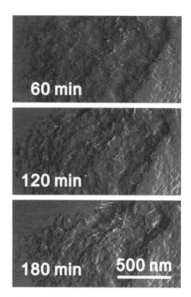

図3 微粉砕米粉のアミラーゼによる分解過程

微粉砕玄米粉（平均粒径9.7μm）の唾液アミラーゼによる分解過程（37℃）を経時的に画像化した。

ることで，アミラーゼとの接触確率が増大し，酵素反応が加速したものと考えられる。そこで約5μmの平均粒径を持つ微粉砕米粉を用いて，アミラーゼによるデンプン分解反応の経時変化を溶液中で追跡した。すると時間経過とともに，粒子表面の層状構造の一部が「はがれる」ように反応が進行することが判明した（図3）。これは，アミラーゼが低結晶層のアミロースを分解することによって，未分解の高結晶層が米粉表面から脱落したものと考えられる。

4 AFMの力学測定モードによる食品成分の相互作用評価

AFMは画像化だけでなく，探針—試料間の力学的相互作用を解析するツールとしても用いられる。力学測定では，探針を垂直方向に移動させ，探針を試料から引き離した（押し付けた）際のカンチレバーのたわみを検出する（図4）。このたわみの大きさとカンチレバーのバネ定数から，両者にかかる力の大きさが計算できる。一般的なAFMでは，およそ0.01～100 nN程度の測定が可能である。

このような1分子レベルの力学測定は大きく分けて，タンパク質の内部構造，膜タンパク質のトポロジー構造，DNA-タンパク質複合体などの分子内構造解析に用いられる場合と，カンチレ

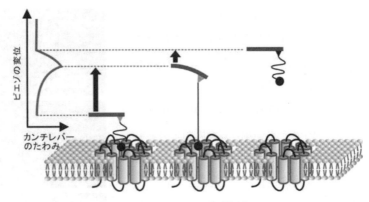

図4 AFMによる力学測定
カンチレバーをリガンドで修飾し，細胞膜上の受容体との相互作用力を測定する場合を例にする。結合した状態から両者を離していくと，カンチレバーがたわんだ後結合が解消される。この時得られるカンチレバーのたわみ量から，両者にかかる力が解析できる。

バーと基板上の試料との間に作用する相互作用解析に用いられる場合がある[5]。食品分野では後者が有用であり，抗原抗体反応[6]，糖鎖—タンパク質間相互作用[7]，タンパク質—細胞膜上の糖タンパク質間相互作用[8]などの力学解析を行った事例がある。

現在のところ，食品分野での力学測定の研究例は多くはない。AFMの力学測定によって分子間相互作用を測定する場合，原理的にリガンド—受容体間の相互作用のみをシグナルとして検出するため，共存物質がその2体間相互作用にどのような影響を与えるのかを評価するのに適している。当然ながら食品は複雑系であり，様々な物質が混在した中でその機能を発揮する。したがって，AFMによる力学測定は，食品が様々な状況下でどのように振る舞うのかを計測する新規評価手法になるかもしれない。最近は，力学測定技術やデータ解析技術が進展しており，力学解析のハイスループット化技術の開発[9]や，測定から解析まで全自動化した例[10]もあり，食品分野で汎用的なツールとなるのもそう遠くないだろう。

5　AFM測定のすすめ

AFMによる測定はどのようにして行うのか，XGとSCの相互作用観察を例に簡潔に述べる。AFMのセットアップが完了しているとすると，50 μLの試料をマイカ基板上で静置5分，精製水で洗浄5分，乾燥30分，その後AFMの画像化に1枚あたり約15分かかるので，最初の画像を得るまで合計約1時間である。大気中観察に比較して，溶液中観察では機器のセットアップおよび測定に時間がかかる点に留意されたい。

第7章　原子間力顕微鏡による食品の相互作用評価

　一方,試料が光学顕微鏡の分解能以上の大きさがある場合,倒立型の蛍光顕微鏡や位相差顕微鏡にAFMがマウントされている機種を使うことで,同一試料の光学像とAFMの画像を同時に取得できる。この場合,光学顕微鏡で広い範囲を探索した後,見たいところをAFMで拡大する,といった使い方も可能である。実際,図3での微粉砕米粉は,位相差顕微鏡を使って測定すべき粒子を特定した後,AFMで画像化したものである。対象とする試料にはサイズ等の制約があるが,測定操作自体は容易であり,AFMによる画像化は身近なものになったと言えよう。

6　おわりに

　食品の性質は,構成する種々の生体物質の分子構造,物性,化学的性質,空間配置,他の成分との相互作用,等に強く依存しており,時々刻々と状態を変化させている。従ってAFMは,そのような食品内部の複雑な状況の一端を,単一成分レベル,単一素材レベルで画像化すると共に,時間経過測定を可能にし,分子集団の解析では得られない情報をもたらすという点で優位性の高いツールである。

　一方で食品は様々な加工工程を経て製造され,保存・流通の後,体内では消化,吸収といった生体反応を経る。従って,対象とする試料に与えられる逐次的作用の影響をAFMによって追跡することは,食品の科学的理解に大きく貢献するだろう。また,少量の試料でAFM測定が可能であることから,原材料や加工・流通過程での品質評価技術として,あるいは体内での分解吸収過程の試験管内評価技術としての展開も考えられる。

文　　献

1) 小堀俊郎,食品技術総合事典,p. 456,朝倉書店 (2008)
2) V. J. Morris, *Trends Food Sci. Tech.*, **15**, 291 (2004)
3) T. Kobori et al., *Carbohydrate Polym.*, **75**, 719 (2009)
4) W. Nashi et al., *Int. J. Bio. Macromol.*, **30**, 269 (2002)
5) 小堀俊郎ほか,生物物理,**44**, 255 (2004)
6) 若山純一ほか,食品技術総合事典,p. 373,朝倉書店 (2008)
7) A. P. Gunning et al., *FASEB J.*, **23**, 415 (2009)
8) A. P. Gunning et al., *FASEB J.*, **22**, 2331 (2008)
9) P. D. Bosshart et al., *Nanotechnology*, **19**, 384014 (2008)
10) J. Struckmeier et al., *Nanotechnology*, **19**, 384020 (2008)

第3編　食品のナノスケール加工技術

第1章　抗酸化ナノ食品素材の製造

Marcos A. Neves[*1]，中嶋光敏[*2]，小林 功[*3]

1　はじめに

　エマルションは食品・化成品・医薬品など様々な用途に利用されている。ナノエマルション（粒径数10～数100 nm）は機能性食品成分送達システム（FDS）やドラッグデリバリーシステム（DDS）への利用などが期待されている[1]。

　ナノエマルションに分散している微小液滴（主として油滴）に内包される機能性成分としては様々な天然物質が考えられる。ニンジンやトマト，カボチャなどに含まれる黄色や赤の色素をカロテノイド色素といい，β-カロテンやリコピンが広く知られている（図1）。カロテノイドは植物中に豊富に分布しており，古くから天然染料として利用されてきた。カロテノイドは大きくカロテン類とキサントフィル類に分けられる。特にカロテン類のβ-カロテンはビタミンAが二つ繋がった構造をとっており機能性成分として認知されている[2]。

　また，エイコサペンタエン酸（EPA）やドコサヘキサエン酸（DHA）などのように体内で生成することができない脂肪酸を必須脂肪酸という（図2）[3]。これらは多価不飽和脂肪酸（PUFA）

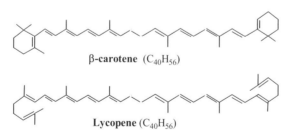

図1　植物中に分布している主なカロテノイド
β-カロテン（上）およびリコペン（下）

---

* 1　Marcos Antonio das Neves　筑波大学　北アフリカ研究センター　研究員
* 2　Mitsutoshi Nakajima　筑波大学　北アフリカ研究センター長，大学院生命環境科学研究科　教授
* 3　Isao Kobayashi　㈱農業・食品産業技術総合研究機構　食品総合研究所
　　　食品工学研究領域　先端加工技術ユニット　主任研究員

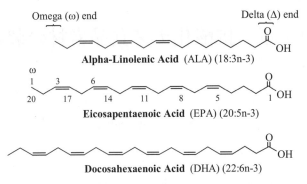

図2 ドコサヘキサエン酸（DHA），エイコサペンタエン酸（EPA）およびα-リノレン酸の分子構造[3]

表1 DDSによる主な疎水機能性物質とその潜在的な栄養の利点[6]

物質	種類	利点
脂肪酸	ω-3脂肪酸（PUFA），リノレン酸，酪酸	心臓病，骨の健康，免疫の不足，がん
カロテノイド	β-カロテン，リコペン，ルテイン，ゼアキサンチン	がん，心臓病
酸化防止	トコフェロール，フラボノイド，ポリフェノール	心臓病，がん，黄斑変性，白内障
植物ステリン	スチグマステリン，β-シトステロール，カンペステロール	心臓病

であり，食品から摂取される以外に，体内で2つの経路によって代謝生産される[4]。どちらも出発原料はα-リノレン酸であるが，中間生成物が異なる。

PUFAの摂取は血中の中性脂肪量を減少させ，心臓病の危険を低減する（表1）[5,6]。

2 ナノエマルションおよびナノ粒子分散系の製造方法

乳化によって得られるエマルションは，その目的とする製品によって油相の種類と濃度に分けられ，乳化方法は大きく分けて界面化学的乳化法と機械的乳化法に大別することができる。これらの方法は単独で用いられることは少なく，ほとんどの場合には両方の方法を組み合わせることによって乳化が達成される[7]。安定性の良いエマルションを得るには，使用する界面活性剤の親水性／疎水性バランス（HLB）や温度制御，糖類，多価アルコール類，タンパク質，水溶性高分子の添加などの影響を検討する必要がある。しかしながら，実際はこうした界面化学的な検討

第1章　抗酸化ナノ食品素材の製造

だけでは不十分である。乳化分散系の効率的な作製は，こうした界面化学的な手法に加え，機械的なエネルギー（せん断力など）をうまく組み合わせることにより達成される[8]。

また，界面化学的乳化法では使用可能な乳化剤の種類に制限があり，食品や医薬品用途の場合は強力なせん断場を与える乳化機（攪拌乳化機，コロイドミル，高速回転・高圧・超音波ホモジナイザー）を用い，分散相液体・液滴を微細化する手法が一般的である[9]。

筆者らは，トップダウン手法である高圧乳化と液中乾燥を併用した方法やボトムアップ手法である溶媒置換法を用いて，数10～数100 nmの抗酸化ナノエマルション等の食品素材の効率的製造技術についてこれまで検討を進めてきた。以下にまとめる[1,10]。

2.1　高圧乳化法

高圧乳化法はナノ素材化技術のひとつである。油／水重量比1：9で機械的ホモジナイザーを用いて予備乳化を行なう（図3）。次にエマルションに数10～200 MPaの圧力を加え，二段になった75 μmのオリフィスに送り込んで超高速（約200 m/s）に加速する。インタラクションチャンバーを通過の際の乱流によるせん断力，正面衝突による衝撃力，それと液体の放出時のキャビテーションの作用によって乳化粒子は微細になる[11,12]。10 MPa，100 MPaにおけるエマルション液滴の平均径は，それぞれ1.2 μm，170 nmであった。エマルション液滴サイズへの圧力依存性が認められる。

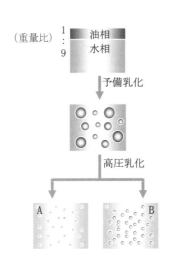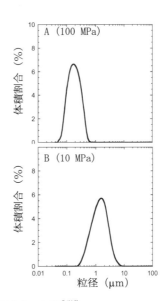

図3　高圧乳化によるエマルションの製造
予備乳化と高圧乳化を組み合わせた例：A（100 MPa），B（10 MPa），（左）およびそれぞれのエマルションの粒度分布（右）[13] 用いた乳化剤：ポリグリセリン脂肪酸エステル（PGE, ML750）

2.2 液中乾燥法

分散相に機能成分を溶解したヘキサン，連続相に乳化剤を用いて予備乳化を行なった後に高圧乳化処理を行ない，その後減圧下でヘキサンを液中乾燥することにより微細結晶化が起こり，平均粒径数10～数100 nmのナノ粒子が得られた[7,8]。図4に液中乾燥法を使用して得られた平均粒径約45 nmのβ-カロテンナノ粒子の粒度分布を示す[14]。

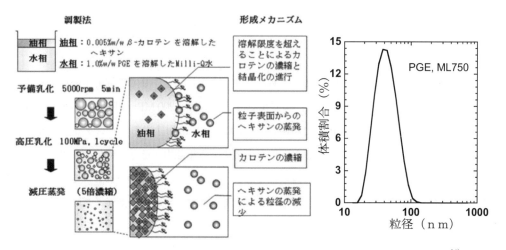

図4 液中乾燥法によるβ-カロテンナノ粒子分散系の製造（左）および粒度分布（右）[14]

2.3 溶媒置換法

乳化剤を溶解した連続水相を攪拌した状態で機能成分を溶解したアセトン溶液を滴下する。アセトンは水中に溶解するので，機能成分を保持することができなくなる。この溶媒置換法を用いることにより平均粒径数10～数100 nmのナノ粒子分散系を得ることができた[15～17]。図5には，溶媒置換法を用いて得られたβ-カロテンナノ粒子の粒度分布を示した（平均粒径約80 nm）[10]。

第1章　抗酸化ナノ食品素材の製造

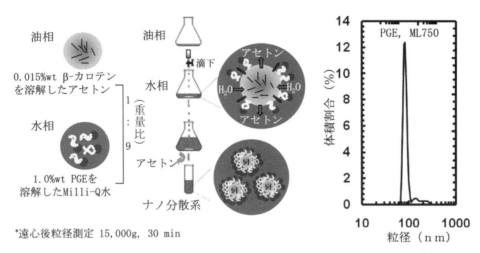

図5　溶媒置換法によるβ-カロテンナノ粒子分散系の製造およびその粒度分布[10]

2.4　自己組織化法

　ボトムアップ手法である自己組織化法を用いて，高分子電解質の静電的相互作用によってナノ粒子を形成することができる[15]。筆者らは，この手法によって正の電荷を持つキトサン（CHI）と負の電荷を持つ改質レシチン（ML）を使用し，たんぱく質などを高い割合で（約60％）内包することができる（図6）[18]。また，形成したナノ粒子の分散系を凍結乾燥することによりナノ粒子の粉末が得られたとともに，ナノ粒子分布系を蒸発加熱によって3倍濃縮した場合でも元の粒子径が維持されていた。

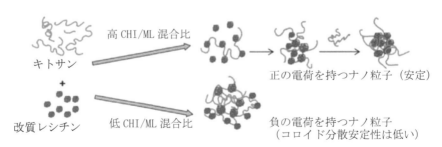

図6　異なる高分子電解質の混合比によるナノ粒子の形成メカニズム[18]

3 エマルションおよびその内包成分の安定性

エマルションは熱力学的不安定系であるため最終製品を調製するまでのプロセスがエマルション特性に大きく影響をおよぼす。原料を混合する順序，混合方法，供給するエネルギーの種類および印加方法等が製造されたエマルションの安定性に影響を与える[19]。また，エマルションの物理化学的安定性は，用いられる油相や水相，界面活性剤の種類，そして温度によって影響されるため，個別の検討が必要である。

筆者らは，高圧乳化等を用いて抗酸化ナノエマルションを作製し[13,20,21]，得られたエマルションの物理化学的特性の検討を行なってきた[7,8,17]。分散相に大豆油，連続相にポリグリセリンエステル脂肪酸（PGE）水溶液を用い，予備乳化後に高圧乳化処理を行ない粒径が1700〜2100 nm（10 MPa）または，170〜270 nm（100 MPa）のβ-カロテン分散系を製造した（図7）。

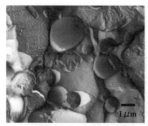
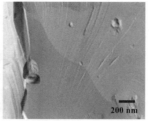

図7 高圧乳化法を用いてデカグリセロールモノオレート（PGE, MO750）により安定化されたナノエマルションのTEM画像
乳化圧力：10 MPa（左），100 MPa（右）[13]

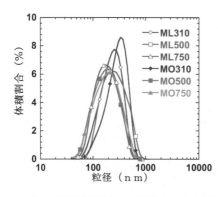
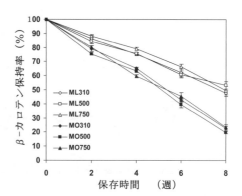

図8 高圧乳化法により製造された6種のPGEを用いたβ-カロテンナノエマルション
粒度分布（乳化圧力100 MPa）（左）と内包されたβ-カロテンの安定性（右）[13]

第1章　抗酸化ナノ食品素材の製造

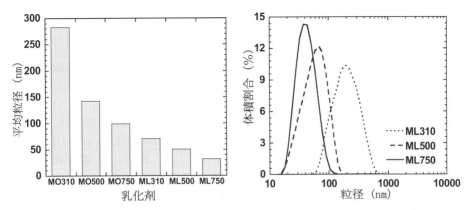

図9　PGEの種類がβ-カロテンナノ分散系の粒径変化および粒径分布に与える影響
溶媒置換法（左），液中乾燥法（右）[1]

　PGEの重合度の増大によりナノエマルションの粒径が顕著に減少した（図8）。PGE濃度および乳化圧の増加は粒径の減少を引き起こすことが示された。
　溶媒置換法および液中乾燥法を用いた場合でも，PGEの重合度の増大によりβ-カロテンナノ分散系の平均粒径は減少した（図9）。さらにML型では，重合度の高いPGEにおいて粒径が顕著に減少した[1]。また，平均粒径は4℃で8週間変化がみられず，安定であった。

4　おわりに

　以上，抗酸化ナノエマルションおよびナノ粒子分散系の調製と用途を中心に概説した。調製された抗酸化ナノ食品素材の消化管における消化吸収特性に関する研究開発があわせて必要とされる。これらについてはその機能と安全性の考察が不可欠で，本書の後半に詳述されている。
　最近の論文を挙げると，熱力学および物質移動論の考察により，有効なデリバリィシステムの構築には，粒径が100 nm以下のナノエマルションを調製する必要があることが報告されている[22]。ただし，実際の動物への投与試験データでは，100から1000 nmの範囲のナノエマルションやナノ粒子を用いた場合も有効成分の吸収性を高めることが実験的に示されており，サイズをより小さくすることで吸収性の改善が図られている[23,24]。食品素材ナノエマルションおよびナノ粒子分散系の特性に関する研究は緒についたばかりで，分散粒子のサイズなどの物理特性，粒子表面物性などの物理化学特性と，体内での吸収特性の解析，解明を進めていくことが必要である。こうした基礎研究を通じて，抗酸化食品素材の用途開発が進み，食品のみならず医薬品，化粧品，化成品など様々な応用研究に繋がることが期待される。

文　献

1) Yin, L. J., Chu, B. S., Kobayashi, I., & Nakajima, M. (2009). Performance of selected emulsifiers and their combinations in the preparation of β-carotene nanodispersions. *Food Hydrocolloid*, **23**, 1617-1622.
2) Neves, M. A., Ribeiro, H. S., Fujiu, K., Kobayashi, I., & Nakajima, M. (2008a). Formulation of controlled size PUFA-loaded oil-in-water emulsions by microchannel emulsification using β-carotene rich palm oil. *Ind. Eng. Chem. Res.*, **47**, 6405-6411.
3) Neves, M. A., Ribeiro, H. S., Kobayashi, I., & Nakajima, M. (2008b). Encapsulation of lipophilic bioactive compounds by microchannel emulsification. *Food Biophysics*, **3**, 126-131.
4) Let, M. B., Jacobsen, C., & Meyer, A. S. (2004). Effects of fish oil type, lipid antioxidants and presence of rapeseed oil in oxidative flavour stability of fish oil enriched milk. *Eur. J. Lipid Sci. Technol.*, **106**, 170.
5) Ruxton, C. H., Reed, S. C., Simpson, M. J., & Millington, K. J. (2004). The health benefits of omega-3 polyunsaturated fatty acids: a review of the evidence. *J. Hum. Nutr. Dietet.*, **17**, 449.
6) McClements, D. J., Decker, E. A., & Weiss, J. (2007). Emulsions-based delivery systems for lipophilic bioactive components. *J. Food Sci.*, **72**, 8, R109-R123.
7) Tan, C. P., & Nakajima, M. (2005a). β-carotene nanodispersions: preparation, characterization and stability evaluation. *Food Chem.*, **92**, 661-671.
8) Tan, C. P., & Nakajima, M. (2005b). Effect of polyglycerol esters of fatty acids on physicochemical properties and stability of β-carotene nanodispersions prepared by emulsification/evaporation method. *J. Sci. Food Agric.*, **85**, 121-126.
9) McClements, D. J. (2004). *Food emulsions: Principles, practice and techniques. 2nd ed.* Boca Raton, Florida: CRC Press.
10) Ribeiro, H. S., Chu, B. S., Ichikawa, S., & Nakajima, M. (2008). Preparation of nanodispersions containing β-carotene by solvent displacement method. *Food Hydrocolloid*, **22**, 12-17.
11) 戸田義郎, 門田則昭, 加藤友治 (1997). 食品用乳化剤, 基礎と応用, 光琳.
12) Jafari, S. M., He, Y., & Bhandari, B. (2007). Optimization of nano-emulsions production by microfluidization. *Eur. Food Res. Technol.*, **225**, 733-741.
13) Yin, L. J., Kobayashi, I., & Nakajima, M. (2008). Effect of polyglycerol esters of fatty acids on the physicochemical properties and stability of β-carotene emulsions during digestion in simulated gastric fluid. *Food Biophysics*, **3**, 213-218.
14) Chu, B. S., Ichikawa, S., Kanafusa, S., & Nakajima, M. (2007a). Preparation of protein-stabilized β-carotene nanodispersions by emulsification-evaporation method. *J. Am. Oil Chem. Soc.*, **84**, 1053-1062.
15) Chen, H., Weiss, J., & Shahidi, F. (2006). Nanotechnology in neutraceuticals and functional foods. *Food Technol.*, 30-36.

16) Chu, B. S., Ichikawa, S., Kanafusa, S., & Nakajima, M. (2007b). Preparation and characterization of β-carotene nanodispersions prepared by solvent displacement technique. *J. Agric. Food Chem.*, **55**, 6754-6760.
17) Chu, B. S., Ichikawa, S., Kanafusa, S., & Nakajima, M. (2008). Stability of protein-stabilised β-carotene nanodispersions against heating, salts and pH. *J. Sci. Food Agric.*, **88**, 1764-1769.
18) Chuah, A. M., Kuroiwa, T., Ichikawa, S., Kobayashi, I., & Nakajima, M. (2009). Formation of biocompatible nanoparticles via the self-assembly of chitosan and modified lecithin. *J. Food Sci.*, **74**, N1-N8.
19) 高薄一弘, (1999). エマルションの基礎と安定化および評価技術, 東京: 技術情報協会.
20) Kanafusa, S., Chu, B. S., & Nakajima, M. (2007). Factors affecting drolet size of sodium caseinate-stabilized O/W emulsions containing β-carotene. *Eur. J. Lipd Sci. Technol.*, **109**, 1038-1041.
21) Kobayashi, I., Lou, X., Mukataka, S., & Nakajima, M. (2005). Preparation of monodisperse water-in-oil-in-water emulsions using microfluidization and straight-through microchannel emulsification. *J. Am. Oil Chem. Soc.*, **82**, 65-71.
22) Acosta, E. (2009). Bioavailability of nanoparticles in nutrient and nutraceutical delivery. *Current Opin. Colloid In.*, **14**, 3-15.
23) Bando, N., Hayashi, H., Wakamatsu, S., Inakuma, T., Miyoshi, M., Nagao, A., Yamauchi, R., Terao, J. (2004). Participation of singlet oxygen in ultraviolet-A-induced lipid peroxidation in mouse skin and its inhibition by dietary β-carotene: an ex vivo study. *Free Radic. Biol. Med.*, **37**, 1854-1863.
24) 山中典子, 吉岡都, 谷村信彦, 宮本亨, 中嶋光敏, 王政, 安達恭子, 宮崎茂 (2009). D-galactosamine誘発肝障害ラットにおけるナノエマルション化β-carotene吸収動態と生体影響, 第36回日本トキシコロジー学会学術年会, 要旨集, 0, 11.

第2章　食品機能成分のマイクロ・ナノカプセル化技術

古田　武[*1], Vita Paramita[*2], Neoh Tze Loon[*3], 吉井英文[*4]

1　はじめに

　機能性食品とは，食品中から機能性成分を分離・濃縮し，これを通常の食品に配合して，その配合率や配合後の食品形態を適正に設計・作製することにより，その生体調節機能をより効率的に発現させる食品と定義されている。機能性食品に含まれる有効成分は熱，光，酸素などに対して不安定であるものが多い。このため，機能性成分は糖質などを用いて，安定で加工しやすい形にするため粉末化されることが多い。この粉末化操作により，機能性成分の安定性の保持と同時に，徐放制御特性などの新しい機能を付与した粉末を作製する研究が行われている[1]。本章では，液体フレーバーや液体脂質などを，噴霧乾燥法によりマイクロカプセル化した粉末の特質について，最近の研究を紹介する。

2　機能性成分粉末化の意義と粉末化手法

　食品成分の粉末化の目的は，貯蔵性の向上，粉末内の含有物質の安定化，および機能性（徐放性等）の付与と保持の3点が挙げられる。粉末化することは，水分活性a_wを低下させて，粉末中の水のアベイラビリティー（availability）を低下させ，含有物質の反応性，移動度（mobility, diffusion）を低下させることである[2]。粉末化操作の一つである乾燥は，溶液または固体から結晶，ガラス状態，または非結晶質状態への変換操作である。乾燥操作を物性的観点から考えると，この操作は粉末を形成する物質（賦形剤マトリックス）のガラス転移温度T_gを上げることを意味する[2,3]。マトリックス内の含有物質の分子移動度と反応性は，温度と水分含量により指数関数的に変化し，水分含量低下と共に安定度が増す。分子移動度は，賦形剤のT_gの関数となっており，賦形剤選定の重要な因子である。

　＊1　Takeshi Furuta　鳥取大学　大学院工学研究科　化学・生物応用工学専攻　教授
　＊2　Vita Paramita　鳥取大学　大学院工学研究科　化学・生物応用工学専攻
　＊3　Neoh Tze Loon　鳥取大学　大学院工学研究科　化学・生物応用工学専攻
　＊4　Hidefumi Yoshii　鳥取大学　大学院工学研究科　化学・生物応用工学専攻　准教授

第 2 章 食品機能成分のマイクロ・ナノカプセル化技術

液体状の食品または食品素材を粉末化する手法として，従来から用いられているものに，噴霧乾燥法，凍結乾燥法，流動層法，回転円盤法，分子包接法，相分離法などがある[4]。分子包接法は，環状多糖のシクロデキストリンの空孔内に包接させて複合体を形成させる方法である[5]。また最近では，超臨界炭酸ガスを用いた急速膨化法（RESS法），結晶変換法[6]，多孔性糖質を用いた吸着法などの方法が開発されている[1]。噴霧乾燥法による粉末化は，他の方法に比べコストが低いために食品産業で広く用いられている。

3 噴霧乾燥による食品フレーバー粉末の作製

3.1 噴霧乾燥法

噴霧乾燥は原液を数十～数百μmの微小液滴に噴霧し，これを高温度の熱風と接触させ粉末とする乾燥法である。乾燥時間は5～30秒と他の乾燥法に比較して極めて短時間で，しかも直接粒粉体製品を得ることができる。このため，食品に限らず種々の液状材料の粉末化と粉体輸送を兼ねた製造装置として，また最近ではナノ粒子を含有した粉末の作製法として注目を浴びている。特にインスタント食品や調味料，粉末油脂などの製造には不可欠な乾燥法であり，粉末香料の80～90％は噴霧乾燥によるものと考えて良い[1]。表1に主な噴霧乾燥食品粉末を示す。原液の微粒化は噴霧乾燥における最も重要な技術である。通常，回転円盤式，加圧ノズル式アトマイザーが使用されている。特に前者は，回転数による粒径制御ができることから，高粘性液状食品，結晶などを含むスラリー液の噴霧法として用いられている。また，加圧ノズルと圧縮空気を併用した二流体ノズルは微粒化性能に優れており，ナノ粒子含有粉末の微粒化法として用いられている。噴霧乾燥は1900年初頭に開発された乾燥手法であり，原理的に新しい乾燥機を求めるのは難しいが，近年，パルス燃焼ガスを用いた噴霧乾燥機[7]が販売され，主として医薬製剤関連の研究に使用されている[8]。また，ピエゾ振動子を用いて噴霧液滴径分布を均一化する研究が行われている[9]。この技術はプリンターのインクジェット技術を応用したものであるが，溶液物性上の制限などの

表1 噴霧乾燥粉末食品

製　品	構成物質
調味料	香料，スパイス，調味，甘味料
ビタミン類	ビタミンE，β-カロチン，アスコルビン酸
ミネラル	カルシウム，マグネシウム，リン
オイルと脂肪	DHA，EPA，シーバックソン油，リコピン
薬草・生理活性物質	クレアチン，プロバイオティクス細菌
その他	酵素，パン種，オオバコ種，酵母

点から，実用化にはクリヤーすべき多くの壁がある。

3.2 噴霧乾燥による液体フレーバーの粉末化

　噴霧乾燥で粉末化される液体フレーバーは疎水性のものが大半である。このようなフレーバーの噴霧乾燥では，図1に示すように，まず賦形剤や乳化剤などによりフレーバーを乳化した後，高温度の気流中に噴霧し乾燥するのが一般的方法である[10]。液滴は塔内で熱風と接触しつつ乾燥するが，この現象は熱と物質の同時移動過程と考えることができる。乾燥が進むにつれて界面の固形分濃度が増加し，水の拡散係数が低下するため，液滴界面への水分の供給が蒸発に追いつかなくなる。その結果，界面の水分濃度が減少し，液滴表面にアモルファス状態の乾燥被膜が生成する。この被膜中のフレーバーの拡散係数は水のそれに比較して極めて小さく，水は蒸発するがフレーバーはその多くが蒸発せず滴内にトラップされて残留し，粉末フレーバーが作製される[1]。液体フレーバーの粉末化を支配する因子として最も重要なものは，乳化剤や賦型剤の種類である。最も一般的に用いられている乳化剤はアラビヤガム（GA）である。GAはグルコン酸，ラムノースなどの多糖類のみならず，蛋白質を含有しており，この蛋白質が乳化能の源泉となっている。噴霧乾燥前後のフレーバー保持率は，原液中のエマルションサイズや安定性に依存する。Soottitantawatら[11]によると，水に全く不溶な d-リモネンの場合には，平均エマルション径が増加するにつれてフレーバー残留率は減少するが，酪酸エチル，プロピオン酸エチルなどの微水溶性フレーバーの場合には，フレーバー残留率が最大となるエマルション径が存在する。

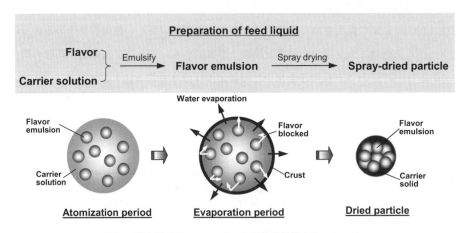

図1　疎水性液体フレーバーの噴霧乾燥粉末化スキーム
　賦形剤や乳化剤などによりフレーバーを乳化した後，高温度の気流中に噴霧し乾燥する。乾燥が進むにつれて，液滴表面にアモルファス状態の乾燥被膜が生成し，フレーバーが滴内にトラップされて残留し，粉末フレーバーが作製される。

3.3 ガラス転移温度と乾燥粒子の付着性

ガラス転移温度T_gは，体積膨張率や比熱容量が急激に変化する温度と定義される[3,12]。食品のガラス状態は，粉体表面の付着性，再結晶化，結晶成長，拡散の制御，酵素反応の制御，コラプスの発生，化学反応の制御，粘弾性の変化，食感の変化などと密接な関係があり，食品の品質を評価するうえで有用な物性とされている。糖質賦形剤は，噴霧乾燥により非晶質な形態をとる。非晶質状態からラバー状態，結晶状態への変換は，ある温度（ガラス転移温度）以上，または，ある含水率以上で起こる。非晶質な材料は，水によって可塑化され，ガラス質（非晶質）領域温度が低下する[3,12]。

噴霧乾燥中の乾燥粒子の付着性（stickiness）は，乾燥機壁面への付着量を減少させ，粉末回収率を向上させる上で重要である。液状食品の噴霧乾燥が可能かどうかの判断は，粒子付着性と密接に関連する。特に，低分子糖高含有食品（sugar-rich food）の噴霧乾燥では，壁面付着や粒子相互の凝集が起こり易く，回収率が激減する[13]。粒子付着性は賦形剤のガラス転移温度と密接な関係がある。図2は賦形剤（ラクトース）のT_gとstickinessへの境界線，および粒子の温度軌跡の関係を表した模式図である[14]。粒子温度は乾燥中に，A点からB点へと変化するが，乾燥粒子のstickinessを低下させるためには，賦形剤のT_g以下に乾燥粒子をもって行かねばならない。このためには最終温度がT_g以下になるような低含水率（B点）まで乾燥するか，乾燥機出口の乾燥空気温度を下げて，粒子温度をC点にするかのいずれかの方法を採ることが必要である[14,15]。

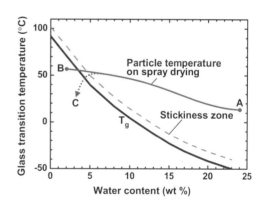

図2 安定な乾燥操作を行うための，賦形剤（ラクトース）のT_gと乾燥粒子の温度－含水率軌跡の関係

粒子温度は乾燥中に，A点からB点へと変化するが，乾燥粒子のstickinessを低下させるためには，粒子温度がT_g以下になるような低含水率（B点）まで乾燥するか，粒子温度をC点にするかのいずれかの方法を採る必要がある。

4 噴霧乾燥粉末の特性評価

4.1 ガラス転移温度とフレーバーの徐放特性

噴霧乾燥によって粉末化されたフレーバーの徐放特性は，保存温度や湿度の影響を著しく受け

る。これは，保存中の粉末の吸湿によって，賦形剤として用いられている各種糖質の構造変化（アモルファス状態からラバー状態や結晶状態への変化）が起こり，徐放速度が増進されるためである。Soottitantawatら[16]は，温度，関係湿度によって複雑に変化する徐放速度を，Avrami-Erofeev式を用いてを解析した。

$$R = \exp[-(k_R t)^n] \tag{1}$$

ここでRはフレーバー残留率，tは時間，k_Rは徐放速度定数である。図3に示すように，徐放速度定数k_Rは水分活性a_wと共に増加し，約0.51近辺で極大値となった後，減少して0.75で極小となり，再び水分活性と共に増加する。噴霧乾燥フレーバーは，保存中の吸湿による糖質マトリックスの構造変化により，エマルションから拡散移動すると考えられる。従って，常識的には，高湿度で保存した方が徐放速度は高くなると考えられるが，図から明らかなように，いずれの固形分組成に関しても関係湿度が75％の方が51％の場合よりも徐放速度が低くなっている。このような複雑な徐放速度の変化は，糖質マトリックスの構造変化と深く関連していると考えられる。図4は保存中の粉末粒子のSEM（電子顕微鏡）写真である[16]。関係湿度が23％と低い場合には，保存1週間後でも粒子は互いに独立して存在するが，75％の高湿度ではわずか1日で粒子は凝集して大きな塊となっている。これは，水分収着によって糖質のマトリックス構造が崩壊していることを表している。噴霧乾燥によって糖質構造はガラス転移温度の高いアモルファスガラスの状態になり，フレーバーはこの糖質マトリックス中に安定に存在するが，水分収着によって糖質のガラス転移温度が次第に低下し，糖質構造がラバー状態に転移するとともにフレーバーの移動度が高くなる。すなわち，乾燥粉末中からのフレーバー徐放速度が増大する。水分収着量がさらに増加

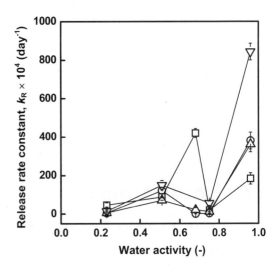

図3　噴霧乾燥リモネンの徐放速度定数に与える水分活性の影響
○ GA-MD混合粉末，□ SSPS-MD混合粉末，▽ HI-CAP® 100-MD混合粉末，△ HI-CAP 100 SSPS®：大豆水溶性多糖，HI-CAP 100®：修飾澱粉

第2章　食品機能成分のマイクロ・ナノカプセル化技術

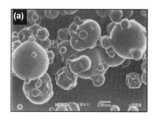 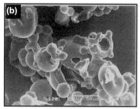 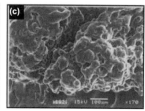

図4　GA-MD混合賦形剤の噴霧乾燥粒子を温度50℃で保存したときの粒子凝集状態に与える関係湿度の影響
　(a) 関係湿度23％で1週間保存　(b) 関係湿度51％で1週間保存　(c) 関係湿度75％で1日保存

し，糖質のマトリックス構造の崩壊が起こると，フレーバーの徐放有効表面積が減少し，かつエマルションが糖質内に再包括される。関係湿度75％での徐放速度が最小値を取るのはこの原因ではないかと思われる。乾燥粒子の吸湿による凝集は，前述した噴霧乾燥粒子のstickinessと同様な現象である。従って，徐放速度定数k_Rが保存温度Tとガラス転移温度T_gとの差で評価できることが予想される。糖質構造の変化はガラス転移温度と保存温度の差で評価される。Soottitantawatら[16]は，種々の関係湿度における糖質マトリックスのガラス転移温度T_gを推算し，保存温度TとT_gの差が0の近辺，すなわち糖質がガラスからラバー状態に変化する領域でk_Rの極大値があることを明らかにしている。最近，微量の粉末を段階的に湿度を変化させたガス流れ中に置き，その重量変化（吸湿水分量変化）とガス中のフレーバー濃度を，微量天秤とPTR-MASSで同時測定する研究が行われ，粉末の特性評価法に使用されている[17, 18]。

4.2　噴霧乾燥フレーバーの酸化

親油性フレーバー粉末は空気中の酸素によって自動酸化され，limonene-1, 2-oxideやcarvoneのようなオフフレーバーを生成することは古くから知られている。酸化物の生成速度を0次反応と仮定して酸化速度定数k_Xを計算し，$T-T_g$の関数として示したものが図5である[16]。図中には徐放速度定数k_Rをも同時に示した。k_Xは水分活性によって著しく変化することがわかる。ここで注目すべきはk_Xとk_Rの水分活性a_w依存性が同一となることである。噴霧乾燥粉末中のコア物質の徐放および酸化現象を図6に模式的に示す。図に示すように，噴霧乾燥粉末中では貯蔵中に賦形剤の相変化，フレーバーの移動，賦形剤中の酸素移動，コア物質の酸化といった時間的に変化する諸現象が起こる。これらの現象は水分の収着と賦形剤内移動に起因する一種の緩和現象ととらえることができる。図5のk_Xとk_Rの水分活性依存性が同一となったことは，粉末中に存在するエマルションからの徐放機構と，酸化反応に起因する賦形剤中の酸素移動機構が相似の関係にあり，粉末の構造変化を引き起こすガラス転移温度と関連づけて考察できることを示している[16]。

フードナノテクノロジー

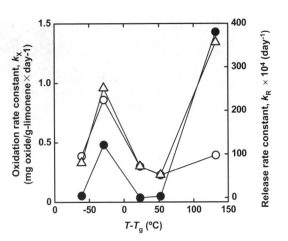

図5　粉末リモネンの徐放速度定数k_Rおよび
　　リモネン酸化物生成速度定数k_Xの保存
　　温度Tとガラス転移温度T_gの温度差T
　　$-T_g$による相関
　　● d-Limonene（Release），○ Limonene oxide，△ Carvone。

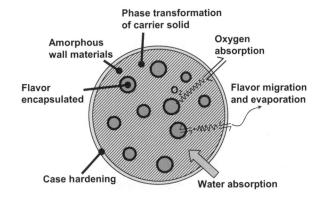

図6　水分収着による賦形剤構造変化
　　に起因するフレーバー徐放，フ
　　レーバー酸化などの緩和現象
粉末中に存在するエマルションからの
徐放機構と賦形剤中の酸素移動機構
が，賦形剤のガラス転移温度と関連づ
けて考察できる。

5　噴霧乾燥粒子のMorphology

5.1　乾燥粒子の構造と乾燥条件

　噴霧液滴の乾燥過程と形状変化を調べるために，1～1.5 mm程度の微小な液滴を懸垂し，これを熱風で乾燥してその乾燥過程を観測する研究が古くから行われている。Woltonら[19]はこの方法で種々の条件における乾燥過程を研究し，乾燥粒子の形状を図7で示すように分類した。初期液滴を200℃の高温熱風で乾燥した場合，多くの液滴は滴内部で気泡が発生し，膨張と収縮を繰り返しながら乾燥が終了する。この時乾燥粒子は中空となるが，粒子外形は球形，表面にシワが多い球形，および収縮した中空粒子などが観察されている。これに対して70℃の比較的低温度の熱風を使用した場合は，乾燥収縮して中実粒子となるものが多いが，時として滴内部に気泡が発生し，中空となるものもある。しかしながらこの場合の中空粒子はその殻の厚みが厚く，また膨張による粒子形の増大は少ない。

第2章　食品機能成分のマイクロ・ナノカプセル化技術

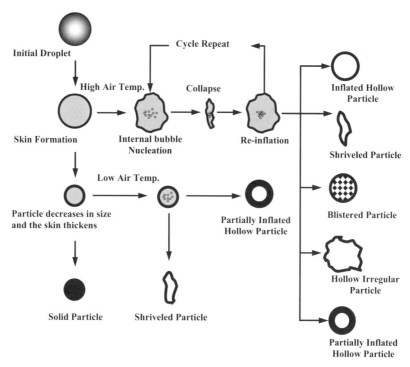

図7　懸垂液滴による噴霧液滴の乾燥過程と形状変化（Woltonら[9]）
種々の条件における乾燥過程を研究し，乾燥粒子の形状を分類した。

5.2　CLSMによる噴霧乾燥粒子の形態変化の測定とフレーバー徐放解析

　乾燥塔内部の噴霧液滴がどのように乾燥されていくかを，塔内の粒子をサンプルし，SEMで観察した研究がある[20]。噴霧粒子は中空粒子となることが多い。噴霧乾燥粒子の中空構造が，包括されたフレーバーの徐放や酸化に影響を与えることは容易に想像されるが，中空粒子の構造を定量化した研究は少ない。最近共焦点レーザー顕微鏡（CLSM）を用いて非破壊で粒子内部構造を測定し，定量化する研究が行われている。蛍光剤フルオレセインを混合した賦形剤溶液を噴霧乾燥し，乾燥粒子をCLSMで観測すると，図8のように賦形剤部分と空間部分が容易に判別され，乾燥粒子内部の空洞の有無が非破壊で判別できる[21,22]。また，疎水性フレーバーに極微量のナイルレッド蛍光剤を混合することによって，粒子内部のエマルションの存在も定量化できる。
　噴霧乾燥機の出口空気温度を変化させた噴霧乾燥粉末中の中空粒子含有率を測定した結果を，図9に示す。噴霧乾燥粉末中の中空粒子含有率は，分級後の粉末各300個中の粒子をCLSM写真を用いて中空粒子をカウントし，計2000～3000個の粉末中の中空粒子含有率を測定した。出口空気温度が高くなると中空粒子の割合が増加した。またゼラチン，グリセリン脂肪酸エステル，エ

フードナノテクノロジー

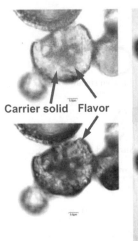 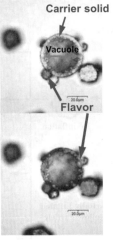 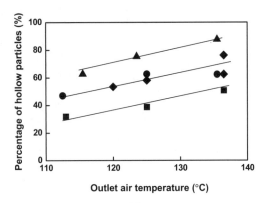

図8 共焦点レーザ顕微鏡（CLSM）を用いた噴霧乾燥粒子の賦形剤構造形成とフレーバーエマルション存在状態の同時測定

賦形剤部分と空間部分が容易に判別され、乾燥粒子内部の空洞の有無が非破壊で判別できる。また、粒子内部のエマルションの存在も定量化できる。

図9 噴霧乾燥粉末中の中空粒子含有率と出口空気温度の関係

分級後の粒子各300個中のCLSMから中空粒子を計数した。添加剤：■ Control（Blend of GA/MD），● Gelatin（1％），▲ Decaglycerin monolaurate（0.14 wt％），◆ Ethanol（5％）。

タノールをそれぞれ1，0.14，5％添加した場合は、中空粒子の割合が高くなり、d-リモネンを固形分の25 wt％加えた場合には中空粒子の割合が減少した。ゼラチンは、乾燥被膜強度を強くすることにより、グリセリン脂肪酸エステルは気泡発生率が高いことにより、中空粒子含有率が高くなったと考えられる[23]。噴霧供給溶液の沸点や液滴に含まれる気泡量が中空粒子生成に影響していると推察される。噴霧乾燥法で作製された乾燥粒子の表面構造、粒子内部に生成する空孔は粉末の流動性、溶解性、フレーバー徐放などに大きな影響を及ぼすことが指摘されている。そのため使用目的に最適な粉末を作製するアプローチとして、噴霧乾燥条件と粉末形態に関するデータを定量的にとらえることは非常に重要である。

6 おわりに

噴霧乾燥による食品フレーバー粉末およびオイル粉末の作製とその徐放特性、酸化特性、乾燥粒子構造に関する研究結果を紹介した。噴霧乾燥は、1900年初頭に開発された乾燥手法であるが、その乾燥機構に関しては未知な部分が多い。特に乾燥粒子形状の制御は、実用上重要である

第2章 食品機能成分のマイクロ・ナノカプセル化技術

にもかかわらず研究が進展していない。噴霧乾燥法による機能性物質の粉末化に関して，化学工学的手法を用いて新たな展開が生まれることを期待する。

文　献

1) 古田武ほか編，食品の高機能粉末・カプセル化技術，㈱サイエンスフォーラム（2003）
2) J. Ubbink and A. Schoonman, Kirk-Othmer encyclopedia of chemical technology, New York, Willey（2005）
3) Y. Roos, Phase transitions in foods, Academic Press, San Diego（1995）
4) S. J. Rish and G. A. Reineccius, Encapsulation and Controlled Release of Food Ingredients, ACS Symposium Series No.590, Washington, DC（1995）
5) 吉井英文，日本食品工学会誌，**5**, 63（2004）
6) 村瀬則郎，佐藤清隆編，食品とガラス化・結晶化技術，㈱サイエンスフォーラム（2000）
7) 大川原化工機㈱，www.oc-sd.co.jp/product/hypulcon
8) Wang, L., *Chem. Pharm. Bull.*, **58**, 1119（2007）
9) K. C. Patel *et al.*, *Food Bioprod. Process.*, in press（doi: 10.1016/j.fbp.2007.10.013）
10) H. Yoshii, Encyclopedia of Agri. Food, and Bio. Eng. Marcel Dekker, 936（2003）
11) A. Soottitantawat *et al.*, *J. Food Sci.*, **68**, 256（2003）
12) 鈴木徹，日本食品工学会誌，**8**, 47（2007）
13) B. R. Bhandari and T. Howes, *J. Food Eng.*, **40**, 71（1999）
14) Y. Roos, Proc. of the Symposium EUDrying 03, pp. 153, Crete, Greece（2003）
15) B. Adhikari *et al.*, *Powder Technol.*, **149**, 168（2005）
16) A. Soottitantawat *et al.*, *J. of Agric. Food Chem.*, **52**, 1269（2004）
17) M-L. Mateus *at al.*, *J. Agric. Food Chem.*, **55**, 10117（2007）
18) D. M. Dronen and G. A. Reineccius, *J. Food Sci.*, **68**, 2158（2003）
19) D. E. Walton and C. J. Mumford, *Trans. IChemE*, **77**, Part A, 442（1999）
20) L. Alamilla-Beltrán *et al.*, *J. Food. Eng.*, **67**, 179（2005）
21) A. Soottitantawat *et al.*, 2004 IFT Annual Meeting. Las Vegas, 17G-22（2004）
22) A. Soottitantawat *et al.*, *Asia-Pac. J. Chem. Eng.*, **2**(1), 41（2007）
23) 飯田桂子ほか，日本食品工学会2006年度年次大会講演要旨集，筑波，2P2F28（2006）

第3章 膜乳化法を用いたナノスケール食品の開発

清水正高*

1 はじめに

1.1 ナノスケール食品

　本章では，膜乳化法を利用して生成した液滴の大きさがナノスケールであるエマルション食品の研究事例あるいは製品化の成功事例を紹介する。さらにエマルションを前駆体に製造されるナノ固体粒子の機能性食品についても言及する。

　最近は，品名に「ナノ」と記した商品が数多く販売され，ナノと付けることがトレンドになっている。一般にナノスケールは100 nm以下を指し，しばしば1 μm以下のサブミクロンまでをナノと言うこともある。しかし，例えばミクロン以上の粒子群にほんのわずかサブミクロン粒子が含まれている場合，あるいは，一次粒子がナノスケールであっても，実際はそれらが凝集・凝固した巨大な二次粒子によって製品が形成されている場合などでも自称ナノ食品として販売されている。本章では，誤解がないように，エマルション（液液分散系）を構成する液滴およびサスペンション（固液分散系）や粉体を構成する固体粒子のほとんどがナノの大きさであるものを「ナノスケール食品」と記す。

1.2 最近のエマルション食品

　ナノスケール食品の狙いは，液滴や粒子を極端に微細化することによって従来にはない優れた特徴を製品に賦与することにあるが，こうしたナノスケール食品はまだまだ少ない。

　一方，ミクロンスケールの食品には，液滴径のコントロールによって製品特性を発現させ競い合っている高いレベルの商品も多い。例えば，通常のマヨネーズ（油分濃度が約75 wt%，滴径幅が0.7～8 μm，油滴平均径約2.3 μm）に対し，キユーピー㈱の「カロリーハーフ」（油分約35 wt%，滴径幅0.3～30 μm（写真1））は明らかに油滴がサブミクロンであり，恐らくそれらを意図的に凝集させて油分が半分以下でありながら粘性や食感を本来のマヨネーズに近づける工夫が施されている。味の素㈱は生成が難しいW/O/Wエマルションに挑戦して油分を半減させ，「カロリー55％カット」（油分約30 wt%，滴径幅15～37 μm（写真2））の商品化に成功している。

---

*　Masataka Shimizu　宮崎県工業技術センター　材料開発部　副部長

第3章　膜乳化法を用いたナノスケール食品の開発

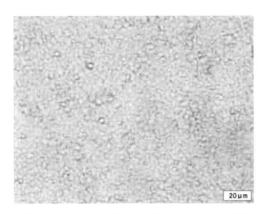

写真1　キユーピー㈱「カロリーハーフ」の光学顕微鏡写真

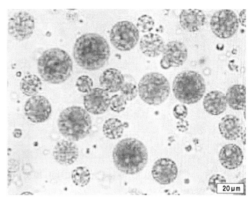

写真2　味の素㈱「カロリー55%カット」の光学顕微鏡写真

　ところで，可溶化などの界面化学的な平衡を利用せずに機械的手法で製造しようとした場合，実際には全てのエマルション液滴をナノスケールに微細化することは非常に難しい。高圧ホモジナイザーなど高剪断力が発生する装置を使った一部の例に限られる。これはエマルションを単分散化できないことに要因があり，液滴径の分布幅が広いエマルションでは，平均径がナノオーダーであってもミクロン以上の液滴が混在することにつながってしまう。このため膜乳化法のように単分散エマルションが生成できる乳化技術は，ナノスケール食品を開発する有力な手段として期待が大きい。

2　膜乳化法によるナノエマルションの生成

2.1　直接乳化法

　乳化技術の1つに多孔膜を利用してエマルションを生成する「膜乳化法」がある。O/Wエマルションの場合は，あらかじめ親水性多孔膜を水相に濡らし，これに対して分散油相を圧入して細孔を透過させ，反対側にセットした連続水相に分散する手順で実施する。チューブラー多孔質ガラス膜を介したO/Wエマルションの生成概念を図1に示す。W/Oエマルションの場合は油相と水相を逆にすれば良い。ただし，疎水性多孔膜が必要である。このように多孔膜を介して直接乳化を行うことから「直接乳化法」[1〜3]と呼ばれる。

　同法の特徴は次のようにまとめられる。①多孔膜の細孔径に対して約3倍の液滴が生成する（図2）。従って，均一な細孔構造を有する多孔質ガラス膜[4]（写真3）を用いた場合，単分散状のエマルションが得られる。②500 nm〜100 μmの範囲で液滴を生成でき，界面張力，粘度，油水

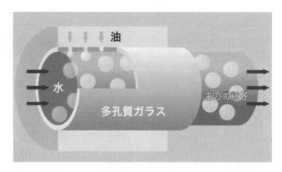

図1 直接乳化法により単分散O/Wエマルションを生成する概念図

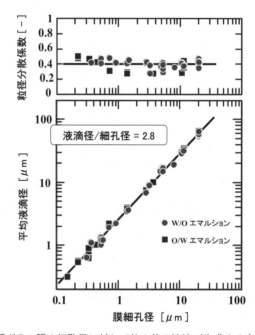

図2 多孔質ガラス膜の細孔径に対して約3倍の液滴が生成する直接乳化の特徴

体積比,界面活性剤の種類と濃度などが液滴径/細孔径〜3の関係を変えることはない。こうした関係は,O/W,W/OおよびW/O/Wエマルション生成のいずれでも基本的に同じである。代表的なエマルションの光学顕微鏡写真を写真4に示す。一方,③直接膜乳が成立する条件は非常に狭く,界面張力,粘度,油水体積比,分散相の透過圧力,連続相の剪断速度などが適切でない場合は液滴径/細孔径〜3の関係が壊れて多分散になる。④直接膜乳の成立には液滴の生成速度を低く設定する必要があり,結果的に生産性が悪い。

第3章 膜乳化法を用いたナノスケール食品の開発

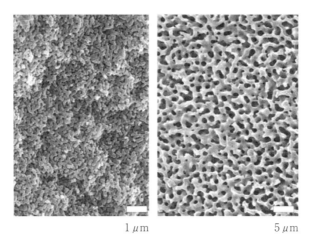

写真3　多孔質ガラス膜の電子顕微鏡SEM写真例

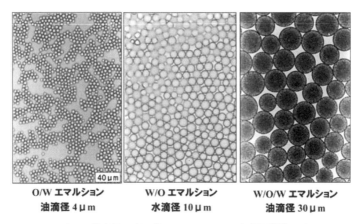

写真4　代表的な単分散エマルションの光学顕微鏡写真

2.2　膜透過法

　多孔膜のような分散素子を用いてエマルションの液滴径を制御する方法には，直接乳化以外に従来から化粧品や製薬の分野で使われてきたサイジング法，あるいは鈴木らが提唱した予備乳化法[5]がある。予備乳化法は直接乳化法の欠点である膜の濡れを改善するために提唱されたが，膜の細孔を利用して液滴を細分化する意味ではサイジング法と類似している。

　一方，著者らは，これらの方法においても水相，油相および膜表面の3態系が極めて重要であり，適切な条件下で細分化した液滴径はサイジング法や予備乳化法において報告されてきた結果とはかなり異なる[6,7]ことを明らかにした。この技術は「膜透過法」（図3）と呼ばれ，直接乳化法とは区別される。現在，以前から使われていた『膜乳化法』は，「直接乳化法」と「膜透過法」

の両技術を総称する言葉として利用されている。

　膜透過法の特徴は次のようにまとめられる。①多孔膜の細孔径に対して等倍以下の液滴に細分化され（図4），1〜3倍になる予備乳化法とは異なる。②50 nm〜20 μmの範囲で液滴径をコン

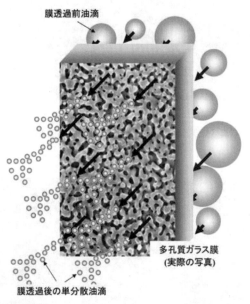

図3　膜透過法により単分散エマルションを生成する概念図

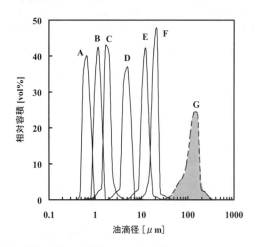

図4　膜透過法により細孔径に対して等倍以下に細分化されたO/Wエマルションの液滴径分布
　　Aは細孔径0.72 μm，Bは0.96 μm，Cは1.46 μm，Dは5.22 μm，Eは11.4 μm，Fは19.9 μmの多孔質ガラス膜を透過して得られたO/Wエマルション。Gは膜透過前エマルション（平均油滴径131 μm，粒径分散係数0.81，油相濃度50 vol%）。

トロールできる。③液滴の分裂を支配する要因は，第一義に細孔径，次いで剪断力に影響を及ぼす界面張力，透過速度（剪断速度），粘度や油水体積比，界面活性剤の種類などである。④大きな透過抵抗を超える圧力を設定し，膜透過の成立条件が適切な場合は，非常に大きな生産性を確保できる。

2.3 ナノスケールの特徴

先述したように，ナノスケール食品の狙いは液滴や粒子を極端に微細化することによって優れた特徴を製品に賦与することにある。例えば，安定性向上，透明感，レオロジー変化，味の変化，消化管からの吸収性向上などがよく議論になる。しかし，実例が少ないため，ナノスケールの特徴が実証されたとは言い難い。

東京海洋大学[8]では，膜透過により液滴径が異なる種々の単分散状マイクロおよびナノエマルションを調製し，油脂の酸化速度と液滴径の関係，酸化メカニズムの解明，O/WとW/Oエマルションの違い，呈味に及ぼす液滴径の効果などについて検討を行ってきた。これは油脂エマルションを扱う生産現場において，油脂の酸化速度や呈味が液滴径やその分布に大きく依存することが以前から指摘されており，その経験的な関係を定量的に明らかにするために行われた。今後の食品開発にとって有力なバックデータになると考えられる。

2.4 膜乳化に利用される多孔質ガラス膜と膜乳化装置

多孔質ガラス膜は写真5のような形状のものが市販[9]されているため，ここでは詳細を省略する。同じく市販されている膜乳化装置[10]については2種を例示する。写真6が実験用の直接乳化

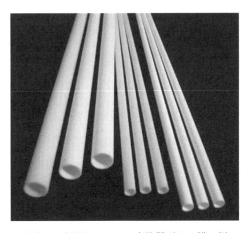

写真5　市販されている多孔質ガラス膜の例

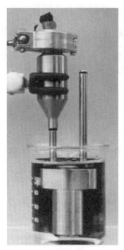 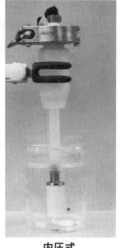 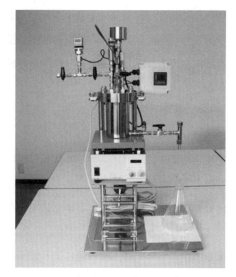

外圧式　　　　内圧式

写真6　実験用直接乳化装置の一例　　　　写真7　テーブルスケールの膜透過装置の一例

装置，写真7はテーブルスケールの膜透過装置である。ただし，膜乳化装置に関しては数ml／時を生成する実験用から数L／分の生産性が確保できる実用機まで多岐にわたる。

3　エマルションの製品化

3.1　O/Wエマルション

膜透過法によってナノスケールの油滴からなるO/Wエマルションを調製し，これの製品化を図った例がある。2.3に記した液滴径が呈味に及ぼす効果とナノスケールによる商品の透明感を狙った。

3.2　W/Oエマルション

水相の体積割合が50 vol%を超えるW/Oエマルションを従来の激しい攪拌などによって製造しようとしても，転相や相分離が起こり製品化は難しい。ところが直接乳化法を用いた場合，低い剪断力でエマルションを流動させながらW/Oエマルションが調製できるため，超低脂肪マーガリン，すなわち，ローファットスプレッド[11]を商品化（写真8）することに成功した。分散水相が75 vol%，連続油相が25 vol%であり，低カロリーと舌触りに特徴がある。ただし，水滴径はミクロンオーダーであった。

第3章　膜乳化法を用いたナノスケール食品の開発

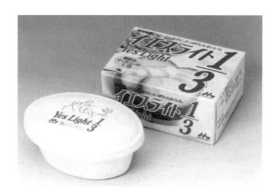

写真8　商品化されたローファットスプレッド

3.3　W/O/Wエマルション

　水溶性の目的物質を溶解した水滴（内水相）が油滴（油相）に封入され，その油滴が水溶液（外水相）に分散した状態をW/O/Wエマルションと言う。多相エマルション，マルチエマルションあるいは複合エマルションなどとも呼ばれることがあるが，1.2で紹介した味の素㈱のマヨネーズを除いて現実に商品化された例は非常に少ない。

　しかし，安定なW/O/Wエマルションは液体のマイクロカプセルと考えることができ，種々の

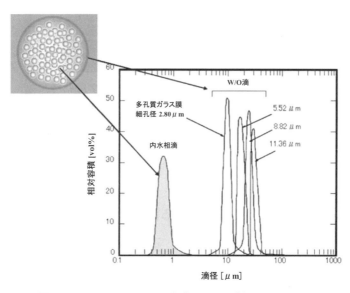

図5　W/O/Wエマルション生成における滴径コントロール

物質を封入できることから大きな応用展開[12]が期待される。ただし，高い封入量を維持しつつ安定性を確保するためには，封入物質を溶解しておく内水相滴の大きさや充填密度，内水相滴と壁材となる油滴の大きさを厳密にコントロールしておく必要があり，膜乳化法はそうした調製にとって非常に有力な武器となる。一例を図5に示す。また，膜乳化では過剰な剪断力を必要としない。一般に，大きな剪断力はW/O粒子を破壊して封入物質を外水相へ漏洩させてしまう要因になることから，従来の乳化方法ではナノスケールのW/O/Wエマルションを安定して製造することが比較的難しい。

著者らは，肝機能を改善する働きが知られるアントシアニンを大量に封入したW/O/Wナノエマルション健康飲料[13]，あるいは鉄分を多量に封入した健康補助飲料[14]を開発し，それらの製品化を目指している。

3.4 S/O/Wエマルション

水溶性物質のナノ粒子（S-相）を油滴（油相）中に分散させ，その油滴が水溶液（外水相）に分散した状態をS/O/Wエマルションと言う。ナノ固体粒子が油相に分散した状態はS/Oサスペンションであり，下記で紹介するように，水溶性物質をナノスケールに微細化できるため，内水相滴が小さくなりにくいW/O/WエマルションよりもS/O/Wエマルションはナノスケールにしやすい傾向がある。これは最近開発された技術[15]であるため商品化の検討は十分ではないが，今後，機能性食品への応用展開が期待される。有用な水溶性物質を封入できるばかりでなく，写真9に示すように光学的な特性も異なる。油滴（S/O滴）径が500 nmではまだ白濁しているが，50 nmになるとかなり透明感が強くなる。

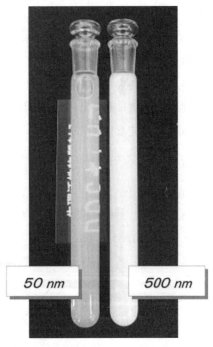

写真9　S/O/Wナノエマルションの外観

4　エマルションを経由して製造される固体ナノカプセル

液液分散系のエマルションをそのままナノスケール食品として製品化する場合もあるが，分散液滴を固化して回収し，固体ナノ粒子あるいはナノカプセルを製造することがある。膜乳化により調製された単分散エマルションを経由すると単分散の粒子が得られる可能性が高い。

第3章　膜乳化法を用いたナノスケール食品の開発

　カカオ脂やパーム核油などの固体脂を油相とするO/Wエマルション，W/O/Wエマルションあるいはs/o/wエマルションを加温しながら調製し，これを急冷することによって固体脂を析出させたカプセル[16]の製造に成功した例がある。カプセル破壊が加熱によって起こるため，核酸系旨味成分などを封入した新たな調味料などへの展開が検討されている。また，経口後に小腸で完全にカプセル破壊が起こると予想され，小腸へのキャリア，またはマスキング剤としての利用も考えられている。W/O/Wエマルションを経由して生成した固体脂カプセルの外観と割断面の電子顕微鏡SEM写真を写真10に示す。W/O/Wエマルションから造られたために多くの空孔が存在

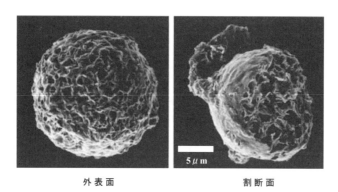

外表面　　　　　　　割断面

写真10　固体脂カプセルの外観と割断面の電子顕微鏡SEM写真

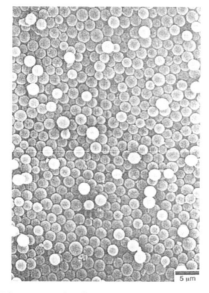

写真11　アルギン酸カルシウム粒子のSEM写真

し，また，固体脂の微結晶に包まれて非常に粗い構造をしている。

　アルギン酸やキトサンなどの多糖類を溶解した水溶液を分散水滴としたW/Oエマルションから多糖類を固化反応によって球状に析出させ，単分散状固体多糖類粒子を生成する方法がある。多糖類はルーズなネットワークを形成して固化するため，多糖類が壁材となったナノカプセル[17,18]と言える。一例としてアルギン酸カルシウム粒子のSEM写真を写真11に示す。アルギン酸ナトリウム水溶液を分散水相とする単分散W/Oエマルションを膜乳化法で調製し，塩化カルシウム水溶液と界面反応させることにより均一な多糖類球状粒子が得られる。有用な物質を封入することができるため，食品添加物をはじめとする生体に安全な機能材料として期待が大きい。乾燥状態と湿潤状態では粒径に2倍以上の変化があり，水和膨張が著しいという特徴もある。

5　ナノS/Oサスペンション

　最近，W/Oエマルションを経由して製造されるナノS/Oサスペンションが注目されている。水溶性物質のナノ粒子（S-相）を油相中に分散した固液分散系サスペンションのことであり，粘膜吸収や経皮吸収に特徴があるが，今後，食品分野への応用展開も十分考えられる。

　W/Oエマルションからナノ固体粒子を生成して油相に均一に分散させ，安定なS/Oサスペンションを製造する方法には「九大法」[19]と「宮崎法」[20]がある。宮崎法は3.4で説明したS/O/Wエマルションの前駆体を調製するために利用されており，「九大法」はASPION㈱[21]において事業化が進んでいる。

6　おわりに

　膜乳化法の特徴ならびに研究開発事例を紹介した。この乳化方法には欠点も多く必ずしも万能ではない。むしろ特殊な技術であると言っても良い。膜乳化法の1つである「直接乳化法」はその成立条件が非常に狭く，生産性が悪い。「膜透過法」は生産性に富むが，高圧が必要であり装置が複雑になる。それにもかかわらず膜乳化の研究が熱心に行われているのは，単分散エマルションを比較的自在に調製できる技術が他にないためであり，単分散エマルションを用いた場合，機能，物性および安定性がより明瞭に確認できるためである。

　一方，ナノスケール食品の製品化事例はまだまだ少ない。医薬品，化粧品，化成品の分野では実用化へ本格的な取り組みがなされているが，食品分野はコストの壁が高いため商品化に慎重となる傾向が強い。しかし，著者ら以外にも優れた多くの基礎研究や応用研究が実施されており，今後新たな製品が生み出されると期待される。

第3章　膜乳化法を用いたナノスケール食品の開発

文　　献

1) 中島忠夫, 清水正高, 化学工学論文集, **19**, 984 (1993)
2) 中島忠夫, 清水正高, 化学工学論文集, **19**, 991 (1993)
3) 清水正高, 中島忠夫, 久木崎雅人, 化学工学論文集, **28**, 310 (2002)
4) 中島忠夫, 清水正高, セラミックス, **21**, 408 (1986)
5) 鈴木寛一, 伊藤洋, 羽倉義雄, 化学工学会第27回秋季大会講演要旨集第3分冊, p.244 (1993)
6) 清水正高, 中島忠夫ほか：特許3884242
7) 清水正高, 中島忠夫ほか：特願2001-98143
8) 中谷恭子ほか, 第42回油化学会, 2F-26 (2003)
9) エス・ピー・ジーテクノ株式会社カタログ　http://www.spg-techno.co.jp/
10) 株式会社キヨモトテックイチ膜乳化装置カタログ・技術資料　http://www.tech-1.co.jp/
11) 中島忠夫, 清水正高, "乳化・分散プロセスの機能と応用技術", サイエンスフォーラム, 1995, pp.991-997
12) 中島忠夫, 清水正高, *PHARM TECH JAPAN*, **13**, 565 (1997)
13) 清水正高, 中島忠夫, 福井敬一, 松ヶ野一郷：特願2001-364337
14) 清水正高, 中島忠夫：特願2001-287435
15) 清水正高, 中島忠夫, 久木崎雅人：特許4269078
16) 久木崎雅人, 清水正高, 中島忠夫, 森下敏朗：特許4038585
17) 清水正高, 中島忠夫, 馬場由成ほか：特許4250740
18) Kanji Fujimoto, Masataka Shimizu, Yoshinari Baba, *Journal of Ion Exchange*, **18**, 220 (2007)
19) 後藤雅宏, 通阪栄一ほか：特願2002-202570
20) 清水正高, 中島忠夫, 久木崎雅人：特願2008-292826
21) ASPION株式会社技術資料　http://www.aspion.co.jp/

第4章 ナノ精度加工技術とマイクロチャネル乳化システム

小林　功[*1]，中嶋光敏[*2]

1　はじめに

　マイクロ/ナノスケールの微小構造を精密加工する技術は，半導体マイクロ/ナノデバイスを多用する電子産業の発展に伴って急速に進歩してきた。半導体加工技術であるフォトファブリケーションは基本的には平面的な加工技術であるが，最近ではMEMS（Micro Electromechanical Systems）やNEMS（Nano Electromechanical Systems）と呼ばれる立体的な多機能微小デバイスの製作も可能となっている[1]。これらの微小デバイスのうち，流体を流通させて使用するものがマイクロ/ナノ流体チップである。マイクロ/ナノ流体デバイスを化学・生化学システムに応用したμTAS[2]（Micro Total Analysis Systems）やマイクロリアクター[3]に関する研究開発が近年盛んに進められている。

　乳化は食品工業において広く使用されるプロセスの一つで，連続相となる液体の中に不溶な微小液滴が分散しているエマルションと呼ばれる乳化物を製造する操作である。液滴径分布が狭い単分散エマルションは，分散微小液滴の合一に対する安定性が高く，なおかつエマルションの諸物性の精密な予測や制御が可能である[4]。そのため，単分散エマルションはエマルション製品の高品質化や高機能化に有用であるといえる。ところが，従来の食品乳化機（コロイドミル，高速回転乳化機，高圧乳化機，超音波乳化機等）を用いて製造されるエマルションは液滴径分布の広い多分散エマルションである。

　単分散エマルションの製造が可能な技術として，ガラス多孔質膜を用いた膜乳化が1980年代末に開発された[5]。膜乳化を用いて製造されるエマルションのサイズ分布（変動係数）は最小で10％程度である。なお，膜乳化の詳細は前章を参照されたい。筆者らは，サイズ分布が極めて狭い単分散エマルション（変動係数5％未満）の製造が可能なマイクロチャネル（MC）乳化を1990年代半ばに開発した[6]。MC乳化は，ユニークな立体構造のMCアレイを有する乳化チップを用

---

　*1　Isao Kobayashi　㈳農業・食品産業技術総合研究機構　食品総合研究所
　　　　　　食品工学研究領域　先端加工技術ユニット　主任研究員
　*2　Mitsutoshi Nakajima　筑波大学　北アフリカ研究センター長，大学院生命環境科学研究科
　　　　　　教授

第4章 ナノ精度加工技術とマイクロチャネル乳化システム

いて液滴サイズが精密に制御された単分散エマルションを製造することが可能である（図1）[6]。またMC乳化は，乳化系に強制的なせん断力を印可せずに液滴作製が可能な極めてマイルドな乳化技術でもある。

本章では，ナノ精度でのMC/NC加工技術について簡単に紹介するとともに，MC乳化システムの概要およびMC乳化におけるナノテクノロジーと関連性の高い研究についても紹介する。

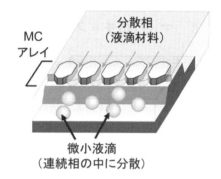

図1 MC乳化による微小液滴作製の模式図

2 マイクロ/ナノチャネルの加工技術

MC（写真1）の加工は，当方性・異方性ウェットエッチング，異方性ドライエッチング，ソフトリソグラフィ，LIGAプロセス，射出成形，機械切削等により行われる[7]。また，マイクロデバイスの材質としては，単結晶シリコン（表面酸化により親水性），窒化シリコン（親水性），光構造化ガラス（親水性），石英ガラス（親水性），パイレックスガラス（親水性），シリコーン樹脂（PDMS）（疎水性），ウレタン樹脂（疎水性），アクリル樹脂（PMMA）（疎水性），ステンレス鋼（親水性），ニッケル（疎水性）等が用いられている。MCのサイズはマイクロスケールであるが，チャネルサイズの精密制御が必要な場合はナノスケールでの加工精度が要求される。一方，ナノチャネル（NC）の加工は，極めて高精細な可能技術である異方性ウェットエッチング，異方性ドライエッチング，ナノインプリンティングに限定されている。ナノデバイスの材質としては，単結晶シリコンや石英ガラスが主に用いられている。

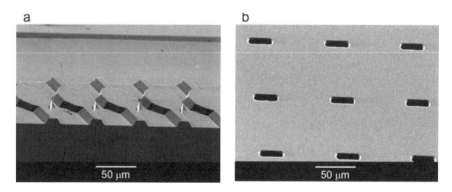

写真1 平板溝型MCアレイ(a)と貫通孔型MCアレイ(b)の電子顕微鏡写真

フードナノテクノロジー

3 マイクロチャネル乳化システム

　MC乳化システムの基本構成は，MCアレイチップが設置された乳化モジュール，連続相・分散相供給部，顕微鏡ビデオシステムである（写真2）[8]。MC乳化システムの心臓部であるMCアレイチップは，研究当初から使用されている平板溝型MCアレイと近年開発された生産性改良型の貫通孔型MCアレイに大別される（図2）。MC乳化チップの材質には単結晶シリコンが主に用いられている。平板溝型MCアレイは，出入口にスリット状のテラスを有する均一サイズの並列MCから構成されているとともに，MCアレイの出入口の外側にはMC深さに対して十分深い井戸部が存在している（図2(a)）。平板溝型MCアレイは，平坦なガラス面に圧着することにより微細流路として機能する。貫通孔型MCアレイチップには，微細流路として利用可能な均一サイズの貫通孔型MCが高集積されており（図2(b)），貫通孔型MCの配置密度はMC断面サイズが10 μmの場合で1 cm^2あたり1万〜2.5万本程度と平板溝型MCと比べて100倍程度高い。MC配置密度はエマルションの生産性に直接影響するため，貫通孔型MCアレイの方が生産性の面で有利である。当初に設計された矩形断面の対称貫通孔型MCでは，低粘性の分散相を用いると液滴作製が不安定になり，単分散エマルションの作製が困難であった。そこで筆者らは，図2(b)のような非対称構造の貫通孔型MCを開発してこの課題を克服した[9]。現在では，非対称貫通孔型MCの方が主流になっている。

　MC乳化における克服すべき課題の一つは，液滴生産性が実用生産スケール（たとえば1 kg/h以上）に到達していないことである。筆者らは，MC乳化チップ（平板溝型，貫通孔型）のスケールアップ[10, 11]について検討してきたとともに，現在も装置メーカーと協力してMC乳化システムのさらなる生産性向上を推進している。

　MC乳化操作は次のような手順で行われる。分散相はシリンジポンプや液柱差圧を駆動力としてモジュール内に供給される。その後，分散相がチャネルを通過して連続相中に押し出されることにより微小液滴が作製される（図1）。作製された微小液滴は連続相の流れにより回収される仕組みになっている。ま

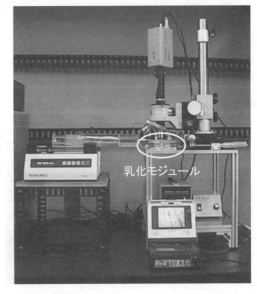

写真2　MC乳化システムの構成例

第4章 ナノ精度加工技術とマイクロチャネル乳化システム

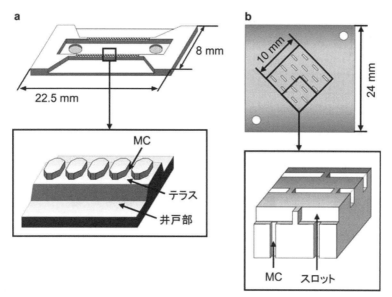

図2 MC乳化チップの模式図
(a)は平板溝型MCアレイチップであり，(b)は貫通孔型MCアレイチップである。

た，液滴作製の様子はモニター画面上でのリアルタイム観察が可能である。

4 マイクロチャネル乳化におけるマイクロチャネルの微細化

　MC乳化研究を開始した当初は毛細血管モデル用の平板溝型MCアレイチップを使用していたため，チャネルの断面サイズは5μm程度であった[7]。このMCアレイを用いて作製される単分散エマルションの液滴サイズは20μm程度であった。一方，乳化食品の中に分散している微小液滴のサイズは10μm未満であることが多いため，MCサイズの微小化が望まれていた。筆者らは，数ミクロンサイズの均一サイズ微小液滴の作製が可能なMCアレイの開発を行い，断面サイズが1.7μmのMCから平均サイズが最小で3.7μmの均一サイズ微小液滴の作製を可能とした[12]。その後，平成14〜18年度に実施された農林水産省ナノテクノロジープロジェクトの中でチャネルサイズのさらなる微小化が試みられ，最小で断面サイズが約0.6μmの平板溝型サブミクロンチャネル（SMC）アレイが開発された[13]。このSMCアレイチップを用いることにより，平均サイズが1.4μmと微小流体デバイスとしては世界最小レベルの準単分散エマルションが製造された（写真3）。

　貫通孔型MCアレイに関しては，当初設計したMCの断面サイズは10μm程度であり，この

129

フードナノテクノロジー

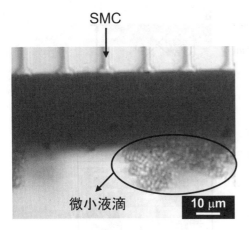

写真3 平板溝型SMCアレイを用いたエマルションの製造

分散相として精製大豆油を用い，連続相として1.0 wt%乳化剤水溶液を用いた。分散相の操作圧力は14 kPaに設定した。

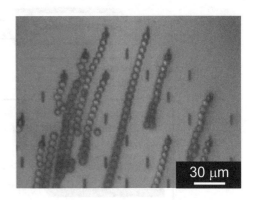

写真4 貫通孔型MCアレイを用いた単分散エマルションの製造

分散相として精製大豆油を用い，連続相として1.0 wt%乳化剤水溶液を用いた。分散相の操作圧力は7.3 kPaに設定した。

MCアレイを用いて作製される均一サイズ微小液滴のサイズは30 μm程度であった[14]。これに対して筆者らは，貫通孔型MCの断面サイズを1〜3 μm台に微細化したMC乳化デバイスを開発した[15]。これらの貫通孔型MCアレイの開発により，平均液滴サイズが4〜10 μm程度の単分散エマルションを平板溝型MCアレイよりも高い生産速度で作製可能となった（写真4）。上述の貫通孔型MCの微細化は最先端の半導体加工技術の利用により実現されたが，貫通孔型MCのさらなる微細化を行うためには微細加工技術のブレークスルーが必要であると考えられる。

5　マイクロチャネル乳化を利用したナノスケール液滴・粒子分散系の作製

前述の研究プロジェクトにおいて，筆者らはMC乳化を利用したナノスケール液滴・粒子を含む分散系の作製についても検討を行った。ナノスケール液滴分散系の作製に関しては，高圧乳化とMC乳化を併用したナノスケール水滴内包W/O/Wエマルションの作製手法を開発した（図3）[16]。まず，高圧乳化により平均液滴サイズが100〜200 nm台のW/Oナノエマルションを作製した。その後，前記W/Oナノエマルションを分散相としてMC乳化を行うことにより，均一サイズ微小油滴（直径40 μm程度）の中にナノスケール水滴が内包されているW/O/Wエマルションが得られた。また，貫通孔型MCを用いて作製されるW/O/Wエマルションの微小油滴中のナノスケール水滴の割合はW/Oエマルションの内水相体積分率により制御可能であった。上述の水滴サ

第4章　ナノ精度加工技術とマイクロチャネル乳化システム

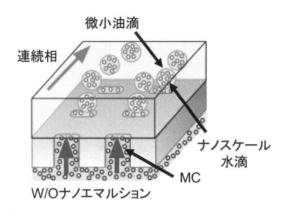

図3　貫通孔型MCアレイを用いたW/O/Wエマルション作製の模式図

イズの場合では，ブラウン運動の効果が支配的になるため，ナノスケール水滴は微小油滴の中で安定的に分散することができる。本研究で作製したW/O/Wエマルションは，水溶性成分をナノスケール水滴に内包した状態で水溶液中に分散させることも可能であるので，食品機能性成分や薬理成分を体内の標準部位に送達して徐放するためのシステムとしての利用が期待される。

　ナノスケール粒子分散系の作製に関しては，MC乳化と液中乾燥を併用した脂質ナノスケール粒子を作製するための手法の開発を行った[17]。MC乳化は，高融点脂質であるトリパルミチンを溶媒（ヘキサン）に溶解した溶液を液滴材料に用いて行われ，平均サイズが最小で6μm台の均一サイズ微小油滴が得られた。前記O/Wエマルションを液中乾燥することにより，平均サイズが最小で600 nm台の脂質ナノスケール粒子を得られることが示された。本手法は，脂質のみを分散相としたMC乳化により得られる脂質マイクロ粒子の平均粒径の十分の一程度の脂質マイクロ／ナノスケール粒子を得ることが可能であるとともに，脂質微小粒子の大きさを溶媒に溶解させる脂質の濃度によって制御することも可能である。その一方で，液滴・粒子分散系の変動係数は液中乾燥プロセスにより増大してしまうことが課題として挙げられる。

6　おわりに

　本章では，ナノ精度のMC/NC加工技術，MC乳化システムの概要，およびナノテクノロジーとしてのMC乳化研究について紹介した。MCやNCを微小流路として利用した研究は最近10年間に急速に増加・進展したとともに，食品分野を含む幅広い研究・産業分野で研究開発がなされるようになった。MC/NC加工技術は現在も進展し続けており，乳化チップに組み込まれるMCが今後さらにダウンサイジングされるものと期待される。筆者らは現在，平成19年度に開始され

た農林水産省食品ナノテクノロジープロジェクトの中でNC乳化システムの開発およびNC乳化特性に関する研究を進めている。これまでに，NC乳化チップの開発に成功したとともに，NC乳化に関する有用な成果も出始めている[18]。本研究のさらなる推進により，ナノスケールを活用した高性能NC乳化システムの実現が期待される。

文　　献

1) 樋口俊郎ほか編，マイクロマシン技術総覧，産業技術サービスセンター（2003）
2) 吉田潤一ほか編，マイクロリアクターテクノロジー，NTS（2005）
3) W. Ehrfeld *et al.*, "Microreactors", Wiley-VCH（2000）
4) D. J. McClements, "Food Emulsions: principles, practice, and techniques (2nd ed.)", CRC Press（2004）
5) T. Nakashima *et al.*, *Adv. Drug Delivery Reviews*, **45**, 47-56（2000）
6) 中嶋光敏，日本食品工学会誌，**5**, 71（2004）
7) I. Kobayashi *et al.*, "Advanced Micro and Nanosystems Vol. 5 Micro Process Engineering (ed. N. Kockmann)", p. 149, Wiley-VCH（2006）
8) 小林功ほか，日本食品科学工学会誌，**53**, 317（2006）
9) I. Kobayashi *et al.*, *Langmuir*, **21**, 7629（2005）
10) I. Kobayashi *et al.*, *Ind. Eng. Chem. Res.*, **44**, 5852（2005）
11) 小林功ほか，第18回化学とマイクロ・ナノシステム研究会，CS08（2008）
12) I. Kobayashi *et al.*, *J. Am. Oil Chem. Soc.*, **78**, 797（2001）
13) I. Kobayashi *et al.*, *Colloids Surf. A*, **296**, 285（2007）
14) I. Kobayashi *et al.*, *AIChE J.*, **48**, 1639（2002）
15) I. Kobayashi *et al.*, *Microfluid. Nanofluid.*, **4**, 167（2008）
16) I. Kobayashi *et al.*, *J. Am. Oil Chem. Soc.*, **82**, 65（2005）
17) I. Kobayashi *et al.*, *J. Chem. Eng. Japan*, **36**, 996（2003）
18) 小林功ほか，第18回化学とマイクロ・ナノシステム研究会，CS07（2008）

第5章　穀類の臼式製粉による低温微粉砕技術

堀金　彰[*1], 北村義明[*2], 堀田　滋[*3]

1　はじめに

近年，世界的な人口増，異常気象による穀物生産の減少や新興市場の経済発展に伴う飼料用穀物の需要増などで穀物在庫量が落ち込んでおり，食糧需給の逼迫が懸念されている。わが国では，主要穀類の米は生産調整が続いており，小麦は大部分を輸入で賄っている。米は炊飯米を中心とした粒食，小麦は麺，パンなどの粉食で利用されているが，粒食に代わる米粉の製造技術および新規需要の開拓，小麦粉の製粉歩留まりの向上が食糧自給率の向上のための重要な課題と考えられる。

粉食としての穀類の利用は，澱粉主体の胚乳部を粉砕した低灰分の小麦粉，米粉が市場の中心となっており，小麦で約30％（フスマ），米で約10％（ヌカ）が食用として未利用である。穀類の種皮部を含む全粒粉は，食物繊維やミネラル含量が高く健康志向型の食品素材として米国など

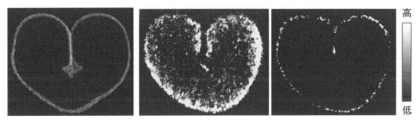

図1　小麦種皮部の蛍光画像とタンパク質，脂質のケミカルマッピング
共焦点レーザー顕微鏡による種皮部の自家蛍光像（左図）および2次元赤外分光分析装置によるタンパク質アミドI（中央），脂質カルボニル基（右図）のケミカルマッピング。イメージング画像より，タンパク質および脂質は種皮部に局在していることが分かる。

[*1]　Akira Horigane　㈱農業・食品産業技術総合研究機構　食品総合研究所
　　　　　食品工学研究領域　専門員
[*2]　Yoshiaki Kitamura　㈱農業・食品産業技術総合研究機構　食品総合研究所
　　　　　食品工学研究領域　領域長
[*3]　Shigeru Hotta　高千穂精機㈱　専務取締役

を中心に普及が進んでおり，わが国においても重要性が高まると考えられる。また，種皮部には加工性を向上させるタンパク質，旨味成分の脂質が豊富に含まれており[1]，有用な食品素材としても期待できる（図1）。ここでは，穀類の有用な成分を有効利用するために，種皮部を含む穀類全粒の微粉砕化技術と問題点を紹介する。

2　穀類の微粉砕化における問題点

穀粉の製造技術としては，主に磨砕力を活用した碾き臼による製粉法と剪断力を活用したロール製粉法が用いられている[2]。大規模製粉に適した小麦のロール製粉装置は，数階建ての工場に製粉ラインとして設置され，小麦粒を調湿して歩留まり70％前後で製粉する。小麦粉は胚乳デンプンが主体で明度（L^*値）が高く，灰分を多く含む種皮部は篩で分別される。

中，小規模の製粉に適した方法としては，気流式，旋回気流式，衝撃式などの製粉装置が市販されている。気流式製粉装置は数十μmの微粉砕穀粉を製造できるが，微細な粒子が大量の空気に触れる。大気中には約20％の酸素が含まれるため，種皮部の脂質などが混入していると酸化が進み，えぐみや異臭が発生するおそれがある。衝撃式の製粉装置で得られる穀粉の平均粒径の範囲は広いが，微粉砕穀粉を得るためには生産性が低く，気流式と同様に酸化による品質劣化の問題がある（図2）。米は，リパーゼ，リポキシゲナーゼの活性が高いとされており，糊粉層を含む種皮部が原料に含まれる場合は，酸化による異臭発生の防止を図る必要がある。

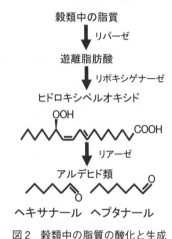

図2　穀類中の脂質の酸化と生成する揮発性有機化合物

種皮部に局在する穀類中の脂質は，リパーゼやリポキシゲナーゼで分解されヘキサナールやヘプタナールなどの臭気を有する化合物を生成する。

3　臼式製粉法による微粉砕技術[3]

臼式製粉装置は，人力式，水車式，電動式が小麦やそばの製粉に用いられている。碾き臼は上下臼の間隔が狭いため，粉砕物が大量の空気に触れにくく穀物中の脂質などが酸化されにくい長所があり，古代より製粉に用いられてきた。搗き臼と比べると磨砕効果が高いため，細かい穀粉を得ることができる。碾き臼には，生産性を考慮したそばや小麦用の石臼と，抹茶のような微粉砕物を製造するための茶臼などがあり，溝の形状が異なっている。小麦やそば用の臼は，粉砕物

の排出効果を高めて生産性を向上させるため溝が臼の外周部まで達しており，やや粗い粉が生産される。抹茶臼は外周部に溝が切られておらず，母岩からわずかに突出する硬い鉱物の結晶によるヤスリ効果で微粉砕が行われると考えられている。石臼は，上下臼の間に緩衝空間のふくみを設けて，原料の供給が多すぎる場合の糊化を防止している（図3）。手動の臼で原料の投入が多すぎると，上臼が持ち上げられて粒径が大きい粗い粉が生産されてしまうため，供給量の調整を行う必要がある。

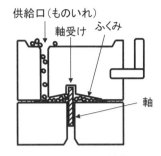

図3 碾き臼の構造

碾き臼は，中央部より外周の2/3くらいまで緩衝空間のふくみがある。穀類を大量に供給すると上臼が持ち上がり粒径が大きくなる。小麦，米は硬いので軽量の石臼では製粉が困難である。

4 工業用の臼式製粉装置

小麦粉の工業的な製粉に用いられている電動式の臼式製粉装置は，直径が600～1500 mm程度の碾き臼を用い，篩機と組み合わせて数回の挽砕を行う。市販の全粒粉パンは，平均粒径が300～500 μm程度のパン用小麦全粒粉を数十％，パン用一等粉に添加して製造される場合が多い。そば用の電動式石臼製粉装置は，直径が300～400 mm程度の碾き臼を用い，篩機で子葉や種皮部（サナコ）を除去して製粉する場合が多い。石臼式の製粉装置は，摩耗による目立てや清掃などのために上臼を持ち上げる場合があるが，臼が重く作業には危険を伴う（図4）。水力式の搗き臼

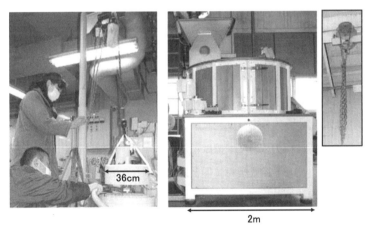

図4 電動式のそば用石臼（左図）と小麦用石臼（右図）の保守

そば用石臼は，小型（360 mm）でも重量があるため（45 kg），電動クレーンで上臼を持ち上げて取り外し，目立てや清掃などの保守管理を行う。直径が1.5 mの小麦用石臼（600 kg）は，梁に固定したクレーンで上臼を持ち上げて保守管理を行う。

フードナノテクノロジー

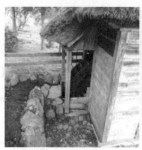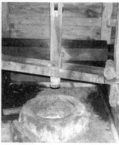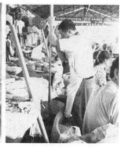

図5　水力式の搗き臼（長野県馬匹温泉）と人力式の搗き臼（中国四川省）
　　水車小屋（左図）に設置されている搗き臼式の製粉装置（中央図）。人力による搗
　　き臼式製粉は，臼のついた搗き棒で唐辛子を粗粉砕し，販売している（右図）。

式製粉は，各地で穀類の脱穀や製粉に用いられてきたが，水路や製粉部の保守管理が必要である。古くから用いられてきた搗き臼は，乾式一本挽きで穀類や香辛料の全粒粉を生産できる。搗き臼は餅つきにも利用されている。人力式の搗き臼は香辛料などの粉砕に利用されているが，粉砕物は粗く，生産性も低い。搗き臼式製粉は，粒度の調整や粉砕部の衛生管理等が困難である（図5）。

5　臼式の微粉砕技術の開発

　臼式製粉法で穀類の微粉砕物を製造するために，以下の点を目標として開発を行った。
1　生産される穀粉の平均粒径の調整が容易で再現性が高いこと。
2　碾き臼の磨砕による発熱で微粉砕物を糊化させないこと。
3　保守が容易で生産性が高いこと。

　これらの目標を達成するために，従来研究用に開発していた水平対向型の小型製粉装置（臼部直径100 mm）[4]の改良を図り，回転摺動型の摩擦摩耗試験機（図6）の主軸均衡分力保持機構[5]を磨砕部に組み込んだ臼式の連続製粉装置を開発した。構造の強化には，穀類より硬い金属の耐焼付き性能の評価などに用いられる摩擦摩耗試験技術を応用した。金属では，軸材質などの端面と負荷をかけた試料を平行に摺動させて摩擦摩耗試験を行うが，軸材質を下臼，試料を穀類，試料の固定材を上臼に置き換えると臼式製粉装置と同じ構造となる。また，オイルパンに潤滑剤を加えるすべり摩耗試験は湿式製粉，潤滑剤を加えない摩耗試験は乾式製粉法に対応する。摩擦摩耗試験技術では，両者の接触面の平行を保持することが重要であるが，穀類の微粉砕を目的とする臼式製粉法でも，上下の臼の平行が保たれない場合は間隔が狭い部分で微粉砕化が進み，異常に発熱してしまう。発熱した部位では澱粉の糊化が発生し，煎餅状の乾燥した糊化物が臼を持ち上げて動力部に大きな負荷が生じ，最終的にはブレーカーが落ちて装置が停止してしまう。

第5章　穀類の臼式製粉による低温微粉砕技術

　開発した低温製粉装置は，磨砕部の荷重負荷を均一化するために，肉厚の上臼と下臼が水平に対向する構造とし，臼の間隔も固定した。この構造を採用することにより室温などの環境条件が変化しても品種が同じであればほぼ等しい平均粒径を得ることができるようになった。また，間隔調整部では，臼間隔を0.01 mm単位で上下できる機構を設けて穀粉の平均粒径の再現性を向上させた。臼部は熱伝導率の高い金属臼を採用するとともにペルチェ素子で電子冷却し，放熱効果を向上させた。磨砕部への動力伝達はチェーンまたはギヤで行い，発熱する動力部からの熱伝導を防止した（図7）。

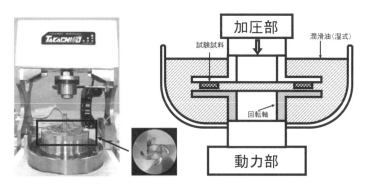

図6　摩擦摩耗試験機（左図）および構造の概略図（右図）
　低温製粉装置用の金属臼（枠内）を設置した摩擦摩耗試験機。右図は，低温製粉装置の構造設計の基本となった摩擦摩耗試験機の概略図。加圧部のディスクは上臼，試験試料は穀類，回転部のディスクは下臼に対応する。潤滑油の代わりにペルチェ素子による冷却を採用した。

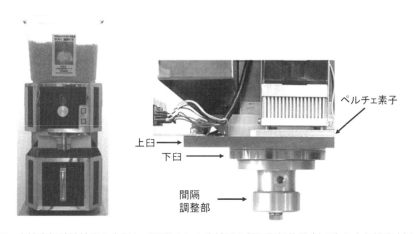

図7　摩擦摩耗試験技術を応用して開発された店舗用の低温製粉装置（左図）と内部構造（右図）
　製粉部は，熱伝導率の高い金属臼をペルチェ素子で冷却して糊化を防止する。上下の臼間隔は，間隔調整部のスペーサーを増減して10ミクロン単位で調整し，固定することができる。

6　工業用の低温製粉装置

　低温製粉装置の生産性向上を図るために，高トルク型の粉砕モジュールを開発した（図8）。保守の効率化を図るため，粉砕モジュールは小型・軽量化されて作業員一人で持ち運びが可能となった。高トルク型の低温製粉装置は，φ130 mmの臼部を有する粉砕モジュールを50 cm角のフレームに4基搭載することが可能で，時間当たり10 kg以上の小麦全粒粉を乾式一本挽きで生産できる。また，発熱が少ないため，4基を近接して設置することが可能となり装置全体の小型化につながった。粉砕モジュールの固定はネジ数本で行えるため，生産量向上のための増設や保守のための着脱が簡単で柔軟性のある製粉ラインを構築しやすい。本装置は，粉砕部の平衡化により，安定した平均粒径の穀粉を長時間にわたり製造することが可能となった。本装置で製造された平均粒径80 μmの小麦全粒粉を用いると，風味が良くなめらかな食感の全粒粉パンを製造できる。

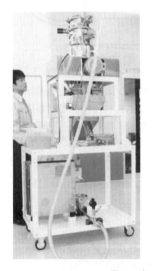
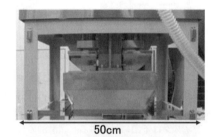
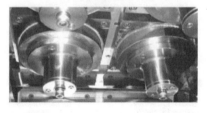

図8　高トルク型の低温製粉装置
50 cm角の製粉スペースにφ130 mmの金属臼で構成される粉砕モジュールが4基設置されている。上下臼の間隔は，10 μm単位で調整できる。

7　米用の低温製粉装置

　米の臼式製粉技術を開発するために，動力部を強化した米用低温製粉装置を試作した。小麦用の低温製粉装置は，平均粒径20 μmの麺用小麦全粒粉あるいは40 μmのパン用小麦粉全粒粉の生産が可能であるが，米は，小麦やそばに比べると製粉しにくく，モーター出力を2倍に上げ構造の

第5章 穀類の臼式製粉による低温微粉砕技術

強化や磨砕部の放熱効果の改良も図ったが，乾式一本挽きによる微粉砕は困難であった。もち米の「はくちょうもち」を粉砕すると60μm程度の米粉を製造できるが，うるち米の「コシヒカリ」を原料とした場合，平均粒径100μmの米粉を時間当たり数百gしか生産できない。長粒米の赤米や紫黒米の製粉は，さらに困難であった。米粉パンなどに求められる平均粒径は，100μm以下であるので，磨砕部の改良などをさらに進めて微粉砕米粉の効率的な生産技術を確立したい（図9）。

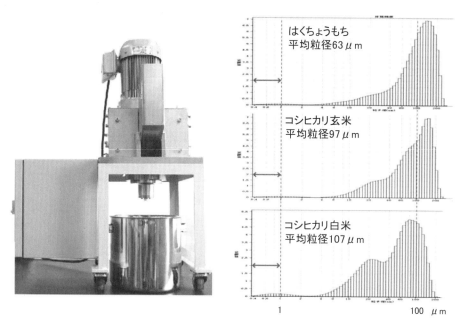

図9 米用の低温製粉装置試作品と米粉の粒度分布（体積頻度）

米用の低温製粉装置は，微粉砕部の放熱効果を高めるとともに動力部の強化を図った（200V，750W）。粉質の「はくちょうもち」は，平均粒径が63μmに微粉砕される。うるち米は，平均粒径が約100μmに製粉できる。グラフ上の矢印（⟷）は，ナノ粒子画分（＜1μm）を示す。

8 低温製粉法による穀類の微粉砕化技術

開発した臼式製粉装置は，さまざまな穀類を微粉砕化できる（図10）。低温製粉法は，発熱を伴う挽砕処理は一回のみで，上下臼の間隙がほとんど無いため大量の空気に触れにくい。低温製粉法で製造された小麦穀粒の微粉砕物は，大量の空気に触れる他の製粉法と比較してえぐみが少ないと言われている。粉質の麺用小麦を低温製粉法で微粉砕した場合，粒径は市販麺用粉の半分以下で1μm以下のナノ粒子画分が存在する。硬質小麦は，平均粒径が40μm程度に微粉砕できる。大麦（23μm），緑豆（32μm）も微粉砕が可能であるが，納豆用の小粒大豆は微粉砕が困難であ

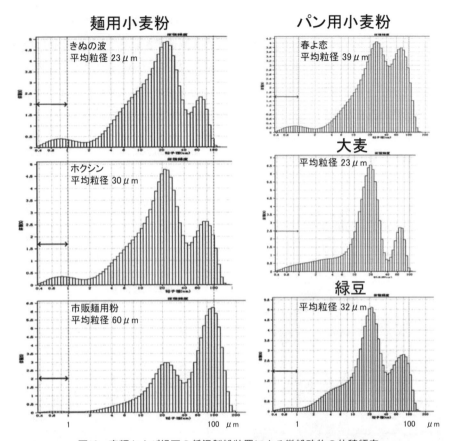

図10 麦類および緑豆の低温製粉装置による微粉砕物の体積頻度

磨砕力に優れた低温製粉装置は，穀類の微粉砕に適している。低温製粉装置で製造した麺用の小麦全粒粉は，ロールミルで製粉された市販の小麦麺用粉（平均粒径60μm）の半分以下の粒径に微粉砕できる。ロールミルで製粉された市販のパン用小麦全粒粉は，平均粒径が約70μmであるが，低温製粉法では，40μm程度に微粉砕できる。大麦，緑豆も平均粒径が20〜30μmの微粉砕物を調製できる。グラフ上の矢印（⟷）は，ナノ粒子画分（＜1μm）を示す。

った。

　国産パン用小麦「春よ恋」を原料とした製パン試験では，平均粒径が80μm，60，40と減少するに従い，加水を90，95，100％に増加することができ，超多加水パンの製造が可能となった。市販の全粒粉パンは老化が進みやすく購入した翌日には硬くなってしまうことが多いが，超多加水パンは製造後数日間は老化の進行が遅く「風味が良く日持ちの良い全粒粉パン」として試験販売が始まっている。一般の製粉法は小麦穀粒の種皮部が粉砕されて胚乳部に混入するのを避けるため，調湿してから製粉し小麦粉とフスマを篩で分別する。低温製粉法は小麦穀粒を乾式で製粉し，そのまま製パンや製麺に供することができるため，フスマが生じる一般的な製粉法に比べて

第 5 章　穀類の臼式製粉による低温微粉砕技術

約30％の可食部の増産につながると考えられる。篩工程が不要な低温製粉法は埃や騒音の発生を防止できるため，店舗内のわずかなスペースにも設置が可能で，自家製麺のラーメン店，ソバ生産者の直売場などに設置が進んでいる。これらの店では，必要な粒径のそば粉や小麦全粒粉を製造して十割そばや全粒粉入りラーメンなどを販売しているが，製粉したてのそば粉や全粒粉パン用粉の販売も可能である。

9　おわりに

　日本の穀物自給率は，1965年までは65％を超えていたが，その後急落し，1996年からは20％台の危機的な状況が続いている。食料自給率（カロリーベース）は40％で，100％を超えるオーストラリア，アメリカ，フランスなどと比較すると異例の低いレベルとなっている。わが国の輸入小麦の製粉業者への払い下げ価格は，平成20年4月には30％上昇し，小麦加工品の相次ぐ値上がりが社会問題となっている。平成21年度の国産小麦の民間流通麦の入札における落札決定価格も上昇しており，北海道産パン用小麦「春よ恋」はトン当たり8万8千円の高値に達している。小麦の安定供給のために，日本の気候風土に適した小麦の育種開発は長い間続けられているが，単位面積当たり数％の生産増を図ることは非常に困難である。農地などの農業生産資源に制約の多いわが国において，低温製粉法が穀類の実質的な増産技術として利用されれば幸いである。

　本研究の一部は，農林水産技術会議委託研究「食品素材のナノスケール加工及び評価技術の開発」，農林水産省食品産業技術海外展開実証事業「中国における高生産性小麦全粒粉製造技術の適用可能性の実証」および，いばらき研究開発推進事業「県育成常陸秋そばのトップブランド化と十割そばを活用した食農連携，プレ・ポスト食育技術の開発」の助成を受けて行われたものである。

文　　　献

1)　A. Horigane *et al.*, *J. Food Sci. Technol.*, **9**(4), 327 (2003)
2)　長尾精一，小麦の科学，朝倉書店，62 (1995)
3)　三輪茂雄，粉と臼，大巧社 (1999)
4)　堀金彰ほか，特願2005-106903 (2005)
5)　堀田滋，特許第3940244号 (1999)

第6章　ジェットミル等による穀類の微粉砕

岡留博司*

1　はじめに

　粉砕[1]とは粉体や固体に外力を加えてそれをさらに細かくすることで，①利用しやすい粒径にする，②表面積を大きくして乾燥，抽出，溶解，蒸煮等を容易にする，③成分分離を行って使い分ける，④他の粉体と混合しやすくする，⑤流動性を向上させることである。つまり，食品素材の粉砕は素材の加工適性や最終製品の食感，香り，味等を制御する上で重要な単位操作であると言える。

　穀類の中では小麦は粉体利用される代表的な素材であるが，米の場合には国内では粒食としての需要が圧倒的に多い。しかし，その主食向けの消費量が年々減少してきており，需要拡大に向けた取り組みが課題となっている。農林水産省では「21世紀新農政2008」の中で国際的な食料事情を踏まえた食料安全保障の確保のため，米については「ご飯」としてだけではなく，「米粉」としてパン，麺類等に活用する取組を本格化することを取り上げている。このため，米粉パンの品質向上に向けた米粉の微粉砕技術や製パン技術の開発が課題となっている[2]。またナノテクノロジー分野ではカーボンナノチューブ等新素材の開発競争が激化するなか，食品分野でも新需要創出を目指して，食品素材の粒子サイズをマイクロスケールからナノスケールまで加工した場合の現象を解明すべく国家プロジェクト研究において，穀類を対象にした超微粉砕化技術の開発研究がスタートしている。

　本稿では穀類，特に米の製粉技術の現状や超微粉砕化に向けたプロジェクト研究の内容について概観する。

2　穀類の製粉技術の現状について

2.1　小麦の製粉について[3]

　小麦は世界中で最も多く栽培されている穀物であり，製粉後にパン，麺，菓子等に加工利用さ

---

*　Hiroshi Okadome　㈱農業・食品産業技術総合研究機構　食品総合研究所
　　　　　　　　　　食品工学研究領域　製造工学ユニット長

第6章 ジェットミル等による穀類の微粉砕

れる代表的な素材である。かつては石臼による製粉であったが，近代化によりロール式製粉機を用いた大規模な製粉工場が次々と建設されるようになり，品質の良い小麦粉を大量に生産できるようになった。現在では自動式で様々な品質の小麦粉を衛生的に製造できる最新式の工場が多数存在する。

製粉工場ではまず原料小麦はアスピレーター等を通して夾雑物や異物が除去され，調質やテンパリングを経てから製粉に入る。製粉のねらいは，外皮をなるべく砕かないよう胚乳と外皮を上手く分離しながら，過度に機械的損傷を与えることなく細かい粉にすることである。大型製粉工場では2対のチルド鋳鉄製ロールが取り付けられた複式ロール式粉砕機が使われ，段階的に粉砕するために機能の異なるロール式粉砕機が何台も備えられている。小麦粒は一番ブレーキロールで二つか三つに引き裂かれ，幾つかのロールを通るうちに胚乳の内側のほうから段階的に何回にも分けて少量ずつ粉が採取され，最終的には外皮が残る仕組みとなっている。粉砕されたものは，目開きの異なる何種類かのふるい布を張った枠をいくつも積み重ねたシフターでふるい分けられる。小麦粒は中心部と周辺部で成分に差があり，得られる30〜40種類の上がり粉もそれぞれ品質が異なるため，最終的には上がり粉を用途に合わせて組み合わせて2〜4種類の等級にまとめる。

2.2 米の製粉について

穀粉は米を粉にしたもので，その用途は和菓子原料が多く，種類については表1に示すように生米を粉にした生粉製品と，蒸米や餅などにしてから粉にした糊化製品に分かれ，うるち米ともち米を原料にしたものがある。生産量としては上新粉が最も多く，全体の65％（平成19年）を占める。また糊化製品よりも生粉製品の比率の方が圧倒的に高い。生粉製品は上新粉の場合にはうるち米，もち粉の場合にはもち米を原料して製造されており，製粉にはロール式，衝撃式，胴搗き式の粉砕機が利用されている[4]。

表1 穀粉製品の種類[4]

生粉製品（ベーター型）
も ち 米：白玉粉，もち粉（求肥粉）
うるち米：上新粉（上用粉）
糊化製品（アルファー型）
も ち 米：寒梅粉（焼味甚粉），味甚粉（上早粉），落雁粉（春雪粉），道明寺粉，上南粉
うるち米：味甚粉（並早粉），上南粉，乳児穀粉

2.2.1 米粉製造に使用される粉砕機について

　食品素材の粉砕用に各社メーカーより様々な原理の粉砕機が販売されているが[5]，ここでは米の製粉に使われている幾つかの粉砕機の原理について述べる[4,6,7]。

　石臼（挽き臼）の基本構成は上下一対の臼からなり，上下臼の接触面には4～12分画するような放射状の主溝が刻まれており，その主溝に平行して複数の複溝が刻まれている。上臼には原料投入用の穴が設けられており，投入された穀粒は上下臼の隙間に落下し，臼間の摩擦により砕かれ，外側へ向かうほど細かく粉砕されていく。石臼は発熱が少ないのが特徴であるが，反面生産性が低い。米粉の製粉には湿式と乾式の2種類の方法があり，湿式は原料となる米粒の水分含量をあらかじめ高めると粉砕されやすくなる性質を利用したものであるが，製粉後に乾燥を必要とするため乾式に比べると製粉コストが高くなる。

　気流式粉砕機は高速気流を利用する粉砕機で，ローターを高速回転させて発生する渦流を利用して粉砕する渦流式とノズルから高速気流を噴射させて粉砕する高速気流噴射式がある。渦流式粉砕機の例として，ミクロシクロマットやスーパーパウダーミルでは空気の高速渦流による圧力変動で原料を高周波振動させて原料を自己破壊させる。回転数や吸引空気量などを調整することで目的の粒度が得られるようになっている。米粉の微粉砕用に大型機が開発されており，粒度は原料水分によって異なるが，米の場合には30％でも粉砕することが可能である。また気流式粉砕機は高速気流そのものが粉砕媒体としての役目を果たすため温度上昇が少ない。

　ピンミル，自由式粉砕機やインパクトミルは回転する装置の中心に原料を供給して遠心力を発生させてピンなどに衝突させて粉砕する方式であり，乾燥した米を粉砕するために乾式製粉の米粉となる。

　スタンプミル（胴搗き式粉砕機）は杵の往復運動による衝撃力により粉砕する方式であり，例えば，胴搗き粉の場合には精米を水洗した後に水切りして原料水分を約28％にしてスタンプミルで粉砕し，シフターによりふるい分けした後に乾燥して製造されるので湿式製粉の米粉となる。

2.2.2 米の製粉方法と米粉の品質特性について

　先述したように米の製粉には様々な原理の粉砕機が使われており，粉砕機の種類や粉砕条件によって製造される米粉の特性が異なることが報告されている。

　有坂ら[8]は乾式製粉のロールミル粉，ピンミル粉，搗米粉，ジェトミル粉，湿式製粉のスタンプミル粉，圧扁粉，水挽き粉，ジェットミル粉を用いて米粉の特性を検討し，粒度については水挽き粉，ジェットミル粉，搗精粉，スタンプミル粉が細かく，圧扁粉，ロールミル粉，ピンミル粉では粗くなることを明らかにしている。また湿式製粉した米粉は分離した澱粉粒の集合体となっていることが電子顕微鏡で観察されており，これらの米粉を原料とする団子は食味に優れ，硬化が遅い傾向にあることを見出している。

第6章 ジェットミル等による穀類の微粉砕

表2に粒度別の粒度分布と吸水性を調べた結果を示した[9]。4種類の中では、ロール粉が最も粒度が粗く、胴搗き粉(スタンプミル)やターボミル粉の粒度が細かく、粒度によって吸水性が異なることが示されている。すなわち、粒度と吸水性には正の相関があり、粒度が細かいほど吸水性が高い傾向を示している。吸水性を低下させるために粒度の粗い上新粉で製パン試験を行うと、グルテンが切れて発酵時に生地が割れてガスが抜けてしまい、生地が膨張しなくなる。逆に細かい粒子では吸水性が高くなりすぎるため、粒度が細かくても粒子表面が平滑で吸水性の低い特性を持つ米粉の製造方法として細胞壁分解酵素で前処理した後に気流粉砕する技術が開発されている。

米粉の微粉砕技術のひとつとして開発された二段階製粉技術が普及してきている[10]。この技術は外層部を微細にするとともに微細化による損傷を少なくできるのが特徴である。製粉工程としては米を水洗・浸漬後に脱水し、圧扁ロール機で米粒を押し潰し、さらに気流式粉砕機で細かく粉砕するやり方である。この方法では平均粒径が30マイクロメートル程度の微細な米粉を製造することが可能である。また製造した団子の品質特性として、生地の水分が高く、生地の保形性や作業性に優れ、団子の硬化が遅くなることが確認されている。この方法による米粉は団子等和菓子に限らず、ソフトタイプの米菓や洋菓子にも使用されるようになり、用途・生産量が拡大しつつある。

以上のように、米粉の品質特性は製粉方法や湿式・乾式等前処理方法によっても異なり、上記以外にも米粉の粉砕条件と諸特性の関係について報告がなされているので文献を参照されたい[11〜13]。

表2 製粉方式別粒度分布及び吸水性[9]

製粉方式 メッシュ	胴搗き粉	ロール粉	衝撃粉	ターボミル粉
100以上(%)	12.8	38.2	25.8	0.9
150以上(%)	9.8	20.1	17.0	1.6
200以上(%)	15.2	16.8	20.3	9.8
250以上(%)	8.9	6.6	10.1	6.6
250以下	53.3	18.3	26.8	81.1
平均メッシュ	255	130	170	270
吸水量(ml)	185	151	157	188

吸水性はファリノグラフミキサーに200gの米粉をとり、生地トルクが180BUになるまで添加した水量

フードナノテクノロジー

3 ジェットミル等による微粉砕技術の開発研究について

農林水産省委託プロジェクト研究「食品素材のナノスケール加工及び評価技術の開発」では食品素材の微粒子化の基盤技術の開発に取り込むことになっている。固体系，液体系，気体系等幅広い素材を対象に穀類ではジェットミル等により平均粒径が百マイクロメールから最終的には百ナノメートル程度の粒子製造技術の開発を目的としている。また作製した粉末試料については，粒子サイズと物理化学的特性や安全性等との関係を解析しながら，ナノスケール領域で劇的に変化する特性を解明することを大きな目標としている。

穀類を対象にした微粉砕化技術の開発研究では平均粒径が100マイクロメートルから10マイクロメートル程度までの微粒子についてはハンマーミルや第3編第5章で述べられている臼式粉砕機等を用いて，さらに細かい10マイクロメートル以下の超微粒子についてはジェットミル等を組み合わせて乾式による微粉砕技術の開発を進めている。

図1に平均粒径十マイクロメートル以下の粒子作製に使用しているジェットミル[14]の本体と粉砕原理を示す。装置は原料供給機，粉砕機，分級機，捕集用サイクロン，バグフィルターから構成されている。供給された原料は粉砕物とともに分級機に導入され，旋回気流によって分散しながらセンターコアのスリット部より定量的に分級室に供給される。分級室に供給された粉体は周辺のルーバー部より均等に流入する二次空気流による半自由渦の遠心力により分級される。分級された細粉はサイクロン等により回収され，粗粉は粉砕室に導入される。導入された粉体はマッハ2.5～3.0の気流を発生させる超音速ノズルにより連続的に吸引・加速され，ノズル内での気流の攪乱による粒子相互間の衝突により粉砕を促進させると同時にノズル前方に設置した衝突板（通常はアルミナセラミック）に固気混合流を強制的に衝突させて粉砕する。粉砕された粉体は再度分級部に導入され，粉体が分級設定粒度になるまで繰り返し粉砕される。

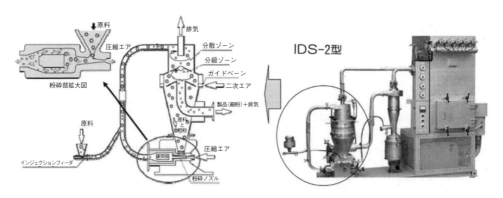

図1 超音速ジェット粉砕機（日本ニューマチック工業株式会社製，IDS-2型）

第6章　ジェットミル等による穀類の微粉砕

　図2に示すようにハンマーミルではスクリーン径を変えることで平均粒径50マイクロメートル前後の米粉が得られ，ジェットミルでは平均粒径が10マイクロメートル以下の米粉を作製可能であることを確認しており，粒子サイズと物理化学特性や安全性の関係を解析するために作製試料を連携機関へ配布している。ジェットミルで作製した平均粒径10マイクロメートル以下の米粉とハンマーミルや臼式粉砕機で粉砕した平均粒径100～40マイクロメートルの米粉の加熱糊化時の糊化特性を図3で比較すると[15～18]，ハンマーミルと臼式粉砕機で作製した米粉試料は平均粒径で50マイクロメートル前後異なっているが，最高粘度やブレークダウンが大きく，両方ともほぼ類似の粘度パターンを示しており，乾式粉砕した米粉の場合には100～40マイクロメートルの間では平均粒径が変動しても糊化特性は殆ど影響を受けないことが示唆された。一方，ジェットミルで粉砕した試料では粘度が全体的に著しく低下しており40～10マイクロメートルの間でデンプン粒の特性が著しく変化することが考えられた。また加工適性の指標となる損傷デンプンの分析を行った結果，一般的に平均粒径が小さい米粉ほどデンプンが損傷し易い傾向にあるが，今回乾式粉砕した米粉の場合にも同様の傾向を示し，特に平均粒径が40マイクロメートル以下になると損傷デンプンの割合が急激に増加する傾向が見られた（図4）。これらの結果は米粉の糊化特性や損傷デンプンについては粒子サイズが既にマイクロスケール領域において著しく変化することを示唆している。ジェットミルによる米の粉砕は現段階では平均粒径で数マイクロメートル程度の粒子作製が限界に近いところであるが，今後はサブミクロン以下の超微粒子を製造するために原理の異なる粉砕方法も組み合わせながら粉砕条件を検討し，ナノスケール領域で生じる物理化学的特性の劇的変化や生体への影響について解析する予定である。

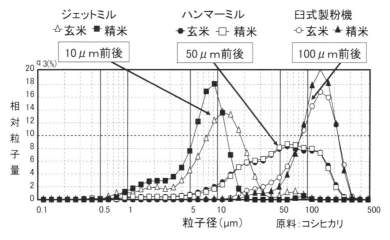

図2　作製した米粉末試料の粒度分布

フードナノテクノロジー

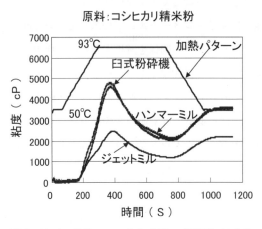
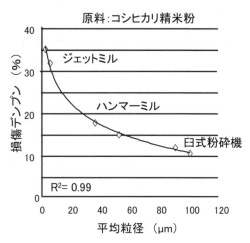

図3　ラピッドビスコアナライザー（RVA）による糊化特性の比較

図4　米粉の平均粒径と損傷デンプンの関係

4　おわりに

　工業分野ではナノテクノロジーの進展とともにカーボンナノチューブ等新素材の生体や環境への影響が危惧されている[19]。食品分野においても食品素材の微粒子化による流動性や加工適性の向上等により嚥下食あるいはテーラーメード食品等の新需要創出が期待できる。しかし，一方で微粒子化に伴う健康被害も懸念されるところである。食品衛生法では一般的に食経験があるものでも通常の方法と著しく異なる方法により飲食され，危害発生があると認めるときは販売を禁止することができる。このため，新規に開発される食品素材の超微粒子化技術については研究段階からリスクとベネフィットを想定しながら研究を進めていくことが重要であろう。

　プロジェクトでは多分野の研究者と連携し，最終的には相互のデータを統合しながら，粒子サイズと諸特性の関係を詳細に解析することになっているので今後の研究成果に期待したい。

文　　献

1)　長尾清一，食品大百科事典，㈲食品総合研究所編，朝倉書店，847-849（2001）
2)　與座宏一，岡部繭子，島純，日食科工誌，**55**，444-454（2008）
3)　長尾清一，シリーズ〈食品の科学〉小麦の科学，長尾清一編，朝倉書店，1-76（1995）

第6章 ジェットミル等による穀類の微粉砕

4) 竹生新治郎監修, シリーズ〈食品の科学〉米の科学, 朝倉書店, P.153-154（1995）
5) 粉体技術総覧2004/2005, ㈳日本粉体工業技術協会, P.8-54: 2004.11.9.
6) 江別製粉株式会社執筆, 食品加工総覧　3　加工共通技術, 農文教, 117-121（2002）
7) 日本食品工学会編, 食品工学ハンドブック, 朝倉書店, 77-78（2006）
8) 有坂将美, 中村幸一, 吉井洋一, 澱粉科学, **39**, 155-163（1992）
9) 江川和徳, 農林水産技術研究ジャーナル, **26**(10), 11-16（2003）
10) 吉井洋一, 中村幸一, 農林水産技術研究ジャーナル, **31**(7), 22-27（2008）
11) 高野博幸, 小柳妙, 田中康夫, 日食工誌, **27**, 522-528（1980）
12) 高野博幸, 豊島英親, 渡辺敦夫, 小柳妙, 田中康夫, 食研報, **48**, 43-51（1986）
13) 山本一史, 清水英樹, 岩下敦子, 太田智樹, 中野敦博, 佐藤理奈, 田中常雄, 北海道立食品加工研究センター報告, **7**, 17-20（2007）
14) 奥田聡分担執筆,「改訂・粉砕」, 株式会社化学工業社発行, P.53-65（昭和47年）
15) 岡留博司, 五月女格, 竹中真紀子, 五十部誠一郎, 日本食品工学会第9回年次大会講演要旨集, P.123（2008）
16) 岡留博司, 五月女格, 竹中真紀子, 五十部誠一郎, 堀金彰, 北村義明, 穀類の微粒子化技術の開発と作製粒子の特性解明, 農業施設学会, P.157（2008/8/21）
17) 岡留博司, 五月女格, Sherif HOSSEN, 竹中真紀子, 五十部誠一郎, 堀金彰, 中嶋光敏, 北村義明, Australian Cereal Chemistry Conference, P.215（2008/9/1）
18) 岡留博司, 穀物の微粉砕技術の開発研究, FFIジャーナル, **213**(11), P.986-992（2008）
19) 小林剛訳註, ナノ素材の毒性・健康・環境問題, エヌ・ティー・エス, 116-136（2007）

第7章 マイクロ・ナノバブル水の製造と利用

許 晴怡[*1], 中村宣貴[*2], 椎名武夫[*3]

近年，マイクロメートル（μm）からナノメートル（nm）のサイズの気泡，すなわちマイクロ・ナノバブルの利用が注目されている。本稿では，マイクロ・ナノバブルの製造方法について述べた後，食品分野への利用の現状と課題について述べる。

1 マイクロ・ナノバブル水の製造

1.1 マイクロ・ナノバブルの製造技術

マイクロ・ナノバブルの幅広い応用可能性が注目されているなか，さまざまなマイクロ・ナノバブルの発生装置が開発されている。主な発生方式は，①気液二相流体混合・剪断方式，②超高速旋回方式，③細孔方式，④圧力加減制御方式，⑤撹拌方式，⑥超音波方式などがある[1]。それぞれの発生機構が異なるため，その発生効率も異なる。実用化する際には，適切な発生方式を選ぶために，その発生効率を知ることが重要である。バブル径，ガスホールドアップ，単位体積あたりのバブル数および界面面積などを計算することにより，発生方式の作製効率を評価することができる。例えば，撹拌方式に比べ，超音波方式で作製されたマイクロバブル水では，バブル径が小さく，ガスホールドアップが高い，単位体積あたりのバブル数が多く，界面面積が大きい（図1）[2]。

マイクロ・ナノバブルについては，まだ解明されていない部分が多い。その特性の研究には単分散バブルが最適である。単分散マイクロバブルの製造方法として，マイクロチャネル（MC）乳化法[3]が挙げられる。マイクロバブルの生成と挙動が直接的に観察できることがマイクロバブルの特性および安定化機構の解明にとっては重要である。また，多重分岐型マイクロチャネルを

[*1] Qingyi Xu　㈱農業・食品産業技術総合研究機構　食品総合研究所　食品工学研究領域
　　　　　　　　流通工学ユニット　農研機構特別研究員
[*2] Nobutaka Nakamura　㈱農業・食品産業技術総合研究機構　食品総合研究所
　　　　　　　　食品工学研究領域　流通工学ユニット　主任研究員
[*3] Takeo Shiina　㈱農業・食品産業技術総合研究機構　食品総合研究所　食品工学研究領域
　　　　　　　　流通工学ユニット　ユニット長

第7章 マイクロ・ナノバブル水の製造と利用

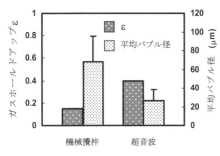

図1a ガスホールドアップεおよび平均
バブル径に及ぼす発生方式の影響

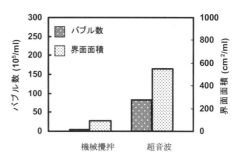

図1b 単位体積バブル数および界面面積に
及ぼす発生方式の影響

用いることによって，シェルを有するマイクロバブルの作製が可能になり，マイクロバブルの安定化を図ることができる[3]。

一方，ナノバブルは，マイクロバブルが収縮していく過程で生成し，その安定性が極めて低いとされるが，電解質イオン存在下でマイクロバブルを圧壊すると，安定なナノバブルが発生すると報告されている[4]。また，ナノサイズのSPG（Shiras Porous Glass）膜を用いたナノバブルの作製が報告されている[4]。しかしながら，ナノバブルの存在や，物性については，未だ明らかにされていないことが多く，ナノバブル発生装置および測定装置の早急な開発が望まれている。

1.2 マイクロ・ナノバブル水の物性と製造技術

上述したように，市販されているマイクロ・ナノバブルの発生装置には，さまざまな発生機構が利用される。そのため，製造されるマイクロバブル水の物性に違いを生じるものと考えられる。例えば，超高速旋回方式で作製したバブル水は弱アルカリ化する。一方，加圧溶解方式で作製したバブル水では酸性化する[5]。物性の違いは，マイクロ・ナノバブル水の機能性に影響をもたらす[5]。以下，攪拌方式と超音波方式を例に，マイクロバブル水の物性に及ぼす発生方式の影響を紹介する。

液体中に存在するバブルは，サイズによってその挙動が変わる。あるサイズ以下になると，マイクロバブルの収縮が開始する。マイクロバブルが収縮し始めるときのバブル径を「臨界バブル径」と呼ぶ。また，バブル径が小さくなるにつれ，収縮速度が大きくなった[6]。バブル挙動への発生方式の影響を図2に示す。1％ショ糖ラウリン酸エステル（L-150A）水溶液を用いた場合，機械攪拌方式では臨界バブル径が約80μmであるのに対し，超音波方式では約40μmであった。マイクロバブルの特性に与える発生方式の影響が明らかであり，目的に応じた適切な発生方式の選択が重要であることがわかる。

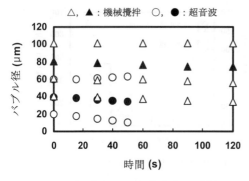
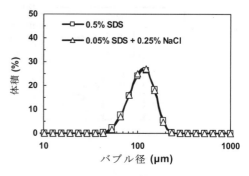

図2 バブル挙動に及ぼす発生方式の影響
(界面活性剤として,1%ショ糖ラウリン酸エステル(L-150A)を使用。▲,●は臨界バブル径)

図3 塩の添加効果

1.3 マイクロ・ナノバブルの物性と添加剤

　マイクロバブルの発生は,液体の種類によって大きく異なると報告されている[5]。また,マイクロバブルは非常に不安定なため,その作製および安定化には,界面活性剤,増粘剤および塩類などが用いられている。マイクロ・ナノバブルの特性を解明し,そして物性を制御するために,添加剤の添加効果を明らかにする必要がある。

　界面活性剤の濃度が臨界ミセル濃度(Critical Micelle Concentration, CMC)以下では,界面活性剤濃度の増加に伴い,バブル径が小さくなったが,CMC以上では,バブル径と粒度分布にはほとんど変化はなかった[6]。このことは,マイクロバブルを安定的に作製するためには,最適な界面活性剤濃度の決定と使用が重要であることを示唆した。通常では,安定的な作製が困難なCMC以下の水溶液にNaClを添加すると,作製されたマイクロバブル径の低減が観察された。例えば,SDSの濃度がCMC以下の0.05%の系に0.25%のNaClを添加する場合と,CMC以上の0.5%塩無添加系とを比較すると,両者の粒度分布と安定性は,ほぼ同じであった(図3)。塩を添加することによって,界面活性剤の添加量の低減が期待できる。NaCl濃度が表面張力およびミセルのゼータ電位に及ぼす影響を検討したところ,塩により表面張力およびミセル表面電位が低下することがわかった。すなわち,塩添加によりマイクロバブルの表面膜構造が改善されたことが,CMC以下での安定的な作製につながったと考えられる[6]。マイクロバブルの荷電性は,マイクロバブルの実用において,重要な意味を持つ。異なる荷電性を有する界面活性剤を用いることによって,異なる表面荷電性を持つマイクロバブルの作製が可能であると考えられる。

第7章 マイクロ・ナノバブル水の製造と利用

2 マイクロ・ナノバブル水の食品分野への利用

平成18年度に行われた調査の報告書[7]によると,マイクロバブル,微細気泡などのキーワードで検索した産業分野別の特許出願件数(1986~2006)は2355件であり,そのうち,IPC(国際特許分類)のメインクラスの分類においては,多い順番から,C(化学;冶金):789件,B(処理操作;運輸分離;混合):710件,A(生活必需品):471件であった。また,内容別に見ると,水処理関連が最も多く,マイクロ・ナノバブル発生装置,入浴,医療,船舶,半導体,材料分析,燃焼機関,洗浄,洗濯などに関する特許が多いと報告されている[7]。このことは,マイクロ・ナノバブル技術が幅広い分野で活用され始めていることを示唆している。以下,マイクロ・ナノバブル技術の食品関連分野への展開の動きとして,具体的な研究,実施事例を紹介する。

2.1 農業への利用

マイクロバブル処理を行うことで,様々な種類のガスを効果的に液層に溶解させることができる。農業・漁業への利用では,水耕栽培や海産物の養殖における水中の溶存酸素濃度の適正化による安定的な生産体制の確立が期待される。

並木ら[8]は,酸素要求性の高い作物であるトマト果実を対象として,溶存酸素濃度が水耕栽培時のトマト果実に及ぼす影響を評価し,溶存酸素濃度が高くなれば,開花から収穫までの日数が短縮されることを報告している。一方,トマトの水耕栽培時におけるエアレーション時間について検討を行い,最も長い時間エアレーションをした試験区で空洞果が多かったとの報告もあるため[9],マイクロバブルの導入に先だって,メリットとデメリットを十分に検討する必要がある。梨子木[10]は,マイクロバブルを利用することで,果菜類の収穫量の増加,収穫後期における収穫量の低下と品質の低下が軽減されることを報告している。一方,一部の篤農家が試験的にマイクロバブル水を栽培に導入したところ,植物の品質や生産性向上が認められたとの情報[11]もあるが,その具体的な方法は公開されていないのが現状である。今後,公的試験研究機関による研究の実施が強く望まれる。

2.2 水産業への利用

海水の循環が制限された海域では,夏季の強い日差しおよび梅雨期における河川からの淡水の流入により,水温躍層(上下方向の水温差が隣り合った上下の層と比べて大きい層),塩分躍層(上下方向の塩濃度差が隣り合った上下の層と比べて大きい層)が発生しやすい。水温躍層,塩分躍層の形成により海水の上層と下層に海水の密度差が生じると,鉛直混合が制限され,溶存酸素濃度は下層で大幅に低下する[12]。また,秋季において水温躍層,塩分躍層が解消されると,下

層の溶存酸素濃度の低い海水と混合することにより上層の溶存酸素濃度が低下し，養殖されている魚介類が秋季に被害を受けることも少なくない[13]。

持続的養殖生産確保法（養殖新法）においては，水産物の安定供給のための養殖漁場の水質の基準の一項目として，溶存酸素濃度が4.0 ml/Lを上回ることが挙げられており[14]，溶存酸素濃度が3 ml/L以下に低下すると，摂餌率が低下，2 ml/L以下では斃死が起こると報告されている[15]。そのため，漁場における溶存酸素濃度が適正であることは極めて重要である。しかし，カキの養殖が盛んな広島湾北部海域の10 m層における調査によれば，溶存酸素濃度が低下する夏季に赤潮が発生すると2 ml/Lを容易に下回る[16]。大成ら[16]は，広島のカキ養殖における赤潮被害の対処策として，カキ養殖筏近傍でマイクロバブル発生装置を稼動させる研究を実施し，溶存酸素濃度の明確な増加を確認している。また，マイクロバブル処理による溶存酸素濃度の上昇は，カキの生長促進にも有効であることが報告されている[16, 17]。

武田ら[18]は，生鮮ホタテガイの貝柱をプラスチック包装して保存する際に，マイクロバブル発生装置を用いて酸素を高濃度で溶解させたろ過海水を用いることが，硬化の遅延，品質の安定化に効果的であったことを報告している。

このように，水産業への利用に関しては，幅広い応用の可能性があり，今後も有望な分野であると考えられる。

2.3　排水処理への利用

平成13年の水質汚濁防止法改正により，暫定的に有害物質としてホウ素，フッ素，アンモニアおよびそれらの化合物，亜硝酸・硝酸化合物について排水基準が設けられた。その後継続的に一律排水基準への移行，もしくは暫定排水基準の強化などが行われている。また，平成17年度の下水道法の改正により，政令で定められた物質が公共下水道に流入した場合，応急処置を行うとともに，その事故の状況及び講じた措置の概要を公共下水道管理者に届けることが義務化された。

工場の操業により発生した汚水の処理において，公共下水道に排水する場合は下水道法，公共用水域や地下に排水する場合は水質汚濁防止法に従う必要がある。なお，水質汚濁防止法の方が基準が厳しく，例えば，下水道法施行令第九条の五に定められている排水基準では水素イオン濃度（pH）：5〜9，生物化学的酸素要求量（BOD）：600 mg/L，浮遊粒子状物質（SS）：600 mg/Lであるが，水質汚濁防止法においては，許容限度として，pH：5.8〜8.6，BOD：160 mg/L，SS：160 mg/Lなどが規定されている。

このように，わが国において排水基準は年々厳しくなっており，より効果的な排水処理法が求められている。マイクロバブルは，①効果的なガス溶解，②浮上分離による粒子状物質の吸着が可能であり，排水処理に適した技術であると考えられるが，対象の排水に適した方法を選択する

第7章 マイクロ・ナノバブル水の製造と利用

必要がある。

　アルカリ性の排水は，pHが基準値内に収まるように硫酸で中和するのが一般的である。硫酸の代替物質として二酸化炭素が検討されているが，反応効率，コストの面から導入が困難である[19]。高木[19]は，二酸化炭素マイクロバブルを作製することで効果的に二酸化炭素を溶解させ，アルカリ性の排水と反応させるシステムについて検討している。工場で発生する二酸化炭素を利用することで，環境配慮型のシステムの構築が期待される。

　豆腐・油揚げ製造工場で実際に稼動している排水プロセス内で，浮上分離による排水処理，工場内排水の濃縮による再利用についてマイクロバブル処理の適用が試みられており，浮遊粒子状物質（SS）を7割除去，全有機炭素（TOC）の一部を回収できたと報告されている[19]。また，下水処理時の余剰汚泥のオゾン水による処理について，オゾンマイクロバブルを用いることで分解時間の短縮とオゾン使用量の削減が可能であること[20]，浄水槽の大幅な省スペース化を図ることができること[21]が示されている。

2.4　殺菌への利用

　食品の殺菌方法としては，加熱殺菌および化学殺菌が代表的である。しかし，近年は，これらの方法に替わる食品の品質，人体，環境への負荷の低い殺菌方法が求められている。その1つの方法として，マイクロ・ナノバブルによる殺菌が検討されている。マイクロ・ナノバブルによる殺菌は，おもに3つのタイプに分けられる[22]。

　一つ目は，マイクロバブル自体の特性による殺菌である。マイクロバブルの圧壊時は，超高圧，超高温環境となり，それによりフリーラジカルが発生し，この高温とフリーラジカルにより，水中の微生物の殺菌，有機物の分解が行われると報告されている[23,24]。高橋ら[4]は，かまぼこの品質管理上問題となっていた耐熱細菌への対処法として用いられていたソルビン酸の代わりに，酸素ナノバブルを用いた殺菌工程を検討し，良好な結果が得られた例を報告している。

　二つ目は，ガス種の特性による殺菌である。対象のガス種としては，フッ素についで酸化力が強く，残留性がないオゾンが検討されている。従来のオゾン水は溶存オゾン濃度の低下が早いことが問題であったが，オゾンマイクロバブルを利用したオゾン水は，通常のバブリングによるオゾン水に比べて溶存オゾン濃度の半減期が3倍であることが報告されており[25]，一般のオゾン水より殺菌に用いることが容易であると思われる。高橋ら[26]は，カキのノロウィルスを不活化するには，オゾンナノバブルとオゾンバブリングの併用が効果的であること，また，オゾンナノバブルで蓄養することによりカキ体内の老廃物を分解し，外観品質が向上することを報告している。玉置ら[27]は，オゾンマイクロバブル水を水耕栽培時のフザリウム属菌制御に適用し，通常のオゾンバブリングより有効であることを示した。松村[28]は，ナノバブルオゾン水を豚舎の洗浄，

皮膚病の豚の治療に適用し，良好な結果が得られたこと，豚に2週間飲用させても毒性は見られなかったことを報告している．下田ら[29]は，25 MPa程度の加圧液中に二酸化炭素のマイクロバブルを供給して溶存濃度を上昇させることで，顕著な殺菌効果が得られることを明らかにした．

　三つ目は，界面活性剤の特性による殺菌である．イオン性界面活性剤は，その電荷により，アニオン性界面活性剤（負に帯電），カチオン性界面活性剤（正に帯電），両性界面活性剤（pHにより変化）に分けられる[30]．カチオン性界面活性剤には，直接の殺菌効果を持つものがあり，その利用が期待されるが，現時点では，日本においてカチオン性界面活性剤は食品添加物として認可されていない．今後の研究開発が待たれる．一方，微生物の多くは負に帯電しているため，界面活性剤により正に帯電させたマイクロバブルを用いることで，効果的な除菌が可能であると考えられる．

3　おわりに

　平成18年度に行われた調査の報告書[7]において，シーズとして育成するためには，マイクロ・ナノバブルに対して要求する効果を明確化する必要があることについて言及されている．マイクロ・ナノバブル水は，非常に有望な技術であると考えられるが，決して「魔法の水」ではない．残念ながら，マイクロ・ナノバブルはその特性，効果ともに不明な点が多く，参照できる情報が少ない．したがって，現場において適正な利用方法を普及させるためにも，その科学的な解明が強く求められている．

文　　献

1) 大成博文, 泡のエンジニアリング, 423-425, 株式テクノシステム (2005)
2) Xu, Q. Y., Nakajima, M., Ichikawa, S., Nakamura, N., and Shiina, T., A comparative study of microbubble generation by mechanical agitation and sonication, *Innovative Food Science and Emerging Technologies*, **9**(4), 489-494 (2008)
3) 許晴怡, 中嶋光敏, クリーンテクノロジー, **17**(1), 10 (2007)
4) 高橋正好, 微細気泡の最新技術, 303-318, 株式会社エヌ・ティー・エス (2006)
5) 大成博文, 化学工学, **71**(1), 155-159 (2007)
6) Xu, Q. Y., Nakajima, M., Ichikawa, S., Nakamura, N., Roy, P., Okadome, H., and Shiina, T., Effect of Surfactant and Electrolyte Concentrations on Bubble Formation and Stabilization, *J. Colloid Interface Sci.*, **332**(1), 208-214 (2009)
7) 独立行政法人新エネルギー・産業技術総合開発機構, 平成18年度　地域研究開発技術シー

第 7 章　マイクロ・ナノバブル水の製造と利用

ズ育成調査委託事業「超微細気泡の特性と利用に係る技術動向調査ならびに関連調査」調査委託成果報告書（2007）
8) 並木ほか，蔬菜水耕栽培の実用化に関する研究XIV：生育段階別の溶存酸素供給量の差異がトマトの生育と収量におよぼす影響，**28**，p31-39（1976）
9) 景山詳弘，水耕によるトマトの密植低段栽培に関する研究（第 4 報）：培養液中の溶存酸素濃度が養水分吸収と果実生産に及ぼす影響，岡山大学農学部学術報告，**58**(1)，p23-29（1981）
10) 梨子木久恒，マイクロバブル・ナノバブルの最新技術，シーエムシー出版，p215-221（2007）
11) 高橋正好，マイクロバブル・ナノバブルの最新技術，シーエムシー出版，p299-312（2007）
12) H. Tsutsumi and T. Kikuchi, Benthic ecology of a small cove with seasonal oxygen depletion caused by organic pollution, *Publ. Amakusa Mar. Biol. Lab.*, **7**, p17-40 (1983)
13) 堤裕昭，マイクロバブル・ナノバブルの最新技術，p222-230，シーエムシー出版（2007）
14) 水産庁資源生産推進部栽培養殖課，持続的養殖生産確保法執務参考資料，p90（1999）
15) 横山寿（海面魚類養殖漁場の環境基準　―その施策と問題点―，養殖研報，**29**，p123-134（2000）
16) 大成博文ほか，マイクロバブル技術によるカキ養殖効果，水工学論文集，**46**，p1163-1168（2002）
17) 大成博文，マイクロバブル発生技術による閉鎖水域の水質浄化と水環境蘇生に関する研究，文部省科 学研究補助金，基盤研究（B），研究成果報告書（2000）
18) 武田忠明ほか，ホタテ活貝柱の高鮮度保持技術，水産研究成果情報（2007）
19) 高木周，マイクロバブルによる省エネ排水処理システムの開発，独立行政法人新エネルギー・産業技術総合開発機構 平成18年度　産業技術研究助成事業 研究成果報告書（最終）（2007）
20) 坂東芳行ほか，余剰汚泥のオゾン分解に及ぼすマイクロバブルの影響，混相流研究の進展 3，p51-57（2008）
21) Gong, X. *et al.*, A numerical study of mass transfer of ozone dissolution in bubble plumes with an Euler-Legrange method, *Chemical Engineering Science*, **62**, p1081-1093 (2007)
22) 中村宣貴，椎名武夫，マイクロバブル・ナノバブルの最新技術，p197-203，シーエムシー出版（2007）
23) 高橋正好，微細気泡の最新技術，p3-12，エヌ・ティー・エス（2006）
24) 高橋正好，泡のエンジニアリング，p377，テクノシステム（2005）
25) 福元康文ほか，水-基礎・ヘルスケア・環境浄化・先端応用技術-，p425，エヌ・ティー・エス（2006）
26) 高橋正好，食品工業におけるマイクロバブルやナノバブルの可能性，食品工業，**47**(16)，p43-49（2004）
27) 玉置雅彦，マイクロバブル・ナノバブルの最新技術，p204-214，シーエムシー出版（2007）
28) 松村栄治，養豚の友，㈱日本畜産振興会，2008年 2 月号，p80-81（2008）
29) 下田満哉，筬島豊，ミクロバブル超臨界炭酸ガス殺菌，防菌防黴，**29**，99-106（2001）
30) 最新・界面活性剤の機能創製・素材開発・応用技術，P206，技術教育出版（2005）

第8章　多孔質ガラス膜によるマイクロ/ナノバブルの生成技術

久木崎雅人*

1　はじめに

　科学的および技術的視点から，ナノバブルやマイクロバブルに対する関心が高まっている。これらの微細気泡は，従来の粗大な気泡と比較して，ガス体積あたりの気液界面積の増大，液中滞留時間増長，Laplace圧に基づく気泡内のガス加圧効果などが顕著となる。著者らは，ナノスケールの均一な微細孔を有する多孔質ガラス膜[1,2]を散気管（スパージャー）として利用し，水相に界面活性剤を適量添加する条件下で，サイズの均一なナノバブルやマイクロバブルを生成する技術を開発した[3,4]。この方法の最大の特徴は，多孔質ガラス膜の孔径を変えることにより狙ったサイズのナノバブルやマイクロバブルを生成できることである。ここで用いられる多孔質ガラス膜は，ガラスの相分離現象を利用して作成されるガラス膜で，①孔径分布がシャープであること，②50 nmから20 μmの極めて幅広い範囲で孔径を制御できるという特長がある。これまで，ナノバブルの生成法として，特殊な超音波発信器を用いて水相中に超音波キャビテーションを発生させて生成する方法[5]や特殊な条件下で水を電気分解し，ナノバブルを生成する方法[6]などが報告されている。また，マイクロバブルを生成する手法としては，旋回流法[7]，加圧溶解法，イジェクター法，およびマイクロチャネル法[8]などが報告され，これらの一部はすでに実用化されているものもあるが，これらの方法では，ナノバブルの生成は困難とされている。
　本章では，まず，多孔質ガラス膜を用いたナノバブル/マイクロバブル生成法について概説し，その生成条件を述べる。また，本手法による食品分野への応用可能性を紹介する。

2　多孔質ガラス膜を用いるナノバブル/マイクロバブル生成法

　図1に多孔質ガラス膜を用いたナノバブル生成の概念図を示す。多孔質ガラス膜の細孔を介して分散相となる気体を，連続相となる液体（水相）に圧入分散し，微細気泡を生成する[3]。ここで，水相に適量の界面活性物質を添加する必要がある。多孔質ガラス膜はいわゆるスパージャーとしての役割を有し，膜の均一な細孔を反映して，サイズの揃ったナノバブルやマイクロバブルを生

---

*　Masato Kukizaki　宮崎県工業技術センター　材料開発部　副部長

第8章　多孔質ガラス膜によるマイクロ/ナノバブルの生成技術

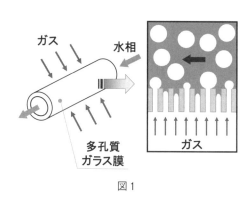

図1

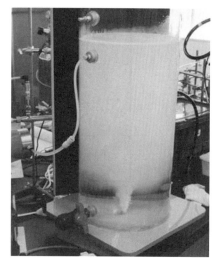

写真1

成することができる。生成する気泡の径D_bと使用する膜の細孔径D_pは，下記式に示すように比例関係にある。

$$D_b = kD_p \tag{1}$$

式(1)の比例定数kは，条件にもよるが，一般に7から9の範囲にある。気泡径1μm以下のナノバブルを生成する場合は，孔径がサブミクロン以下の多孔質ガラス膜を用いる。空気/0.2 wt.%ドデシル硫酸ナトリウム（SDS; Sodium dodecyl sulfate）水溶液の分散系で，孔径70 nmの多孔質ガラス膜からナノバブルが生成する様子を写真1に示す。本手法により最小約600 nmのナノバブルを生成することができるが，生成するナノバブルは光により散乱されて白濁した外観を呈する。また，レーザ回折散乱法により測定したナノバブルの気泡径分布を図2に示す。比較のため，純水に気泡を生成したときの結果も示した。図から明らかなように，界面活性剤を添加したときは，分布のシャープなナノバブルが生成するが，純水の場合は粗大な気泡が生成する。水相に添加した界面活性剤の役割は図3に示すように，細孔から生成したナノバブルの表

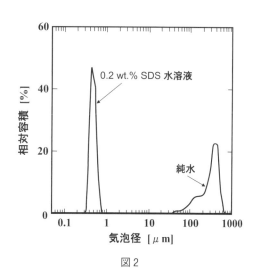

図2

フードナノテクノロジー

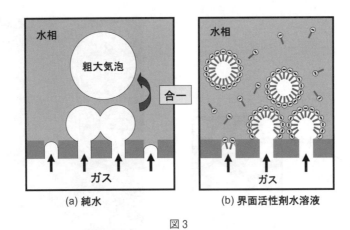

図3

面に界面活性剤が吸着することにより，気泡の合一を抑制するためと考えられる。

3　ナノバブル／マイクロバブル生成装置

　ナノバブル生成装置の構成を図4に示す。装置は，多孔質ガラス膜を装着した膜モジュール，ガス供給ラインおよび液送ポンプによる水相循環ラインから成る。多孔質ガラス膜は通常，管状の膜が用いられ，膜の機械的強度を考慮して比較的径の細い外径5 mmの膜を使用する（写真2）。装置をスケールアップする場合には，写真3に示すように膜面積を増大させるため膜を並

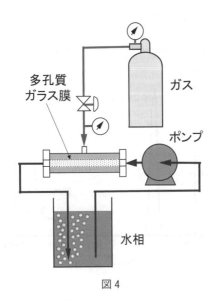

図4

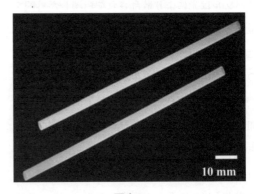

写真2

第8章　多孔質ガラス膜によるマイクロ/ナノバブルの生成技術

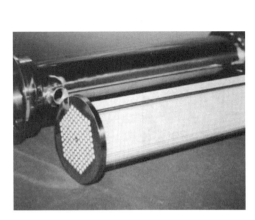

写真3

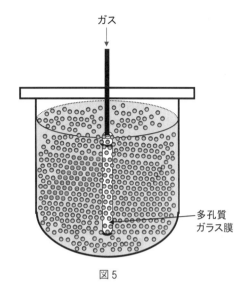

図5

列に装着した大型の膜モジュールを使用する。ガスはボンベを用いるが，空気の場合はエアコンプレッサーでも代用できる。ガス圧はナノバブルの場合で通常3〜5MPa，マイクロバブルの場合で0.1〜0.9MPaである。水相は液相ポンプを用いて膜モジュールに送り，モジュール内で気泡を生成させた後，水相タンクに戻す。マイクロバブルを生成させる場合で，水相にポンプを使用しないときは，図5に示すように管状膜の内側からガスを供給し，膜の外側に気泡を生成させることも可能である。

4　多孔質ガラス膜の作成法と特長

多孔質ガラス膜は図6に示すように$CaO-Al_2O_3-B_2O_3-SiO_2$系ガラスの相分離現象を利用して作成される[2]。まず，ガラスの原料を1400℃で溶融した後，急冷し，基礎ガラスを作成する。次に，このガラスを管や板に成形し，650〜750℃の範囲で熱処理するとガラスが$CaO-B_2O_3$系ガラスと$Al_2O_3-SiO_2$系ガラスに相分離し，前者が酸に溶出し易いことを利用して，熱処理したガラスを酸に浸漬すると多孔質ガラスができる。多孔質ガラスの細孔径は熱処理条件を調節することにより，50nmから20μmの範囲で調節できる。多孔質ガラスは写真4に示すように円筒状の均一な細孔が3次元的にからみあった複雑な細孔構造をし，ガラス骨格にAl_2O_3を多く含むため，耐水性や耐酸性に優れる。また，気孔率が55〜60％と比較的高いにも関わらず，膜の機械的強度が高い。この多孔質ガラスは南九州に豊富に産出される火山灰「シラス」[1]を主原料にして作成されるため，シラス多孔質ガラス（SPG）と称されている。

フードナノテクノロジー

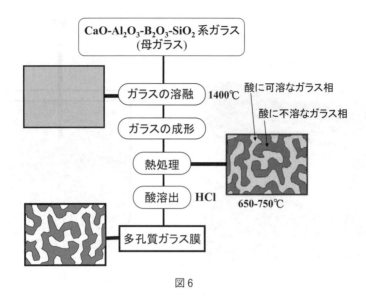

図6

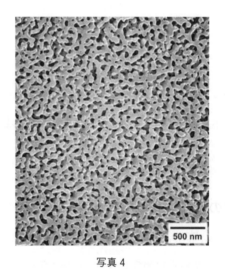

写真4

5 ナノバブル/マイクロバブルの生成条件

　生成するナノバブル/マイクロバブルのサイズや分布に関与する因子は3つに大別される。1つ目は膜の表面や構造に関する因子である。2つ目は操作条件に関する因子，すなわちガスと水相の差圧（膜透過圧）と水相の流速である。3つ目は分散系の組成，すなわちガスの種類，水相に添加する界面活性剤の種類や濃度および水相の粘度などが挙げられる。本手法では，図7に示すように水相の表面張力γに抗してガスを多孔質ガラス膜の細孔に加圧し，ある一定の圧（バブ

第8章　多孔質ガラス膜によるマイクロ/ナノバブルの生成技術

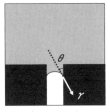
ガスの膜透過

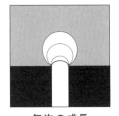
気泡の成長

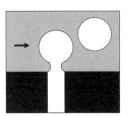
気泡の脱離

図7

ルポイント圧，P_{BP}）で気泡が生成する。このときバブルポイント圧は下記のYoung-Laplace式で表される。

$$P_{BP} = \frac{4\gamma\cos\theta}{D_p} \tag{2}$$

ここでθは膜と水相との接触角である。ナノバブルを生成するためには膜の孔径を0.1μm以下に設定する必要があるので，この分散系でのバブルポイント圧は2MPa以上に設定しなければならない。水相に添加する界面活性剤は，生成する気泡のサイズや分布に大きな影響を及ぼす[9]。界面活性剤は合成系と天然系に大別され，用途に応じて最適な界面活性剤を選択しなければならない。合成系の界面活性剤は食品用，医用，工業用などさまざまな分野で使用されており，親水基の荷電によりアニオン系，非イオン系およびカチオン系に分類される。食品用として利用されている活性剤は非イオン系の比較的分子量の大きいものが多い。また，天然系ではアルブミンやカゼインなど水溶性タンパク質などが挙げられる。添加する界面活性剤の濃度は，ミセルを形成し始める濃度（臨界ミセル濃度，CMC）を目安に設定する必要がある。

　ナノバブル/マイクロバブルの気泡径分布のほかに重要なことは，液中の気泡濃度（ボイド率）である。すなわち，所定のサイズの気泡をどれくらいの濃度で液体に注入するかは，実用上大変重要となる。ボイド率に寄与する因子で重要となるのは，膜面積と膜透過圧である。単位膜面積あたり，どれくらいのガスを膜に供給するかを示す膜透過流束J_gは，次式で表される。

$$J_g = \frac{k(\Delta P - P_{BP})}{\eta R_m} \tag{3}$$

ここで，kは活性孔比率（総細孔数に対する気泡の生成に関与する細孔数の比率），ΔPは膜透過圧，ηはガスの粘度，R_mは膜の動水力学的抵抗（膜抵抗）であり，多孔質ガラス膜は均一な円筒状の細孔であることから，次式で表される[10]。

$$R_m = \frac{32\tau\Delta x}{p D_p^2} \tag{4}$$

ここで，τ，Δxおよびpは膜構造に関する因子で，それぞれ膜の曲路率，膜厚および気孔率である。

6 ナノバブル／マイクロバブルの特性

写真5に，ナノバブルとマイクロバブルを生成した後の経時変化の様子を示す。気泡径が小さいほど液中の気泡滞留時間は長いことが明らかである。この滞留時間は，使用したガスや界面活性剤の種類，および水相の粘度などにより影響を受ける。図8にナノバブルにおいて生じると考えられる現象を示す。ナノバブルは気泡径が1μm以下であるので，ブラウン運動の効果が発現し，しかもガスと水との比重差による浮上が抑制されるため，液中滞留時間が増長する。気泡内のガスは気泡表面（気液界面）を介してガスが溶解する。また，逆に液中に溶解したガスを気泡が取りこむ場合もある。水相に溶解した界面活性剤は気泡表面に吸着し，界面活性剤の親水基がイオン性の場合，気泡表面に荷電が付与される。界面活性剤の吸着は気泡同士の凝集や合一に大きな影響を及ぼす。また，ナノバブルはそのサイズ効果により気泡内が加圧された状態となる。このことは，気泡内ガスの溶解を一層促進する。気泡内圧力ΔPは水相の表面張力と気泡直径D_bを用いて次式で表される。

$$\Delta P = \frac{4\gamma}{D_b} \tag{5}$$

この式から，気泡サイズが小さいほど，また水相の表面張力が高いほど気泡内圧は増大することがわかる。

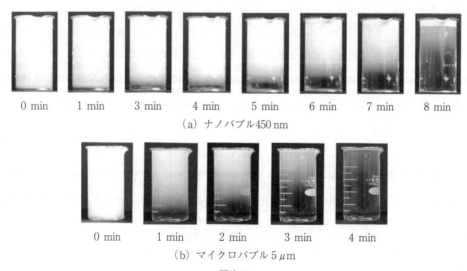

(a) ナノバブル450 nm

(b) マイクロバブル5μm

写真5

第8章　多孔質ガラス膜によるマイクロ/ナノバブルの生成技術

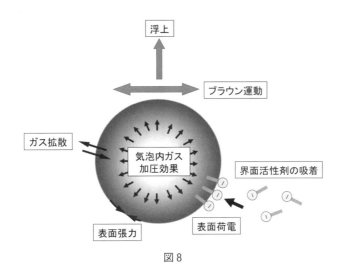

図8

7　ナノバブル/マイクロバブルの食品分野への応用

多孔質ガラス膜を用いるナノバブル/マイクロバブルを工業的に利用する場合に留意すべき点は，界面活性剤の使用である。界面活性剤を使用できない分野の応用には，本手法は適用できない。食品分野への応用では，上述のように気泡含有食品，微生物や細胞など培養におけるガス溶解プロセス，気泡の表面に特定の有価物質を吸着した後，気泡を浮上させて液と気泡を分離させて有用物質を回収する泡沫分離プロセス，気泡の表面で反応を効率的に行わせるプロセスなどが考えられる。

気泡含有食品で代表的なホイップクリームは，一般にクリーム（濃厚エマルション）にガスを吹き込み，気泡を含有させてつくられる。本手法を利用して，クリームにサイズの揃ったナノバブル/マイクロバブルを注入すると，これまでにないテクスチャーのホイップを作成できる。写真6は，気泡径700 nmの窒素ナノバブルを合成クリームに注入して作成したホイップクリームの外観である。これまでの実験から，保形性，離水性，オーバーランなどのクリームの品質を左右する性質を任意にコントロールできることが明らかになっている。なお，クリームには，乳化剤があらかじめ含まれているので界面活性剤を新たに添加する必要はない。

微生物や細胞などの培養におけるガス溶解プロセスや，有価物回収を目的とした泡沫分離プロセスでは，ナノバブル/マイクロバブルの広大な気液界面積を利用し，物質移動速度を増大させることができる。

フードナノテクノロジー

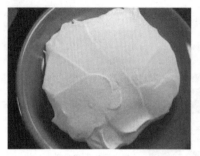 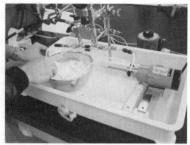

写真6

8 おわりに

　これまでにさまざまなナノバブル/マイクロバブルの生成法が報告されている。細孔を介して気泡を生成する方法はよく知られており，特に目新しい手法ではないが本手法は①均一なナノサイズの極微細孔を利用し，②水相に適量の界面活性剤を添加することによりサイズの揃ったナノバブル/マイクロバブルを生成することが可能になった。また，本手法は，界面活性剤を使用する点で工業的利用に制約があるけれども，食品のみならず，医用工学や生物工学でもその応用が期待されている。また，ナノバブルの特性は未だ十分に解明されていないため，基礎的な研究も欠かせない。ナノバブルの研究が，科学と技術の両面から今後進展していくことを期待したい。

文　　献

1) T. Nakashima *et al., Nippon Kagaku Kaishi*, **8**, 1231（1981）
2) M. Kukizaki *et al., Membrane*, **29**, 301（2004）
3) M. Kukizaki *et al., Kagaku Kogaku Ronbunshu*, **30**, 654（2004）
4) M. Kukizaki *et al., J. Membr. Sci.*, **386**, 281（2006）
5) J.-Y. Kim *et al., J. Colloid Interf. Sci.*, **223**, 285（2000）
6) K. Kikuchi *et al.*, **298**, 914（2006）
7) M. Takahashi *et al., Phys. Chem. Lett*, **107**, 2171（2003）
8) M. Yasuno *et al., AIChE J.*, **50**, 3227（2004）
9) M. Kukizaki *et al., Colloids Surf. A*, **326**, 129（2008）
10) G.T. Vladisavljevic *et al., J. Membr. Sc.i.*, **250**, 69（2005）

第4編　食品のナノスケール評価技術

第1章　ナノスケール食品素材の作製と特性評価

市川創作*

1　はじめに

　ナノテクノロジーは，材料や情報通信の分野で発展し，革新的な技術開発により新たな産業分野を創出すると共に，社会に様々な利便性をもたらしている。その一方で，ナノテクノロジーにより造り出された無機ナノ材料等の安全性について科学的な評価が始められている。食品関連の分野においても，食品製造に利用される生体由来の成分をマイクロからナノスケールのサイズに加工する技術の開発と共に，その物理学的特性や生体におよぼす影響評価が重要となり，検討が進められている[1〜5]。

　一般に，ナノスケールの加工を行なう手法は，トップダウン法とボトムアップ法に大別される。このうち，大きなサイズのものを微細化加工によりナノサイズ化するトップダウン法は，剪断力など多くのエネルギーを系に投入する必要があり，生体成分である食品素材を加工する場合は変性や活性を損なう場合がある。一方，分子の集積化によりナノサイズのものを作製するボトムアップ法は比較的省エネルギーな手法であり，生体由来の機能性分の活性を損なわない穏やかな環境でナノサイズの加工が行えると期待されている。本稿では食品として供することのできる生体由来の成分を素材として使用し，分子間の相互作用を利用した集合化・組織化により，主としてナノスケールの食品素材を作製する手法と，作製したナノ食品素材の特性評価について筆者らの検討を紹介する。

2　食品機能成分の担体としてのリン脂質リポソーム（ベシクル）の作製と評価

　リポソーム（ベシクル）は，リン脂質などの両親媒性分子により形成される二分子膜が閉鎖小胞構造を形成したナノからマイクロメートルオーダーの分子集合体である。生体膜のモデルや人工細胞の開発に加えて，食品や医薬品，化粧品などの産業分野では生理活性物質の担体として様々な利用法が検討されている[6〜9]。

---

*　Sosaku Ichikawa　筑波大学大学院　生命環境科学研究科　准教授

フードナノテクノロジー

2.1 ナノサイズに制御されたリポソームの作製と評価
2.1.1 ナノサイズリポソームの作製

　リン脂質の薄膜を水和するバンガム（Bangham）法により，多層・多分散なリポソームを作製した。この方法で，親水性の機能性成分をリポソーム内部の閉鎖微小水相に内包し，担持させる場合は，水和に用いる水溶液に担持させる機能成分を溶解しておく。得られたリポソーム懸濁液を，均一な孔径を有するポリカーボネート膜に強制透過させるエクストルージョン法と呼ばれる処理を行なうと，脂質膜が単層で大きさの揃ったリポソームが形成される。エクストルージョン処理の前後におけるリポソームの電子顕微鏡写真を，第2編4章の「食品ナノスケール観察のための透過型電子顕微鏡技術」の項に示したので参考にされたい。

2.1.2 ナノサイズリポソームの動的光散乱法によるサイズ評価

　液体に分散したナノサイズの微粒子のサイズ評価には，動的光散乱法が有効である。光散乱法は，系に外力を加えず非破壊的に分析が行なえるため，微粒子の分散状態をそのまま反映した情報が得られる。なお，光散乱分析のうち，静的光散乱法では，分散質の分子量，その形と大きさ（慣性半径），相互作用などを求めることができる[10,11]。

　液体に分散している小さい球形の等方性粒子からの光散乱強度の時間変化が，その粒子のブラウン運動だけによるとし，その運動は拡散方程式に従うとする。また，液は十分に希薄で異なる粒子に相関は無いとして，粒子の並進拡散係数をDとおくと，散乱光の一次の相関関数$g^{(1)}(\tau)$は，次式で与えられる。

$$g^{(1)}(\tau) = \exp(-Dk^2\tau)\exp(-i\omega_0\tau) \tag{1}$$

　ここで，kは$(4\pi/\lambda)\sin(\theta/2)$である。実験的に時刻$t$と$t+\tau$における散乱光の相関関数$G_n(\tau)$を測定し，その値から$|g^{(1)}(\tau)|^2$を求める。その対数値を相関時間$\tau$に対してプロットした減衰曲線は直線となり，その勾配から(1)式により粒子の並進拡散係数Dが求められる。このDの値と次式に示すアインシュタイン-ストークスの式から粒子の半径（流体力学的半径）aが求まる。

$$D = (k_B T)/(6\pi\eta a) \tag{2}$$

　ポリスチレンラテックスの単分散球形微粒子が水中に分散した系はこの理論と実験値がよく一致するため，動的光散乱法で粒子径を求める際の標準試料としてよく用いられる。

　実際の微粒子は単分散ではないことが多く，その場合キュムラント法で二次級数展開を行ない，キュムラント平均粒子径と，粒径分布の分散の程度の指標となる多分散指数が求められる。また，測定で得られた減衰曲線を大きさの異なる個々の粒子の減衰曲線の総和として捉え，これを

第1章　ナノスケール食品素材の作製と特性評価

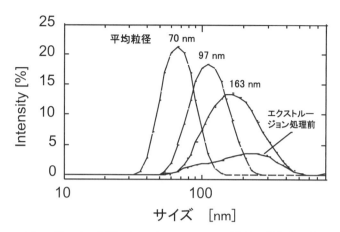

図1　エクストルージョン法により調製したリポソームのサイズ分布を動的光散乱法により求めた結果

数学的に分離することで粒子径分布ヒストグラムを求める処理が行なわれている。

　図1に，エクストルージョン処理前と処理後のリポソームのサイズを動的光散乱法により評価した結果を示した。処理前は，サイズ分布が幅広く比較的大きなリポソームが形成されていることがわかる。しかし，エクストルージョン処理を行なうと透過させる膜の孔径に応じて，その平均径は163 nm，97 nm，さらには70 nmと小さくなり，分布幅の狭い比較的単分散なリポソームへとサイズ分布が制御されていることがわかる。

2.2　脂質被覆氷滴水和法によるベシクルのサイズ制御と物質内包率の向上
2.2.1　脂質被覆氷滴水和法によるベシクルの作製法

　ベシクル（リポソーム）に物質を担持させる場合，水難溶性の疎水的な物質は，疎水相互作用によりベシクルの脂質膜に分配するため，比較的容易に担持させることができる。また，ベシクルの脂質膜と静電相互作用，あるいはアフィニティー相互作用を有する物質であれば，効率的に担持できる。しかし，脂質膜と相互作用しない親水的な物質をベシクル内の微小な水相に内包化することで担持させる場合，その内包効率は一般的に極めて低い。また，ベシクルの大きさはキャリアとしての特性に大きく影響すると考えられるため，調製時にそのサイズを制御できれば，最適なシステムの構築に有利である。さらに，ベシクルに疎水性および水溶性の機能性物質を同時に効率よく担持できれば，新たな機能を有するベシクル製品の開発も期待される。このような背景から，親水性物質を効率的に内包化すると共にサイズも制御できるベシクル調製法の開発を目指し，マイクロチャネル（MC）乳化法で調製した単分散エマルションを基材とする新しいベシクル調製法，すなわち"脂質被覆氷滴水和法"について検討を行なった[12〜17]。

フードナノテクノロジー

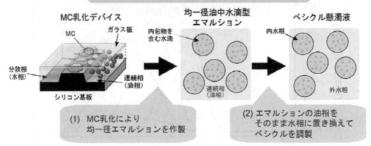

図2 脂質被覆氷滴水和法による単分散W/Oエマルションを基材とした
物質内包ベシクル調製手順の模式図

　単分散油中水滴型（W/O）エマルション（乳化懸濁液）を基材とした脂質被覆氷滴水和法によるベシクル調製手順の模式図を図2に示した。はじめに，マイクロチャネル（MC）乳化法により，ベシクルに内包したい親水性物質を含む大きさが均一のW/Oエマルションを調製する。次に，この親水性物質を包含した水滴を脂質膜で覆うと共に，外側の油相を水相に置き換える操作を行ない，水滴がそのまま内部水相となるようにベシクルを調製する。この方法が実現できれば，形成されるベシクルの大きさはエマルション水滴の大きさを反映するため，均一なサイズのエマルション水滴を基材として使えば，大きさの揃ったベシクルを調製できると考えられる。また，物質を包含したエマルション水滴がベシクルの内部水相となるため，高い内包率が期待される。さらには，多数のエマルション滴から多数のベシクルが同時に得られるため量産化にも対応できる作製法である。

2.2.2　ベシクルへの親水性物質の内包化

　図2の調製コンセプトに基づき，下記の手順でベシクルの調製を試みた。まず，食品添加物として食品製造にも利用可能なSpan 80を乳化剤として含むヘキサンを連続相として，種々の液滴径を有する単分散W/Oエマルションを作製した。チャネル形状の異なる種々のMC基板を用いて乳化条件の検討を行ない，平均液滴径が数μm～数十μm，変動係数（平均粒径に対する粒径の標準偏差のパーセント割合）が5～10%程度の単分散なW/Oエマルションを得ることができた。

　次に，調製した単分散なW/Oエマルションを液体窒素で凍結させた後，これを0℃以下に保つことで，水相であるエマルション水滴が固体化した氷滴が，液体状態の油相（ヘキサン）に分

第1章　ナノスケール食品素材の作製と特性評価

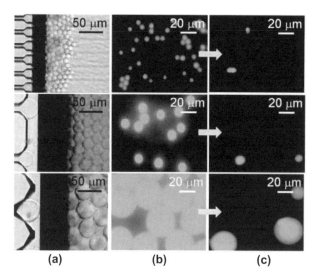

図3　脂質被覆氷滴水和法により液滴径の異なるW/Oエマルションを基材として調製した物質内包ベシクルの顕微鏡画像
（a）MC乳化法による基材W/Oエマルションの作製，（b）分散相水滴に水溶性の蛍光物質カルセインを含むW/Oエマルションの蛍光顕微鏡画像，（c）調製したベシクルの蛍光顕微鏡画像　水溶性蛍光物質であるカルセインを内部水相に内包し，基材エマルションの液滴径を反映した大きさの揃ったベシクルが形成[15]

散した懸濁液を得た。続いて，水相を凍結させたまま油相の一部を除去し，ここにベシクル構成脂質を溶解した油を添加する操作を繰り返すことで，連続相中に含まれるSpan 80を希釈・洗浄すると同時に，ベシクルの形成に必要な脂質（主にegg PC，コレステロールおよびステアリルアミンの混合物）を含む連続相へと置換した。その後，サンプルの温度を0℃以下に保ったまま油相のヘキサンを蒸発・除去することで，ヘキサンに溶解していた脂質を氷滴の周囲に析出させ，氷滴の周囲が脂質膜の層で覆われた脂質被覆氷滴を作製した。これに外水相溶液を添加して脂質膜を水和することで，ベシクルを調製した。

　この脂質被覆氷滴水和法により調製したベシクルの顕微鏡写真を図3に示した。得られたベシクルの粒径は，基材としたエマルションの平均液滴径を反映していた。また，調製されたベシクルの内水相が蛍光を発していることから，水溶性のモデル内包物であるカルセインを内包したベシクルが形成されていることがわかった。調製条件の検討により，モデル内包物であるカルセインに対して43％という高い内包率を達成することができた。

3 キトサンおよびカルボキシメチルセルロース(CMC)の酵素加水分解物を利用したナノ粒子形成

生体由来の荷電性高分子であるキトサンおよびカルボキシメチルセルロース(CMC)を使用してナノ粒子を形成する手法について検討を行なった[18,19]。

通常，キトサンとCMCの水溶液を混合すると，大きなゲルが形成されてしまう。そこで，キトサンを酵素キトサナーゼあるいはリゾチームで加水分解してキトサン加水分解物を調製し，その一方で，カルボキシメチルセルロース(CMC)を酵素セルラーゼで加水分解したCMC加水分解物を調製した。これらの加水分解物を適切な条件で混合することで，大きさが200nm程度のナノ粒子が自発的に形成されることがわかった。

ナノ粒子の作製条件と粒径の関係について系統的に検討した結果，各加水分解物の分子量，および，混合比を変えると粒径が変化し，キトサン加水分解物の分子量を9.5×10^4から6.8×10^4へと小さくすると，粒径は226 nmから165 nmへと減少した。また，キトサンのアミノ基とCMCのカルボキシル基の混合モル比によって粒径が変化し，最も小さい粒子で183 nmとなった。この混合比がどちらに変化しても粒径は大きくなった。これらの粒径変化について，図4に模式的に示した様に，キトサンとCMCの静電相互作用による複合体形成の機構と関連付けて考察した[18]。

さらに，キトサン—CMCナノ粒子に荷電を有する生体高分子を効率的に内包できること，さらには，キトサナーゼにより加水分解したキトサンを使った粒子に酵素リゾチームを作用させると内包物が徐放されることを明らかにした[19]。

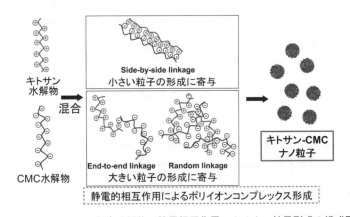

図4 キトサンとCMC加水分解物の静電相互作用によるナノ粒子形成の模式図[18]

第1章　ナノスケール食品素材の作製と特性評価

4　Chemo-enzymatic法による両親媒性キトサンオリゴ糖の調製とそのナノ集合体形成

　生体由来のカチオン性高分子であるキトサンの部分分解物である親水性のキトサンオリゴ糖のアミノ基に疎水性の中～長鎖脂肪酸側鎖を導入すると，キトサンオリゴ糖に由来する生理活性[20]と界面活性を併せ持つ両親媒性キトサンオリゴ糖（Amphiphilic Chitosan Oligosaccharides: ACOS）が得られる。既存の方法では，高分子のキトサンを加水分解して得られたオリゴ糖に脂肪酸を結合させてACOSを調製しているが，生理機能が高いとされる長いオリゴ糖鎖を持つACOSの調製は困難である。そこで，高分子のキトサンにあらかじめ化学的に脂肪酸鎖を導入し，酵素を利用してこれを選択的に加水分解するchemo-enzymatic法により，オリゴ糖鎖長が制御されたACOSの調製法を開発した（図5）[21]。また，調製したACOSが水溶液中でナノサイズの分子集合体を形成することを見出し，その集合体形成特性についても検討した[21]。

　Chemo-enzymatic法によるACOSの調製は，まず酢酸に溶解したキトサンをメタノールの存在下でデカン酸無水物と反応させてキトサンの化学的なN-アシル化を行ない，N-デカノイルキトサンを調製した。この際，原料のキトサンに対するデカン酸無水物の量を調節することで，N-デカノイルキトサンの脂肪酸側鎖の導入率の制御を試みた。キトサンのアミノ基の単位モル量あたりの脂肪酸側鎖の導入率（RFA）は，赤外分光法により求めた。次に，調製したN-デカノイルキトサンを回収し酢酸緩衝液/メタノールに溶解または懸濁した状態で，酵素キトサナーゼによる加水分解を行なった。

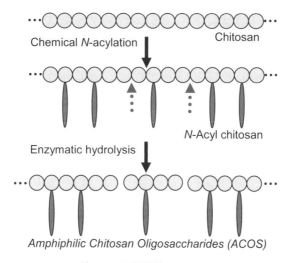

図5　Chemo-enzymatic法による両親媒性キトサンオリゴ糖調製手順の模式図

調製の結果，N-アシル化反応時により多くのデカン酸無水物を使用すると，脂肪酸側鎖の導入率（RFA）が高いN-デカノイルキトサンが得られることがわかった。また，この脂肪酸側鎖を導入したキトサンをキトサナーゼにより加水分解した結果，RFAが高いほど高分子量の生成物が得られることがわかった。RFAが約14%の試料について質量分析を行なった結果，オリゴ糖鎖の重合度が4〜12程度の生成物が含まれており，既存の手法では調製が困難な長いオリゴ糖鎖を持つACOSを調製できることがわかった。

得られたACOSを濃縮，凍結乾燥して粉末化した後，純水に再分散させると，RFAが15%以下の試料では透明〜半透明の分散懸濁液が得られた。ピレンをプローブとした蛍光分析の結果，これらの試料では分子集合体が形成されていることが示唆され，集合体形成に必要な臨界凝集濃度（Critical Aggregation Concentration：CAC）はRFAの値が大きいほど低くなる傾向が認められた。また，RFAを5〜15%の範囲で変化させることにより，得られる分子集合体の粒子径を30〜120 nmの範囲で制御できることがわかった。

以上の結果から，chemo-enzymatic法でACOSを調製することで，脂肪酸側鎖の導入率，並びに，オリゴ糖鎖の重合度を制御して，ACOS分子の親水性―疎水性バランスを変化させ，ナノ集合体の形成挙動をコントロールできることがわかった。

5　おわりに

生体由来の成分を素材として，分子の相互作用を利用した集合化・組織化により，主としてナノサイズの粒子を作製するナノスケール加工，並びに，作製した粒子の特性について紹介した。分子間に働く静電相互作用や疎水相互作用を調製条件により適切に制御することで，様々な大きさや形態，特性を有する粒子を調製することができた。今後さらに検討を進め，生体由来の素材・生物資源を巧く組み合わせて集合化・組織化し，食品製造に利用できる安全な機能性ナノ食品素材の開発を進めたい。

文　献

1) 農林水産省農林水産技術会議プジェクト研究「生物機能の革新的利用のためのナノテクノロジー・材料技術の開発（平成14〜18年度）」，http://www.s.affrc.go.jp
2) 農林水産省農林水産技術会議プジェクト研究「食品素材のナノスケール加工及び評価技術

第1章 ナノスケール食品素材の作製と特性評価

  の開発（平成19～23年度）」，http://www.s.affrc.go.jp
3) 農林水産省農林水産技術会議事務局技術政策課「欧米における食品分野のナノテクノロジー安全性確保に関する研究動向調査」（2007），http://www.s.affrc.go.jp/docs/kankoubutu/foreign/no49.pdf
4) 米国農務省HP，http://www.csrees.usda.gov/nanotechnology.cfm
5) 米国食品医薬品局HP，http://www.fda.gov/nanotechnology/
6) P. Walde, S. Ichikawa, *Biomol. Eng.*, **18**, 143-177（2001）
7) T. M. Taylor, P. M. Davidson, B. D. Bruce, J. Weiss, *Critical Rev. Food Sci. Agri.*, **45**(7-8), 587-605（2005）
8) 市川創作，「リポソーム応用の新展開 ～人工細胞の開発に向けて～」（秋吉一成，辻井薫監修），pp. 439-452，エヌ・ティー・エス（2005）
9) P. Walde, S. Ichikawa, M. Yoshimoto, "Bottom-up nanofabrication: Volume 2 Supramolecules-II（Katsuhiko Ariga & Hari Singh Nalwa eds.）", pp. 199-221, American Scientific Publishers（2009）
10) 佐野洋，「物性物理化学」（中垣正幸 編），pp. 109-127，南江堂（1986）
11) 佐野洋，*New Food Industry*, **38**(9), 33-45（1996）
12) T. Kuroiwa, M. Nakajima, S. Sato, S. Mukataka, S. Ichikawa, 膜（Membrane），**32**(4), 229-233（2007）
13) S. Sugiura, T. Kuroiwa, T. Kagota, M. Nakajima, S. Sato, S. Mukataka, P. Walde, S. Ichikawa, *Langmuir*, **24**(9), 4581-4588（2008）
14) 市川創作，黒岩崇，藥學雜誌，**128**(5), 681-686（2008）
15) 黒岩崇，市川創作，膜（Membrane），**33**(6), 294-299（2008）
16) T. Kuroiwa, M. Nakajima, K. Uemura, S. Sato, S. Mukataka, S. Ichikawa, "Emulsion Science and Technology（T.F. Tadros ed.）", Wiley-VCH, pp. 229-242（2009）
17) T. Kuroiwa, H. Kiuchi, K. Noda, I. Kobayashi, M. Nakajima, K. Uemura, S. Sato, S. Mukataka, S. Ichikawa, *Microfluid. Nanofluid.*, **6**(6), 811-821（2009）
18) S. Ichikawa, S. Iwamoto, J. Watanabe, *Biosci. Biotechnol. Biochem.*, **69**(9), 1637-1642（2005）
19) J. Watanabe, S. Iwamoto, S. Ichikawa, *Colloids Surf. B*, **42**(2), 141-146（2005）
20) 黒岩崇，市川創作，佐藤誠吾，向高祐邦，日本食品科学工学会誌，**52**(7), 285-296（2005）
21) C. Liu, H. Kobayashi, T. Kuroiwa, M. Nakajima, S. Sato, S. Mukataka, S. Ichikawa, Structure-controlled preparation of amphiphilic *N*-acyl chitosan oligosaccharides by a chemo-enzymatic method, Proc. 14th World Cong. Food Sci. Technol.（Shanghai, China），（2008）

第2章 ナノスケール食品の抗酸化性の評価

安達修二*

1 はじめに

　ナノテクノロジーに対する関心の高まりとともに，エマルションのような分散系食品では，分散相粒子径の微細化に伴い生起する現象の解明と利用が着目されている。常温付近で液状の脂質は不飽和脂肪酸を含有しており，その酸化は種々の因子によって影響される。O/W型エマルションのような分散系では，分散相を微細化すると比表面積が増大するため，酸化され易くなるとよくいわれる。しかし，比表面積の増大に伴い酸化が促進されるのは，連続相から分散相への酸素の移動が律速となっている場合に言えることであり，ある程度微細化されると反応が律速となるため，酸化反応速度は変わらないと考えるのが妥当と思われる。このような分散相の粒子径が脂質の酸化速度に及ぼす影響は，最近の話題ではなく，以前から検討されていた。例えば，Roozenら[1]は，ヘキサデカンに溶解したリノール酸のO/W型エマルション系での酵素的および非酵素的酸化について，粒子径が0.45μmから1.01μmの範囲では，粒子径の影響はないと報告している。また，Shimadaら[2]も，O/W型エマルション系での大豆油の酸化について検討し，分散相の粒子径が7μmから21μmの範囲では，粒子径の影響はないとしている。一方Gohtaniら[3]は，ドコサヘキサエン酸を油相とするO/W型エマルション系で分散相粒子径が3.4μmと6.4μmのときの酸化過程を比較し，粒子径が小さい方が酸化され易いと報告している。さらにNakayaら[4]は，油滴径が約0.8μmと13μmのO/W型エマルション系での脂質の酸化を比較し，粒子径が小さい方が酸化され難いと報告している。このように相反する結果が報告されているが，その一因として酸化の評価の違いが考えられる。上記の例では，酸化過程はそれぞれ酸化生成物であるヘキサナールの生成量，溶存酸素の減少速度，気相の酸素の減少量，過酸化物価などで評価されており，また酸化の速度も誘導期の長さや半減期によるなどの違いがある。また，エマルションは界面活性剤（乳化剤）が存在しないと安定に保つことはできず，増粘剤などの他の成分が添加されることもある。上記の例でも使用されている界面活性剤は異なっており，ザンタンなどの多糖が添加されている場合もある。さらに，酸化の誘導の有無と誘導方法にも違いがある。このように，分散系での脂質酸化には多くの因子が関与するので，単純に粒子径の影響のみを比較することは容

＊　Shuji Adachi　京都大学　大学院農学研究科　食品生物科学専攻　教授

第2章 ナノスケール食品の抗酸化性の評価

易ではない。

そこで，酸化開始剤などを添加しない自動酸化に限定して，かつ界面活性剤などの条件をできるかぎり一定にして，O/W型エマルション系およびミセル系での脂質の酸化速度に及ぼす分散相粒子径の影響を，脂質の未酸化率の測定に基づいて，酸化速度定数の観点から評価した。

2 エマルション系における脂質酸化

よく知られているように，脂質の酸化は開始反応，連鎖反応および停止反応の三つの段階からなる複雑な過程であり，それを速度論的に厳密に解析することは容易ではない。しかし，酸化反応速度が未反応の基質（脂質）と酸化により消失した基質の濃度の積に比例すると考える自触媒型の速度式は，リノール酸などのn-6系不飽和脂肪酸やそれらを含有する食用脂質の酸化過程をよく表現できる[5,6]。

$$dY/dt = -kY(1-Y) \tag{1}$$

ここで，Yは脂質の未酸化率，tは時間，kは酸化速度定数である。式(1)に対する初期条件として$t = 0$で$Y = Y_0$とおくと，次式を得る。

$$\ln[(1-Y)/Y] = kt + \ln[(1-Y_0)/Y_0] \tag{2}$$

ここで，Y_0は式(1)を解くために便宜的に導入した初期未酸化率に相当するパラメータで，実験に使用した脂質の初期状態を反映する。図1はγ-リノレン酸エチルおよびアラキドン酸エチルの50℃，相対湿度75％のバルク系での酸化過程であり，内図は式(2)に基づくプロットである[6]。図1の曲線は，内図から推定した速度定数kとパラメータY_0を用いた計算線であり，実測値をよく表現した。

一定の濃度のポリグリセリン系界面活性剤とリノール酸メチルを用いて，分散粒子径のみが異なるO/W型エマルションを調製し，40℃におけるリノール酸メチルの酸化過程を測定した[7]。分散粒子径が42 nm，79 nmおよび920 nmのときの酸化過程を図2に示す。これらの結果に式(1)を適用して，速度定数kとパラメータY_0を算出した。粒子径が小さいほど，Y_0の値が小さく酸化誘導期が短縮された。これは分散相を微細化するためにエマルションの調製時に攪拌式や高圧式ホモジナイザで複数回の処理を行ったために，初期未酸化率に相当するY_0が低下したためと思われる。また，速度定数kも分散粒子径が小さいほど小さくなった（図2の内図）。すなわち，酸化速度定数の観点からは，分散粒子径が微細化するほど酸化が遅延されるといえる。

さらに，界面活性剤ミセルに不飽和脂肪酸が可溶化した系では，分散粒子径の影響はもっと顕著であり，粒子径が小さくなると酸化速度定数kは大幅に低下した[8]。

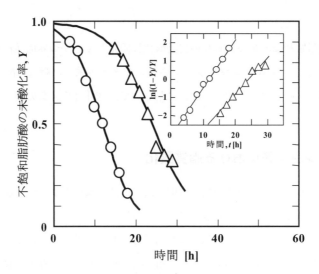

図1 バルク系での（△）γ-リノレン酸エチルおよび（○）アラキドン酸エチルの50℃，相対湿度75％での酸化過程[6]
内図：これらの過程に対する式(2)の適用性。

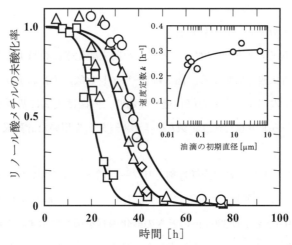

図2 分散粒子径の異なるO/W型エマルション系でのリノール酸メチルの酸化過程（40℃）[7]
油滴の初期メディアン径は（□）43 nm，（△）79 nmおよび（○）920 nm。
内図：分散粒子径と酸化速度係数の関係。図中の曲線は式(3)に基づき計算線。

3 酸化速度定数に及ぼす分散粒子径の影響を評価するモデル

上述したように，分散粒子径が小さいほど脂質の酸化が遅延される傾向が認められた。Nakayaら[4]は，^{1}H NMRの測定などに基づいて，酸化の遅延は界面活性剤のアシル基が分散相のなかに

第2章 ナノスケール食品の抗酸化性の評価

楔のように入り込む効果によると推論した。この状態を図3に模式的に示す。すなわち，界面活性剤の飽和アシル基が不飽和脂肪酸からなる油相のなかに入り込み，酸化反応の基質である不飽和脂肪酸を希釈する。バルク系で不飽和脂肪酸に飽和脂肪酸を混合すると，不飽和脂肪酸の酸化速度定数kは混合物中の不飽和脂肪酸の分率に比例して低下する[9]。これらの知見を総合すると，O/W型エマルションやミセルへの可溶化系での脂質の酸化速度定数に及ぼす分散粒子径の影響は次式で評価できる[7]。

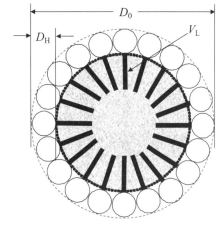

図3 分散粒子の模式図

$$\frac{k}{k_\infty} = 1 - \frac{6V_L}{\alpha(D_0 - 2D_H)} \qquad (3)$$

ここで，k_∞は界面活性剤で被覆されていない脂質の酸化速度定数，D_0は界面活性剤で被覆された分散相粒子の直径，D_Hは界面活性剤の親水基が形成する層の厚さ，V_Lは界面活性剤の疎水部の体積，αは界面活性剤の界面占有面積である。Kopp則などに基づいて，D_H，V_Lおよびαの値を推測してkとD_0（分散粒子径）の関係を計算すると，図2の内図の曲線が得られる[7]。これは実測値をよく表現しており，上述のモデルの妥当性を支持する。

4 ミセル系での脂質酸化

つぎに，不飽和脂肪酸を疎水基とするミセル系での酸化速度に及ぼす粒子径の影響を評価するため，有機溶媒中でのリパーゼを用いた縮合反応により二糖であるトレハロースに一分子のリノール酸を付加したエステルを合成し，種々の濃度におけるリノール酸残基の酸化過程を測定した[10]。本系では，エステルが界面活性を有するため，自発的にミセルを形成し，図4に示すように，エステルの濃度が低いほど，リノール酸残基の酸化速度が遅くなった。濃度と酸化速度定数の関係を図4の内図に示す。エステルの濃度が0.44 mmol/Lと2.0 mmol/Lでは分散粒子径はそれぞれ約2 nmと約6 nmであり，エステル濃度が高いほど分散粒子径は大きかった。このように，本系でも分散粒子径が小さいほど，不飽和脂肪酸の酸化速度定数は小さく，酸化安定性が向上するといえる。なお，濃度が0.44 mmol/L以下では分散粒子径を求めることができなかった。

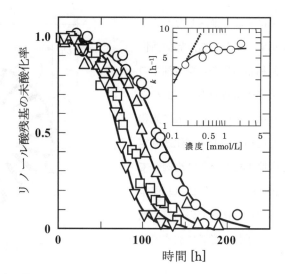

図4 水溶液系での濃度の異なるトレハロースリノール酸エステルのリノール酸残基の酸化過程（37℃）[10]
エステルの初期濃度は，（○）0.12 mmol/L，（△）0.17 mmol/L，（□）0.76 mmol/Lおよび（▽）2.00 mmol/L。内図：エステル濃度と酸化速度係数の関係。

5　粉末化脂質の酸化過程に及ぼす油滴径の影響

　液状の脂質と食品高分子の濃厚水溶液から調製したO/W型エマルションを，噴霧乾燥などにより急速に脱水すると，微小な油滴が食品高分子の乾燥層で被覆された粉末化脂質が得られる。粉末化脂質を調製する第一段階である乳化時の油滴の粒子径が粉末化された脂質の酸化過程に及ぼす影響を検討した。なお，食品高分子としては抗酸化性をもたないマルトデキストリンを使用した。油滴のメディアン径が0.02 μmと1.0 μmのエマルションから調製した粉末化物中のリノール酸メチルの50℃での酸化過程を図5に示す[11]。本系においても，分散相の粒子径が小さいほど，酸化が遅延される傾向が認められた。この現象は，上述した界面活性剤の疎水基による希釈効果に起因する可能性がある。もう一つの解釈として，粉末化脂質が示す特徴的な酸化過程を説明するために，粉末化物中では食品高分子と脂質が相互作用しており，その強弱に分布があると考えるモデルを提出している[12]が，そのモデルに基づくと，油滴の微細化に伴い食品高分子と相互作用する脂質の割合が増え，安定化されるとも考えられる。しかし，油滴と食品高分子の乾燥層との界面には界面活性剤の薄層が存在し，その寄与をどのように評価するかという難点がある。

第2章　ナノスケール食品の抗酸化性の評価

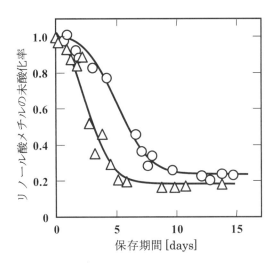

図5　マルトデキストリンで粉末化したリノール酸メチルの50℃，相対湿度12%における酸化過程に及ぼす油滴の初期メディアン径の影響[11]
初期メディアン径は（○）0.02μmと（△）1.0μm。

6　分散安定性に及ぼす粒子径の影響

　エマルションの安定性には多くの因子が関与する。安定性を定量的に評価するうえで，DerjaguinとLandauおよびVerwayとOverbeekにより提出されたDLVO理論[13]は基礎となる考え方である。同理論は種々の因子が分散安定性に及ぼす影響を合理的に予測するうえで極めて有用である。しかし，分散粒子径が大きくなると近接する二つの粒子間のエネルギー障壁が高くなり，粒子は合一し難くなると予想されるが，これは経験則と合わない。そこで筆者らは，DLVO理論に基づく運動方程式に，近接する粒子が合一しようとして動く際に連続相から受ける抵抗力をStokes則により評価する項を加えることにより，分散相の粒子径が小さいほど合一し難いと予測されるモデルを提出した[14]。

　O/W型エマルションを安定させるために，増粘剤として食品高分子などが添加されることがある。このとき，エマルションは必ずしも安定化されるとは限らず，逆に不安定化することもある。その一因として，近接した粒子間に高分子が入り込めず，周囲との間に生じる浸透圧差による枯渇効果が考えられる[15]。しかし，マイクロエマルションのような分散粒子径が大きい系でこの効果がどの程度寄与するかについては定量的な評価は必ずしも十分ではない。

7 おわりに

　O/W型エマルションなどの脂質が分散する系では，分散粒子が微細化すると，一般的な予測とは異なり，酸化安定性が向上する場合があることを示した．これはナノ粒子化による利点の一つであろう．また，このような現象を説明するモデルも提出した．しかし，最初に述べたように，エマルションやミセル系での脂質の酸化や分散安定性には多くの因子が関与し，それらの影響は独立ではない．とくに，脂質の酸化は複雑な過程である．ナノ粒子分散系で生起する現象をより精確に把握するには，各要因の影響をできる限り揃えた条件下での検討を蓄積していく必要がある．

文　　献

1) J. P. Roozen *et al.*, *Food Chem.*, **50**, 33（1994）
2) K. Shimada *et al.*, *Biosci. Biotechnol. Biochem.*, **60**, 125（1996）
3) S. Gohtani *et al.*, *J. Dispersion Sci.*, **20**, 1319（1999）
4) K. Nakaya *et al.*, *Lipids*, **40**, 501（2005）
5) S. Özilgen, M. Özilgen, *J. Food Sci.*, **55**, 498, 536（1990）
6) S. Adachi *et al.*, *J. Am. Oil Chem. Soc.*, **72**, 547（1995）
7) H. Imai *et al.*, *J. Am. Oil Chem. Soc.*, **85**, 809（2008）
8) 大嶌臣ほか，日本食品工学会第9回年次大会講演要旨集，p. 52（2008）
9) E. Ishido *et al.*, *Lebenstm.-Wiss. u-Technol.*, **34**, 234（2001）
10) J. Chen *et al.*, *Food Sci. Technol. Res.*, **12**, 163（2006）
11) R. Nakazawa *et al.*, *J. Oleo Sci.*, **57**, 225（2008）
12) E. Ishido *et al.*, *J. Food Eng.*, **59**, 237（2003）
13) E. J. W. Verway, J. Th. G. Overbeek, "Theory of the Stability of Lyophobic Colloids", Elsevier（1948）
14) S. Adachi *et al.*, *Biosci. Biotechnol. Biochem.*, **56**, 495（1992）
15) S. Adachi *et al.*, *Food Sci. Technol., Intl.*, **2**, 203（1996）

第3章　ナノ粒子の構造発現と制御技術

佐藤清隆[*1]，上野　聡[*2]，有馬哲史[*3]，榊　大武[*4]

1　はじめに

　現在ナノテクノロジーは，ほとんどすべての材料科学分野において，新物質の創製・新技術の創製のための戦略的な研究課題となっているが，食品技術においても急速な展開が見られる[1,2]。図1には，食品におけるナノ粒子化のフローチャートを示す。食品におけるナノテクノロジーの可能性についてイギリスのE. Dickinsonは，「ナノサイエンス（ナノテクノロジー）から生まれる概念や技術は，特定の目的を持った食品の微細構造の創製に大きなインパクトを与えるであろう」と強調している[3]。

　本稿では，脂溶性のビタミンやペプチド，アミノ酸，脂肪酸，抗酸化剤，フレーバー，色素，

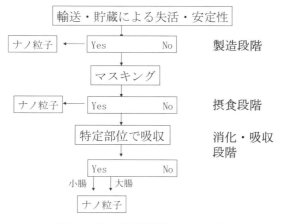

図1　食品ナノ粒子創成のコンセプト

---

*1　Kiyotaka Sato　広島大学　大学院生物圏科学研究科　教授
*2　Satoru Ueno　広島大学　大学院生物圏科学研究科　准教授
*3　Satoshi Arima　三菱化学フーズ㈱　研究開発センター
*4　Hiromu Sakaki　広島大学　大学院生物圏科学研究科　（現：ピアス化粧品㈱）

補酵素などの食品素材や，脂溶性の医薬品の運搬体（キャリアー）として最近注目を集めている水中油型（oil-in-water：O/W）の脂質エマルション粒子の物理化学特性の解明と，それを利用した機能性の発現に関して考察する。

2　食品における脂質ナノ粒子の機能性

　脂質ナノ粒子においては，O/Wエマルションの分散相である油相中に，脂溶性機能物質を可溶化させて水中を運搬する（図2）。

　実は脂溶性機能物質の体内動態と，エマルションやミセルなどのマイクロ・ナノ粒子を利用するナノテクノロジーは，深く関与し合っている。なぜならば，脂溶性成分が生体に吸収される過程で，マイクロ・ナノ粒子やミセルなどの分子集合体が，重要な役割を果たしている。このようなナノサイズ粒子は，生体内で合成される両親媒性物質（バイオサーファクタント）によって，界面エネルギーが低下されるとともに，微粒子化によってエントロピー的にも安定化され，生体内のダイナミカルな構造変化によって，会合や凝集を起こすことなく水溶液中に分散して，生体反応を合目的化させる役割を果たしている。

　たとえばコレステロールは食物中の油相に溶解し，胃や十二指腸でO/Wエマルションとなって水中で分散し，胆汁酸などのバイオサーファクタントによりさらに微粒化して胆汁酸ミセルに可溶化されてから，小腸表面において吸収される。このコレステロールの吸収を阻害する機能性素材として植物ステロールが注目されているが，その阻害作用のメカニズムには胆汁酸ミセルに溶解した植物ステロールが胆汁酸ミセルへのコレステロールの溶解度を相対的に低下させる作用，コレステロールと植物ステロールが共同して結晶化（混晶形成）して沈殿する作用，加水分解過

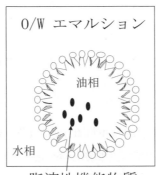

図2　水中油型（oil-in-water：O/W）エマルション

第3章 ナノ粒子の構造発現と制御技術

程でリパーゼとコレステロールエステラーゼが干渉する作用が提唱されている[4]。Gartiらは，植物ステロールとコレステロールの混晶形成は，混合ミセルの界面膜をテンプレートにして生じると提唱している[5]。いずれの機構も，脂質ナノ粒子レベルにおける界面反応を媒介にしている。

しかしながら，医薬品[6]や化粧品[7]に比較して，ナノ粒子を食品産業に活かす試みは遅れている。筆者は，その理由として，ナノ粒子作製法に起因する様々な問題点を指摘した[8]。

① ナノ粒子化技術の開発と機能性成分の包含
② ナノ粒子の構造と物性の制御
③ ナノ粒子の生体機能性や体内動態の解析

3 脂質ナノ粒子の物性

本節では，物理的性質の制御という立場から，脂質ナノ粒子の構造と機能を検討した我々の最近の研究を紹介する。

3.1 ナノ粒子における結晶化温度と融点の降下現象

脂質ナノ粒子の作製法には，マクロなサイズの粒子を粉砕するトップダウン法と，分子レベルの自己凝集力と自己組織化力を利用するボトムアップ法とがある。前者は，水と油と乳化剤からなる混合液に，衝撃を加えて油相の粒径を低下させる方法で，具体的には流体の衝突，超音波印加などが用いられる。一方ボトムアップ法は，乳化剤の界面活性力を利用して，O/W型あるいはW/O型のマイクロエマルションを作製する方法である[3]。ボトムアップ法で作製する脂質ナノ粒子は，水を連続相とするO/W型のマイクロエマルションである。ナノ粒子に特有な熱力学的な性質として，融点降下と溶解度上昇，そしてこれらに起因する結晶化速度の低減がある。

我々はトリラウリン（LLL）を用いて，エマルションの粒径を変化させたときに油脂の結晶化温度と融点がどのように変るかを，放射光X線回折とDSCの同時測定によって詳細に明らかにした[9]。高圧乳化法により，乳化剤としてTween 20を用いて作製したトリラウリンのナノ粒子の結晶化と融解に関する音速測定とDSC測定の結果を図3に示す。平均粒径が360 nmのエマルションの場合には結晶化温度は1℃であるが，粒径が110 nmになると，結晶化温度が-7.6℃に低下するだけでなく，融点も41℃まで低下した。一方，バルク状態やマイクロ粒子エマルションにおけるLLLの融点は46℃である。この結果より，ナノ粒子では結晶化温度だけでなく融解温度も低下すること，さらに，結晶化した分子集合体がマイクロ粒子に比べて著しく速く不安定化することが判明した。同様の結果は，Bunjesらによっても見出されている[10,11]。

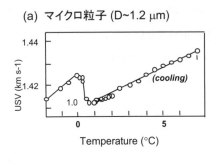 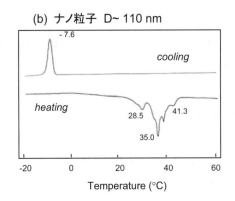

図3 トリラウリンエマルションの(a)マイクロ粒子（D〜1.2 μm）の結晶化温度（音速測定）と
(b)ナノ粒子（D〜110 nm）の結晶化温度と融解温度（DSC測定）

3.2 ナノ粒子における界面現象を利用した結晶化調節

　ナノ粒子では，油水界面に吸着する乳化剤による界面現象がマイクロ粒子に比べて著しく顕著になる。そのことを利用して我々は，結晶化が抑制されやすいナノ粒子中の油相の結晶化を，乳化剤の疎水基を調整して促進させる可能性を検討した[12, 13]。

　図4には，パーム油を分別して得られる高融点画分であるパームステアリンを，平均粒径が100 nmのナノ粒子にして水中に分散させて冷却した場合のDSC冷却曲線を示す。エマルション作製に用いた乳化剤は4種類のポリグリセン脂肪酸モノエステルで，それぞれの疎水基の脂肪酸はラウリン酸（10G1L），ミリスチン酸（10G1M），パルミチン酸（10G1P），ステアリン酸（10G1S）である。「10G」とは，親水基がグリセリン10分子の重合によることを示す。10G1Lの場合は，パームステアリンは8℃で結晶化するが，乳化剤の脂肪酸の長さを増やすにつれて，高温で結晶化する成分の結晶化温度（図4の矢印）が上昇する。すなわち，10G1Mが21℃，10G1Pが28℃，10G1Sが35℃である。すなわち，乳化剤の脂肪酸組成を変えることで結晶化温度を約30℃変調できることが判明した。放射光X線回折で正確に測定すると，DSCの発熱ピークは，乳化剤により核形成を誘起されたパームステアリン中の高融点成分の結晶化に起因することが明らかとなった。これはナノ粒子に特有なことで，同じパームステアリンと10G1Sを用いて乳化した平均粒径が1 μmのマイクロ粒子では，このような現象は見られない。

　この結果は，融点の高いステアリン酸を疎水基とする親水性のポリグリセリンモノエステル（10G1S）を乳化剤として用いて作製したO/Wエマルションでは，乳化剤の脂肪酸基によって油相の界面結晶化が誘起され，分散相中のパームステアリンの高融点成分がエマルションの界面から内側に向かって結晶したためであると推察された。ナノ粒子のほうがマイクロ粒子より界面の

第3章 ナノ粒子の構造発現と制御技術

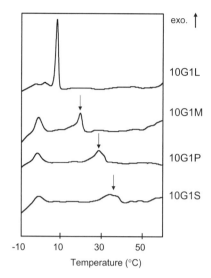

図4 異なる乳化剤で作製したパームステアリン・ナノ粒子の結晶化温度（DSC冷却曲線）

曲率が大きく，乳化剤の単分子膜の疎水基部分のパッキングが稠密となるので，疎水基部分をテンプレートとして界面結晶化が誘起されやすい（図5）。

界面における結晶化誘起現象を詳しく解明するために，マイクロ粒子をモデル系にして，我々はTween 20によって作製されたエマルションに，高融点脂肪酸を含むショ糖脂肪酸エステルを添加することにより，油脂が結晶化している状態でのO/Wエマルションの安定性が向上することを見出した。これは，添加物として加えられたショ糖脂肪酸エステルが，エマルション界面における油脂の結晶化を調節したためである。

パーム油中融点分別脂（PMF）を油相に用いたエマルションでは，添加物を加えない場合は，PMFの結晶成長によりエマルションはゲル化し，再加熱により油水分離を引き起こす。一方，親油性，親水性ショ糖脂肪酸エステルをそれぞれ油相と水相に加えると，添加物を加えないエマルションで見られた不安定化が抑止された[14, 15]。DSC，光学顕微鏡観察，X線回折測定の結果から，添加物による結晶核形成の促進や結晶成長の方向制御，結晶多形転移の抑制，さらには乳化膜の強化という複合的な作用が働いてエマルションの安定性が向上することが示唆された。図6に，高融点脂肪酸を含むショ糖脂肪酸エステルを添加した場合としない場合の，結晶化したエマルションのモルフォロジーを示す[15]。

この界面誘起結晶化をさらに確認するために，放射光マイクロビームX線回折法（microbeam X-ray diffraction：μ-XRD）を用いて，Tween 20によって作製されたPMFエマルションに高融点脂肪酸を含むショ糖脂肪酸エステルを添加して，エマルションの油滴中の結晶化挙動の微細観

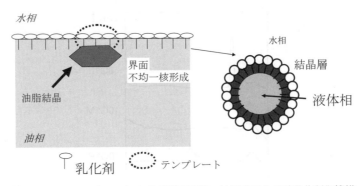

図5　O/Wエマルションにおける界面不均一核形成による結晶化制御機構

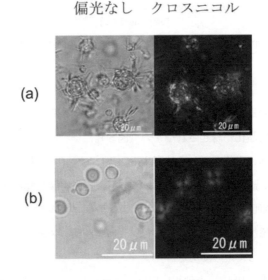

図6　PMFエマルションの5℃保存におけるモルフォロジー変化
(a) Tween 20で乳化した場合　(b) Tween 20に高融点ショ糖脂肪酸エステルを添加した場合

察を行なった[16]。

　μ-XRD法は，強力で指向性が強く，単一波長で位相が揃っているという放射光X線の特長を生かして，サブミクロンから数ミクロンの直径に絞られたX線をスキャンしながら試料に照射し，高感度の2次元感知器で回折線を捕らえて，微視的構造の空間分布を解析する方法である。μ-XRD法はすでに昆虫の触覚[17]，蜘蛛の糸[18]，でんぷん粒子[19〜21]などの生体関連物質のμm-レベルやnm-レベルの微細構造解析に応用されているが，最近我々は初めて，茨城県つくば市にある高エネルギー加速器研究機構放射光研究施設内のビームライン4Aにおいて，5μm×5μmの非

第3章 ナノ粒子の構造発現と制御技術

常に細いX線により，μ-XRD法をバルクやエマルションの脂質に応用した[22,23]。

この放射光マイクロビームX線回折装置には光学顕微鏡が装着されており，マイクロビームX線を照射する試料内部の位置を確認しながら，実験を行なうことができる。入射器より発生したマイクロビームX線をPET板で挟んだサンプルにあて，その際に生じる回折X線をイメージインテンシファイヤー，CCDカメラシステムで捕らえ，パソコンで二次元データ化した。測定はマッピング法により，O/Wエマルション内部に5μm間隔でX線を照射した。また得られた回折像から，脂質結晶内部のラメラ面の配向の向きを解析した。サンプルの温度は冷却・加熱制御装置LINKAM LM-600で行なった。

図7には，小角領域のμ-XRDパターンで得られる情報を示す。まず，回折角（2θ）に依存する回折線の強度から脂質結晶の構造（結晶多形など）が判明する。また，一定の回折角度で方位角（χ）展開すれば，マイクロビーム内部にある結晶粒子の中のラメラ面の配向がわかる。たとえば，図示するように特定の方位角で鋭い回折線となれば，2つの回折線の方位角の中間の方向にラメラ面が配列していることになる。これに対して，方位角展開で回折線の強度分布が平均化すれば，ラメラ面の配列は乱雑になっていることになる。

図8には，同じエマルション油滴中で異なる2つの位置にマイクロビームを照射して得られた，

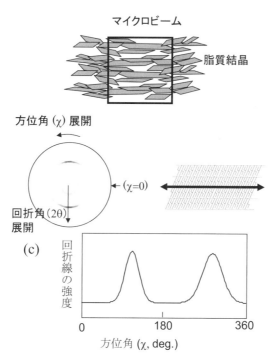

図7　マイクロビームX線回折（小角散乱）で得られる情報

フードナノテクノロジー

PMF結晶からの回折パターンである。(a)は2次元の回折強度，(b)は同じ回折角度の方位角位置に回折強度を展開したパターンである[16]。Aの位置では，180度離れた2つの角度で狭くて強い回折線が観察されるので，マイクロビーム内に分布するナノメータサイズの油脂結晶の中のラメラ面は全て同じ方向に揃っており，その方向は，エマルション内部の位置から考察すると界面に平行である。一方，エマルション粒子内部の位置Bから得られた回折線の方位角展開を見ると，その位置にある油脂結晶中のラメラ面は乱雑に配列している。図9に，Tween 20のみで乳化したPMFエマルション(a)と，高融点ショ糖脂肪酸エステルを添加物として加えられたPMFエマルション(b)

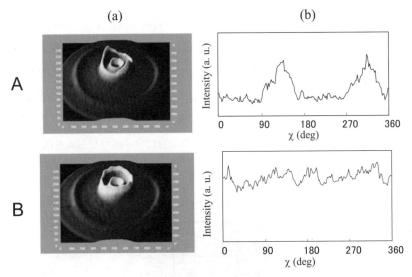

図8　O/Wエマルション内部の異なる位置からの(a)2次元マイクロビームX線回折パターン，(b)方位角展開

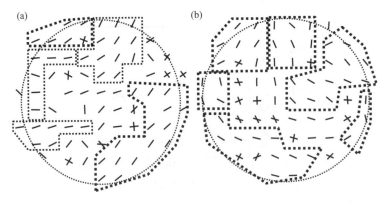

図9　O/Wエマルション内部の脂質結晶の微細構造とラメラ面の配向

第3章 ナノ粒子の構造発現と制御技術

の油滴内部の微細結晶のラメラ面の配向を図示する。明らかに，界面結晶化を促進する高融点ショ糖脂肪酸エステルを添加したエマルションでは，界面に平行なラメラの配向を示す結晶領域が増加しているので，図5で示した界面結晶化の誘起現象が強く支持された。

3.3　結晶化を誘起されたナノ粒子における魚油の酸化遅延効果

エマルションは水中に油滴あるいは油中に水滴が分散している複雑な系であるため，エマルションにおける不飽和脂肪酸の酸化抑制におよぼすさまざまな影響について詳しい研究が行なわれている。たとえば，乳化剤[24~26]や抗酸化剤の種類[27]，油相の物性[28]，油脂中の界面活性物質[29]，エマルション粒径[30]，マイクロカプセル（エマルション）化[31~34]などが挙げられる。しかし，結晶化調節と酸化抑制に関する研究は極めて少ない。

図5で述べたように，ポリグリセリン脂肪酸エステル（10G1S）でパームステアリンを乳化・調製したO/Wエマルションでは，10G1Sのテンプレート効果によりパームステアリン中の高融点油脂の結晶化がエマルション界面で起こり，常温において外殻部分が固体状態，内殻部分が液体状態になるという成果を得ている。本研究では，この技術をもとに高融点油脂をエマルション界面で結晶化させ，魚油を脂質結晶膜で覆うことにより，外部からの酸素や金属イオンなどの酸化促進物質の侵入を防ぎ，酸化を抑制する可能性を検討した。そこで，高融点の油相としてパーム油とパームステアリン，比較のために中鎖脂肪酸（Medium Chain Triacylglycerol：MCT）からなる低融点油脂（MCT油）を用いた。また，乳化剤として，界面結晶化を促進する10G1SとTween 20を用いて両者を比較した。エマルション中の魚油の酸化速度実験に用いた試料を表1に示す。なお，脂質の酸化速度は，溶存酸素量の時間経過によって評価した[35]。

図10に，魚油（FO）にパームステアリンを添加し，油脂結晶化を促進する10G1Sで作製したエマルションと，結晶化を促進しないTween 20で作製したエマルション，および魚油（FO）にMCTを添加してそれぞれ10G1SとTween 20で作製したエマルション，合計4種類のエマルショ

表1　エマルション中の魚油の酸化速度実験に用いた試料

乳化剤	油脂組成	平均粒子径（μm）
10G1S	FO 0.5%	0.8
	FO 0.5% ＋ PS 1.5%	1.4
	FO 0.5% ＋ MCT 1.5%	1.2
Tween 20	FO 0.5%	1.2
	FO 0.5% ＋ PS 1.5%	1.3
	FO 0.5% ＋ MCT 1.5%	1.3

FO：魚油，PS：パームステアリン，MCT：中鎖脂肪酸トリアシルグリセロール

フードナノテクノロジー

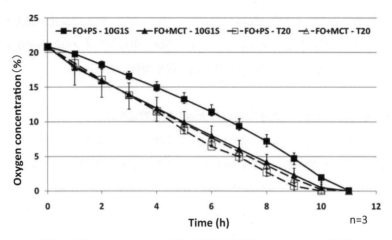

図10　O/Wエマルション中の魚油の酸化速度とエマルションの物性

ンの中の魚油の酸化速度を示す。ここには示さないが，Tween 20で乳化したエマルションでは，魚油にパームステアリンを添加してもMCTを添加してもほぼ同様の酸化挙動を示し，パームステアリンの酸化抑制効果は得られなかった。しかし，図10に示すように，PSを添加して10G1Sで乳化した場合は，酸化抑制の効果が顕著に観察された。Tween 20にはテンプレート効果が現れないために，パームステアリンを添加してもエマルションに脂質結晶膜が形成されずに酸化抑制効果が得られなかったが，10G1Sの場合は，乳化剤のテンプレート効果によってパームステアリンの高融点油脂のエマルション界面での結晶化が誘起されて結晶膜が形成され，それが酸化抑制に寄与したと考えられる。しかしエマルションにおける脂質酸化現象はきわめて複雑で，本実験で明らかになったパームステアリン結晶膜の酸化抑制のメカニズムの詳細な解明は今後の課題である。

4　おわりに

脂質粒子の物性制御をさまざまな機能性の向上に結びつける試みは脂溶性フレーバーの放出制御[36,37]や油脂の消化抑制[38,39]など極めて興味ある分野で展開されつつある。本稿では，脂質ナノ粒子の構造物性を調節してそれを食品の様々な機能の向上に結びつける試みを紹介したが，基礎的な知見と応用展開との間には，まだ大きなギャップがある。脂質の酸化抑制はその一端であるが，現在我々は植物ステロールの析出抑止や，水との反応性に弱い機能性物質の安定性保持などのテーマに取り組んでいる。

本研究は，農林水産省のプロジェクト「生物機能の革新的利用のためのナノテクノロジー・材

第3章 ナノ粒子の構造発現と制御技術

料技術の開発」の一環として行なわれた。

文　　献

1) J. Weiss, P. Takhistiv and D. J. McClements, *J. Food Sci.*, **71**, R107（2006）
2) Micro/Nano Encapsulation of Active Food Ingredients, edited by Q. Huang, M. Olan, P. Given, American Chemical Society（2009）
3) E. Dickinson, *Curr. Opin. Colloid Interface Sci.*, **8**, 346（2003）
4) E. A. Trautwein, *et al.*, *Eur. J. Lipid Sci. Technol.*, **105**, 171（2003）
5) S. Rozner and N. Garti, *Coll. Surf. A*, 282-283, 435（2006）
6) P. Aggarwal *et. al.*, *Adv. Drug Delivery Rev.*, **61**, 428（2009）
7) 化粧品開発とナノテクノロジー，監修，島田邦男，シーエムシー出版（2007）
8) 佐藤清隆，脂質のナノテクノロジー，機能性脂質のフロンティア，監修，佐藤清隆，柳田晃良，和田俊，シーエムシー出版，p.92（2004）
9) M. Higami *et al.*, *J. Am. Oil Chem. Soc.*, **80**, 731（2003）
10) H. Bunjes, M. H. J. Koch, K. Westesen, *J. Pharm. Sci.*, **92**, 1509（2003）
11) H. Bunjes and K. Westesen, Influences of colloidal state on physical properties of solid fats, in Crystallization Processes in Fats and Lipids Systems, edited by N. Garti and K. Sato, Marcel Dekker, Inc., New York, p.457（2001）
12) T. Sonoda *et al.*, *J. Am. Oil Chem. Soc.*, **81**, 365（2004）
13) T. Sonoda *et al.*, *Crystal Growth & Design*, **6**, 306（2006）
14) S. Arima *et al.*, *Coll. Surf. B*, **55**, 98（2007）
15) 有馬哲史ほか，日本食品科学工学会誌，**56**, 236（2009）
16) S. Arima *et al.*, *Langmuir*, to be published.
17) R. Seidel *et al.*, *Micron*, **39**, 198（2008）
18) C. Riekel *et al.*, *Biol. Macromol.*, **29**, 203（2001）
19) A. Buleon *et al.*, *Macromolecules*, **30**, 3952（1997）
20) H. Lemke *et al.*, *Biomacromolecules*, **5**, 1316（2004）
21) H. Chanzy *et al.*, *J. Struct. Biol.*, **154**, 100（2006）
22) Y. Shinohara *et al.*, *Cryst. Growth Des.*, **8**, 3123（2008）
23) S. Ueno, T. Nishida, K. Sato, *Cryst. Growth Des.*, **8**, 751（2008）
24) H. Kubouchi *et al.*, *J. Am. Oilm Chem.*, **79**, 567（2002）
25) L. B. Fomuso *et al.*, *J. Agric. Food Chem.*, **50**, 2957（2002）
26) H. T. Osborn, C. C. Akoh, *Food Chemistry*, **84**, 451（2004）
27) C. S. Boon *et al.*, *J. Agric.Food Chem.*, **56**, 1408（2008）
28) S. Okuda, D. J. McClements, E. A. Decker, *J. Agric. Food Chem.*, **53**, 9624（2005）
29) W. Chaiyasit *et al.*, *J. Agric. Food Chem.*, **56**, 550（2008）

30) R. Nakazawa, M. Shima, S. Adachi, *J. Oleo Sci.*, **57**, 225 (2008)
31) S. Drusch *et al.*, *Food Res. Intern.*, **39**, 807-815 (2006)
32) Y. Matsumura *et al.*, *Food Chemistry*, **83**, 107 (2003)
33) X. Fung *et al.*, *Biosci. Biotechnol. Biochem.*, **67**, 1864 (2003)
34) S. Adachi *et al.*, *Jpn. J. Food Eng.*, **10**, 9 (2009)
35) 榊大武, 上野聡, 宮下和夫, 井出晋太郎, 佐藤清隆, 日本農芸化学会予稿集 (2008年3月, 名古屋)
36) S. Ghosh *et al.*, *J. Agric. Food Chem.*, **54**, 1829 (2006)
37) S. Ghosh *et al.*, *J. Am. Oil Chem.*, **86**, 335 (2009)
38) G. Y. Park *et al.*, *Food Chem.*, **104**, 761 (2007)
39) S. Mun *et al.*, *Food Res. Intern.*, **40**, 770 (2007)

第4章　穀類およびデンプン素材微粒子の特性解析

松村康生*

1　はじめに

　微粒子化あるいはナノ化技術の進展は著しく，食品分野においても多くの成果が得られている。特に，脂質を中心とした液体ナノ粒子に関する基礎的・応用的研究は多く見られる。それに対して，固体の食品素材を対象とした微粒子化・ナノ化技術の開発，また得られた微粒子の特性解析については，あまり報告がない。本章では，穀類や，その主要成分であるデンプンを素材とした微粒子形態の開発およびその特性解析について，最近の知見を紹介する。

2　従来の穀類粉末の利用（米粉を中心として）

　わが国では，米は主食としての地位を依然保ってはいるものの，その消費量は減少の一途を辿っている。自給率や米作に適した気候風土を考えた場合に，米を他の作物に転用することは得策ではなく，米のさらなる消費量拡大が望まれる。そのような観点から米粉を利用したパンや麺の開発が進められている[1]。海外でも，アレルギー患者対策としてグルテンフリーのパンやパスタの製造に米粉を利用したり，油脂代替物としての利用など健康面で米粉が注目を集めている。

　米粉はそのままでは小麦粉の代用物とはなり難く，多糖類を中心としたハイドロコロイドの添加やトランスグルタミナーゼなどの酵素利用によって，その品質を改善する試みが多くみられる。たとえば，Lazaridouら[2]は，各種の多糖類の添加によって，米粉から調製した生地のレオロジー特性や製パン性がどのような影響を受けるのかを検討し，カルボキシメチルセルロースやペクチンを添加した場合に，もっとも優れた品質のパンが得られたと結論している。また，YalcinとBasman[3]は，ザンタンガム添加とトランスグルタミナーゼ反応によって，茹でた際の歩留まりが上昇し，パネラーによる官能評価も上昇したと報告している。油脂代替物の利用としては，米粉の添加によって低脂肪分のバニラアイスクリームのフレーバーを損なうことなく，そのテクスチャーを改善する効果が得られたとの報告がなされている[4]。これらの研究や開発は，通常の米粉を用いて行われたものであり，最新の微粒子化技術を用いれば，その粉体としての特性や，生

---

*　Yasuki Matsumura　京都大学大学院　農学研究科　教授

地やペーストにした時の物性，さらには添加物や酵素による影響の受けやすさなどを大きく改変できる可能性がある。

3　微粉砕化技術により開発された食品素材の実例

　ジェットミルなどの微粉砕化技術を利用することにより，様々な食品素材の微粒子化が試みられている。小麦粉の場合，ボールミルを用いて従来品に比べて粒子径で1/3以下の微粒子を調製することに成功した例が報告されている[5]。このように微粉砕化することにより，吸水量は従来の小麦粉の場合には60%以下であったものが90%近くにまで増加し，また損傷デンプンの割合も6.1%から12.7%に上昇した。同じ小麦粉の例では，ジェットミルを利用することにより，デンプンとタンパク質画分を効率的に分別し，タンパク質含量の極めて低いデンプンの調製に成功したという報告がある[6]。
　穀類以外の食品素材についても微粉砕化技術を適用した例が存在する。従来の緑茶粉末（green tea powder）はせいぜい3μmから10μm程度の粒子であるが，ボールミルを用いて微粉砕化することにより，1μmあるいはそれ以下の微細な粉を調製することに成功した[7]。トコフェロールなどの有用成分は損傷を受けなかったというより，むしろ多く残存していた。従来品より，はるかに細かな粒子径を有することにより，この緑茶粉末中の成分の消化性や吸収性が増大する可能性がある。また，活性酸素消去能についても，この微粉砕化された緑茶は，従来品に比べてESR法による評価では100倍程度の能力を示すことが明らかとなった。このほか，ジェットミルを利用して甘味料であるスクラロースの結晶を微細化した報告もある[8]。このような方法は"塩"の結晶にも適用でき，調味料の呈味性改善や調節の新たな手法として注目されている。

4　デンプン素材の微粒子

　米粉などの穀類の主要成分はデンプンであり，このデンプンそのものの微粒子を食品素材として利用する研究も盛んに行われている。植物組織中に存在するデンプン粒を細かくするという，前節と同様な「トップダウン」的方法もとられるが，デンプン分子からミクロン粒子を形成させる，いわゆる「ボトムアップ」的手法も応用することが可能である。本節では，後者の例について紹介したい。
　先進国では，カロリーの過剰摂取とそれに起因する生活習慣病の予防が緊急の課題であることから，油脂代替品の開発が盛んに進められている。前々節で米粉を油脂（油滴）の代わりにアイスクリームに使用した例について報告した[4]。油脂，特に動物性脂肪のおいしさには，その結晶

第4章 穀類およびデンプン素材微粒子の特性解析

の口溶けが重要な要素であることから、油脂代替品には、その粒子の大きさや形状だけでなく、同様な口溶け感が要求される。従来は、温度変化に伴い可逆的にゲルを形成するタンパク質であるゼラチンの粒子が代替品として用いられてきた[9]。しかし、狂牛病の発生以来、動物性素材に対する安全面での懸念、また宗教上のタブーなどから、ゼラチンの使用が困難な場合も存在する。そこで、デンプンを酵素的に修飾することにより、温度依存的なゾル―ゲル転移性を付与できるかどうか検討された。van den Maarelらは、アミロマルターゼ（4-α-glucanotranferase; E.C. 2.4.1.25）という酵素でジャガイモデンプンを処理した[10]。この酵素は、α-グルカン鎖から適当な長さのグルカンをアミロペクチンの分枝鎖に移し替える反応を触媒する。その結果、得られたAmylomaltose-treated starch（ATS）の中には、オリジナルなジャガイモデンプン中には存在していたアミロースは含まれておらず、アミロペクチンの分枝鎖の長さが、より不均一なものに変わっていた。図1に示すように、ATSはゼラチンに比べると緩やかなゲル―ゾル転移挙動を示したが、α-amylaseが共存すると、より低い温度で急速に融解した[11]。ヨーグルト中に含まれる5％の脂肪分を1.5％にまで減量し、その代わりに2％のATSのゲル粒子を加えたものについて官能評価を行った結果、元のヨーグルトと変わらないクリーミーさが感じられるなど、高い評価が得られた。このような割合で脂肪をATSに置き換えることにより、カロリーをヨーグルト100g当たり45から21.5kcalにまで減らすことができることから、ATSゲルは有望な油脂代替素材といえる。なお、ATSゲル粒子の口溶け感には、唾液中のα-amylaseによる分解、それに伴う融点低下（図1）が関与していると考えられる。

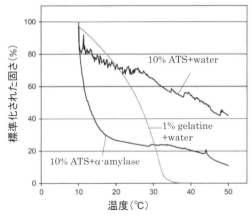

図1　α-アミラーゼ処理・未処理のATSゲルおよびゼラチンゲルの固さの温度による変化
それぞれのゲルの初期値を100％として、それに対して標準化された値で固さを表す（文献11の図を一部改変）。

5 微粉砕米粉の特性解析

　農林水産省委託プロジェクト「食品素材のナノスケール加工及び評価技術の開発」の一環として，米，小麦，雑豆等を微粉末化することにより新たな高品質・高機能食材を製造する試みが進められている。その詳細については，第3編，第5章，6章に述べられている。我々のグループは，そこで製造された米粉の供給を受け，その特性について解析を行った。

　対象としたサンプルは，コシヒカリ玄米および精米をハンマーミルやジェットミルで粉砕した微粒子であり，粒子径に応じてさらに3つのグループに分類される。それぞれのサンプルを玄米①（平均粒子径100 μm），玄米②（50 μm），玄米③（数μm），精米①（100 μm），精米②（50 μm），精米③（数μm）と呼ぶ。

　まず水への分散性を検討した。各米粉を1％濃度で蒸留水に分散・撹拌後，静置し，その外観の時間変化を観察した（図2(A)）。その結果，撹拌直後から粒子径の大きな玄米①や精米①は粒子の沈降が認められたが，粒子径の小さな玄米③や精米③については，30分後でも粒子は水中に分散していた。分散性の違いを定量的に評価するために，0.04％濃度の米粉分散液を調製し，その濁度の時間変化をプロットしたものが図2(B)である。玄米①②や精米①②は急激に濁度が低下し，粉末が沈降していることがわかる。それに対し，玄米③は5分後まで，精米③は15分後まで濁度がほとんど変化せず，良好な分散性を示した。上記のように，米粉はヨーグルトやアイスクリームなどの液体状態のものに分散して利用することも多いため，良好な分散性は，その用途拡大のためにも大きな利点と考えられる。

　米粉は上記のようにパンや麺の素材として利用されているが，良好な生地の形成のためには吸水性が重要なファクターとなる。そこで，それぞれのサンプルに重量比で2倍の水を加え練って生地を調製した後，遠心分離器で分離された水の量を測定した。加えた水の量から分離された水の量を差し引き吸水量とした。その吸水率を図3に示す。粒子径の小さいものほど吸水率は高く，玄米に比べて精米の吸水率が高い傾向が認められた。図4にそれぞれのサンプルの損傷デンプン率を示す。粒子径の小さいものほど損傷デンプン率は高く，また精米サンプルの方が，高い損傷デンプン率を示した。第3節で微粉砕化された小麦粉の損傷デンプン率と吸水性の間に深い関連性があることを紹介したが，今回の米粉サンプルについても同様な結果が得られた。

　それぞれの米粉に重量比で等量の水を加えてペーストを調製し，その物性をテクスチャープロファイル法で検討したところ，粒子径の小さいものほど固く，粘着性の低いペーストを形成することが明らかとなった。また，ペーストを加熱・冷却した場合の物性変化を動的粘弾性測定法により検討した結果，粒子径の小さいものほど冷却後の弾性率は低く，老化しにくいことが示唆された。以上のように，微粉砕化することにより米粉に新たな加工性を付与できることが明らかと

第4章　穀類およびデンプン素材微粒子の特性解析

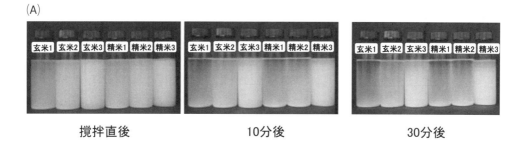

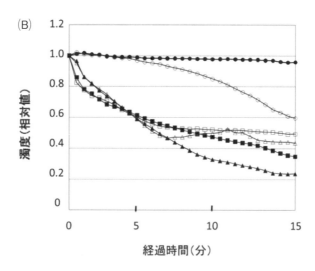

図2　様々な粒子径の玄米および精米の水への分散性
(A)：各米粉を1％濃度で水に分散した。その外観の時間変化を観察した。
(B)：各米粉を0.04％濃度で水に分散した。その濁度を600 nmの吸光度として定量した。濁度はそれぞれのサンプルの0時間における濁度を1として，それに対する相対値で表した。
(□)，玄米1；(△)，玄米2；(○)，玄米3；(■)，精米1；(▲)，精米2；(●)，精米3。

なった。

　粒子径が小さくなるほど，その比表面積は増大する。それに伴い，表面で生じる化学的・物理的変化や酵素反応の速度は大きくなると考えられる。たとえば，脂質の酸化反応速度は粒子径が小さくなるほど増大することが第4編第5章に述べられている。第2節で述べたように，米粉をトランスグルタミナーゼで処理することにより，その麺やパンの原料素材としての価値を高めることができる[3]。粒子径をより細かくすれば，その反応効率，それに伴う品質向上もより大きくなることが期待される。我々はすでに，トランスグルタミナーゼにより，粒子径の小さな米粉，特に玄米③の物性を大きく改変できることを確かめている。今後，他の酵素，たとえば各種アミ

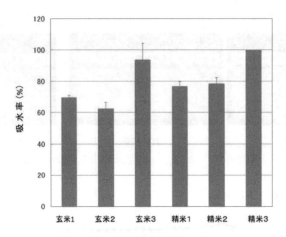

図3 様々な粒子径の米粉の吸水率

米粉に重量比で2倍の水を加えペーストを調製した。遠心分離された水を定量し，その値を差し引くことで吸水量とした。元のペーストに含まれる水に対する吸水量の割合を吸水率とした。

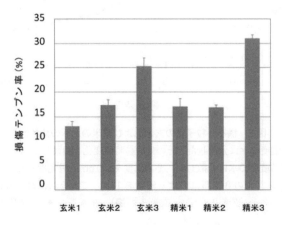

図4 様々な粒子径の米粉の損傷デンプン率

損傷デンプン率はStarch Damage Assay Kit（Megazime製）を用いて測定した。

ラーゼなどを作用させ，米粉の粒子径と酵素反応速度および品質改善効果の関係について検討を加えることにより，微粉砕化米粉の高品質・高機能素材としての可能性を検証したい。

第4章　穀類およびデンプン素材微粒子の特性解析

文　　献

1) 藤井恵子ほか，特許第4190180号（2008）
2) A. Lazaridou et al., *J. Food Engineering*, **79**, 1033（2007）
3) S. Yalcin and A. Basman, *Int. J. Food Sci. Technol.*, **43**, 1637（2008）
4) T. L. Cody et al., *J. Dairy Sci.*, **90**, 4575（2007）
5) O. Degant and D. Schwechten, German Patent 10107885A1（2002）
6) C. Letang et al., *Cereal Chem.*, **79**, 535（2002）
7) T. Shibata, United States Patent US6416803B1（2002）
8) G. Jackson et al., European Patent EP0255260A1（1988）
9) N. S. Hettiarachchy and G. R. Ziegler, "Protein functionality in food systems", p.225, Marcel Dekker（1994）
10) M. J. E. C. van der Maarel et al., *Starch*, **57**, 465（2005）
11) A. C. Alting et al., *Food Hydrocoll.*, **23**, 980（2009）

# 第5章　微粉砕穀類の品質と利用特性

清水直人[*]

1　はじめに

　穀類微粉砕の主な目的は，穀粒の微細化である。その効果としては，微粉砕穀類の吸収性，食感・吸収性，香り，色彩などの機能・特性を向上させて新しい価値を製品に付加させることが期待でき，そのための微粉砕方法や用途別の素材開発が求められる。粉砕方法の確立とともに微粉砕穀類の特性が明らかにされれば，品質や利用特性も確かになり素材の利用が広がる。本稿では，乾式粉砕法によって平均粒径を制御して調製された微粉砕穀類の基本性状，ならびに米粉の貯蔵性及び糊化特性について概説する。

2　穀類微粉砕と米粉の基本性状について

　我が国では，年間約130万トン（輸入米含む）の砕粒（精米工程で発生）や米穀粉が，米菓，包装餅，清酒，味噌などの原料として利用されている。穀類微粉砕の原料に米（うるち米）が供給されることを考えてみる。米一粒の寸法は，長径が約5mmで，短径が約3mmである。各平衡水分における米粒の長径と短径の値を約800粒のイメージ分析で測定したところ，粒寸法（平均長径，平均短径）は，平衡水分増加とともに大きくなり，平均長径や短径の変化は，平衡水分（吸湿の場合，放湿の場合）と強い相関を示す[6]（表1）。さらに，きらら397，あきたこまち，コシヒカリの3品種を供試して分析し，品種の違いによっても長径や短径の平均値が異なることが分かる。コシヒカリ米粒を割断して作製したサンプルの断面全体，種皮境界における内部構造を図1に示す。玄米外皮に隣接するアリューロン層（Al）には，脂質や貯蔵タンパク質が成分として多く存在し，粒子中心部に移行するとともにデンプン質が高まる。

　米の微粉砕における粒径変化の模式図を示す（図2）。目標とする砕成物（米粉）の平均粒径は約100μm，約50μm，10μm以下であり，粉砕操作の区分[3]は，微粉砕に位置づけられる。粉砕機として用いた装置は，臼式製粉装置，ハンマーミル，ジェットミルである。粉砕の機構[9〜11]として，臼式製粉は，原料粒子の表面から摩擦や衝撃力によって砕成物（米粉）を削り取る。ハン

---

[*]　Naoto Shimizu　筑波大学大学院　生命環境科学研究科　講師

第5章 微粉砕穀類の品質と利用特性

表1 平衡水分9.0〜18.2%での長径と短径の平均値

品種	RH（％）	吸湿			放湿		
		水分（％, d.b.）	長径（mm）	短径（mm）	水分（％, d.b.）	長径（mm）	短径（mm）
きらら397	23.4	9.7	4.94	2.76	9.2	4.84	2.73
	55.9	13.9	5.07	2.81	13.3	5	2.79
	70.98	16.2	5.15	2.83	15	5.07	2.81
	88.72	18.2	5.22	2.87	17.4	5.15	2.84
あきたこまち	23.4	9.6	4.84	2.73	9	4.84	2.77
	55.9	13.7	4.98	2.8	13.2	4.91	2.81
	70.98	16	5.07	2.84	14.8	4.98	2.83
	88.72	18.2	5.11	2.85	17.3	5.05	2.87
コシヒカリ	23.4	9.6	4.9	2.78	9	4.84	2.76
	55.9	13.7	4.98	2.82	13.2	4.9	2.81
	70.98	15.9	5.04	2.87	14.8	4.98	2.84
	88.72	18.1	5.1	2.89	17.3	5.05	2.86

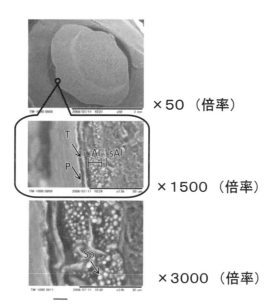

P: 果皮
T: 種皮
Al: アリューロン細胞（形状 立方体），細胞小器官，小胞体や貯蔵構造体（脂肪球，プロテインボディー）といった細胞質が含まれる
sAl: サブアリューロン層
Sp: スフェロゾーム

図1 サンプルの断面全体，種皮境界における内部構造

フードナノテクノロジー

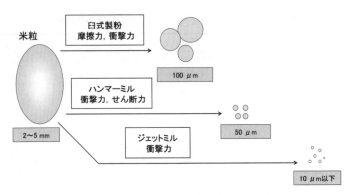

図2 米の微粉砕様式と粒径低下の一例

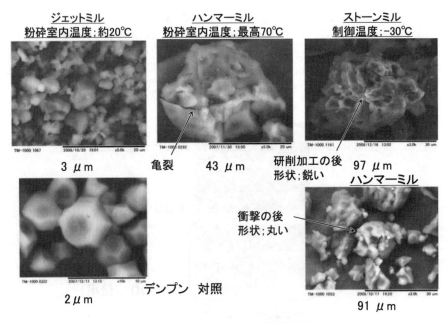

図3 米粉及び米デンプンの表面微細構造

マーミルは，高速回転するハンマーで粉料を衝撃，せん断破砕する。ジェットミルは，高圧ノズルから噴出する圧縮空気で生ずるジェット気流中に砕料を供給し，流体の持つ運動エネルギーを利用して粒子相互あるいは粒子と壁との衝撃によって粉砕が進行する。図3に約100μm，約50μm，10μm以下の平均粒径に調製された米粉の微細構造を示す。臼式米粉（ストーンミル）は，研削加工で粒子表面に削りとられた痕跡や，輪郭が尖った形状であること，ハンマーミル米粉では，衝撃やせん断破砕による亀裂があり，輪郭は丸い形状であることが観察される。ジェットミ

第5章　微粉砕穀類の品質と利用特性

ル米粉は，対象とした多角形の米デンプン粒構造体に近いスケール（粒径 約2μm）の砕片（一次粒子）に分割され，分散している。

原料玄米や精米の水分が約14％wb，米粉について，臼式では11.8〜13.5％wb，ハンマーミルでは5.8〜11.5％wb，ジェットミルでは8.9〜10％wbである。通常，一般飯用米用途の原料玄米や精米の水分は，約14〜15％wbで流通していることから，ここで扱われている調製米粉の水分の変動幅は，5.8〜13.5％wbであり幅広い（図4）。粉砕過程において，装置粉砕室温度は，温度制御装置を備えた臼式製粉が-30℃，ハンマーミルが最高約70℃，ジェットミルが約20℃であり，粉砕機や粉砕機構によって粉砕室内温度が異なることが分かる。粒径を低下させるために，摩擦，衝撃，せん断などの機械的エネルギーが原料に加えられ，その際の変形や分子間結合の破壊で熱が発生し，品温が上昇する。こうした品温上昇が作用して，材料から水分が蒸発するために，砕物の粒径低下とともに米粉の水分が低下する。

これらの米粉，原料玄米と精米及び高水分に調製された玄米の水分と水分活性（室温）を図5に示す。ちなみに水分活性とは，食品中の水の結合力や浸透性が測定されたものであり，食品中の水が反応に利用される程度を表す指標である。米粉の貯蔵時に微生物が着生すると，品質が劣化し，外見的な商品価値の低下を生じさせてしまうので米粉試料の水分調整は実用上非常に重要である。適正な保管環境条件を低温貯蔵設備などで整えたうえで，微生物の被害を防ぐためには精米水分を14％wb以下に下げておく必要がある[1]。中湿性カビや低湿性カビの生育に必要な最低水分活性値と，微生物の被害を防ぐ精米水分値を考慮すると，米粉の水分は精米水分より若干

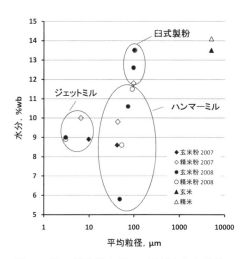

図4　3種の粉砕機を用いて調製された米粉の水分

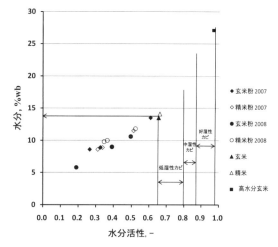

図5　精米，玄米及び米粉の水分活性と水分との関係

フードナノテクノロジー

低い約13%wb以下に調製される必要がある。また，微生物が生育できるか，できないかは，水分活性値によって判断が可能であり，水分活性と水分測定を併用することによって米粉の水分管理の精度が向上するものと考えられる。

3 米粉の貯蔵性

一般的に米の主成分のうち，脂肪の分解が最も早く，デンプンがこれに次ぎ，タンパク質の分解は穏やかである。貯蔵時に脂肪はリパーゼにより遊離脂肪酸に分解される。生じた遊離脂肪酸は米粉の酸度を上昇させることから，脂肪酸度が品質劣化の指標になる。

先に示したように，粉砕プロセスにおける粉砕室温度は，ハンマーミル粉砕機が最も高かったことから，同方式による玄米粉の粉砕直後からの品質変化の追跡の結果を図6に示す。玄米粉の貯蔵条件は，貯蔵温度として－84℃と室温（約25℃）の2区を設け，約2kgの米粉をチャック付きポリエチレン袋（寸法400×280 mm^2，フィルム厚0.04 mm）に封入し，それぞれの貯蔵条件で保管を行ったものである。

－84℃での貯蔵試験は，粉砕直後の試料品質が維持できるかどうか，室温での貯蔵試験は，粉砕後試料をそのまま室温で保管した際の品質劣化の進行を調べるためものである。－84℃での貯

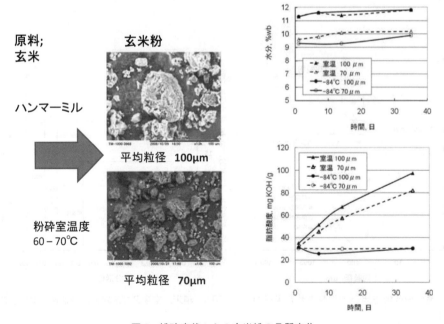

図6　粉砕直後からの玄米粉の品質変化

第5章 微粉砕穀類の品質と利用特性

蔵においては，米粉水分や脂肪酸度の変化がなく，品質が維持されているとみなされる。室温での貯蔵においては，水分変化はほとんどなかったが，脂肪酸度変化は貯蔵開始直後から始まるため品質劣化が進行する[7]。粉砕調製を終えてから米粉を操作する際，注意する点として，粉砕直後の米粉品温は高いので，発生した熱を保管袋内部に蓄積させないように外部に放熱させる工夫が必要である。また，袋詰めされた米粉を室温で数日間放置するようなことは好まし

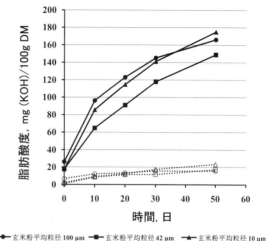

図7 米粉の貯蔵性

くなく，速やかに原料を次の加工工程に供給する取り扱いが必要である。こうしたきめ細やかな取り扱いが米粉の風味を主体とした品質維持につながるものと考えられる。

約100μm，約50μm，10μm以下の平均粒径に調製された玄米粉と精米粉を用いて，貯蔵試験を行った結果を図7[7]に示す。貯蔵温度・湿度は，それぞれ40℃と40％で，約150gの米粉をチャック付きポリエチレン袋（寸法177×203 mm^2，フィルム厚0.04 mm）に封入し，加速貯蔵試験を行った。

脂肪酸度の増加程度の比較では，玄米粉の品質劣化は精米粉と比べて著しい。精米粉では，平均粒径6.5μmの脂肪酸度の増加程度が，他の平均粒径の精米粉と比べて最も大きいことが分かる。米粉の脂肪酸度の増加速度は，精米や玄米の脂肪酸度の増加速度[4]よりも大きいことから，粒径低下によって脂肪の分解が起こりやすくなっていることが予想される。なお，平均粒径100μmの玄米粉の脂肪酸度の増加程度の大きいのは，貯蔵開始時の玄米粉水分が，他の試料よりも高かったことが一因である。以上の結果は，平均粒径が脂肪酸度の増加程度（米粉の劣化）に影響し，水分によっても変化のあることを示している。

4　米粉の糊化特性

製品加工に供する際には，米粉の糊化特性を把握しておくことが必要である。糊化とは，デンプン懸濁系を室温から加熱すると，糊化温度で不可逆的な吸水・膨潤が始まり，デンプン粒内に

熱水の供給が続けられると膨潤，アミロースやアミロペクチンが溶出して，デンプン粒内が崩壊，結晶構造が消失する一連の現象[2]である。米粉の水分，タンパク質含量を表2に示す。これら微粉砕米の化学成分は，主成分がデンプンであり，平均粒径別で米粉のタンパク質含量が僅かに異なる。

　示差走査型熱量計（DSC; Differential scanning calorimetry）による米デンプンと米粉の糊化温度と糊化エンタルピーを表3に示す。米デンプンの糊化ピーク温度は63.5℃，糊化エンタルピーは9.3 J/gで，精米粉の糊化ピーク温度は73.9〜75.5℃，糊化エンタルピーは1.0〜6.3 J/g[8]である。デンプンとタンパク質など共存下での糊化プロセスでは，タンパク質が糊化を抑制する要因になる場合がある[5]ことが知られている。米デンプンの糊化ピーク温度が，米粉よりも低いのは，糊化を抑制するタンパク質が分離されていることが一因である。さらに，精米粉（平均粒径 6.5 μm）の糊化エンタルピーは，平均粒径100 μmと約50 μmの米粉と比べて最も低く，粒径の低下とともに減少することが分かる。米粉微細構造には，粒子表面に衝撃や研削が加えられ

表2　米粉及び米デンプンの平均粒径，水分，タンパク質含量

	粉砕機	平均粒径（μm）	水分（%, wb）	タンパク質含量（%）
玄米粉	臼式製粉	100	13.5	7.4
	ハンマーミル	42	8.6	5.6
	ジェットミル	9.7	8.9	5.5
精米粉	臼式製粉	97	11.8	6.2
	ハンマーミル	43	9.8	4.9
	ジェットミル	6.5	10	5.5
米デンプン	—	34.2	10.7	0.3

表3　DSCによる米粉及び米デンプンの糊化温度，糊化エンタルピー

	粉砕機	平均粒径（μm）	T_o（℃）	T_p（℃）	T_c（℃）	ΔH（J/g）
精米粉	臼式製粉	97.0	69.1	73.9	82.5	6.3
	ハンマーミル	43.0	67.6	74.4	81.8	3.3
	ジェットミル	6.5	70.3	75.5	80.5	1.0
米デンプン	—	34.2	63.7	69.1	77.1	9.0

T_o: 糊化開始温度，T_p: 糊化ピーク温度，T_c: 糊化終了温度，ΔH: 糊化エンタルピー
15 μl容のアルミニウムパンに試料3.0 mg（乾物）を採取，懸濁液水分が70%になるようイオン交換水注水DSC測定条件：30℃から120℃まで3℃/minで昇温

第5章　微粉砕穀類の品質と利用特性

た痕跡が観察される。粉砕過程において，原料を微細化する際に，摩擦・衝撃・せん断などの機械的エネルギーが加えられ，デンプン粒内の分子結合が一部破壊されるなど粒子構造体が大きく変化し，平均粒径ごとの米粉の糊化エンタルピーに変化を生じさせるものと考えられる。

5　おわりに

米粉微粒子の平均粒径を数10 μm以下，約50 μm，100 μmに制御・調製された米粉の基本性状について述べ，次に，微粉末米粉の貯蔵性を品質変化の面と，利用特性を糊化特性の面の結果の一例を紹介した。品質保持の面から，水分と水分活性測定を組み合わせた米粉の水分管理，粉砕直後の米粉の取扱について触れた。粒径を小さくした粉砕物の物理化学的特性が米粉の品質変化や利用特性に影響を与えることが次第に明らかにされてきている。さらに，米の加工利用の側から要求される品質・特性を備えた米粉原料の製造方法や条件が整備され，調整粉末の供給が進めば，米粉の需要がこれまで以上に広がる。同時に，穀類のサブミクロン微細化技術が確立され，調整微粒子の特性解明と，新しい用途の開拓が期待される。

文　　献

1) 羽場雍,「微生物の種類と生育条件」(羽場雍編「米麦保管管理の手引 (2005年版)」), p82-85, 食糧保管研究会 (2005)
2) 貝沼圭二，八田珠郎,「澱粉粒の水和，膨潤と糊化」(不破英次，小巻利章，檜作進，貝沼圭二編「澱粉科学の事典」), p59, 朝倉書店 (2003)
3) 神田良照,「粉砕機の分類と粉砕機構概論」(齋藤文良監修「先端粉砕技術と応用」, p111-112, エヌジーティー (2005)
4) 木村俊範，清水直人，深瀬靖，藁科二郎，坪井邦利，米の貯蔵形態が品質に及ぼす影響，農業機械学会東北支部報, **38**, 59-64, (1991)
5) Morhmed, A.A., Rayas-Duarte P., *Food Chem.*, **81**, 533-545 (2003)
6) Shimizu, N., Haque, MA., Andersson, M., Kimura, T., *J. Cereal Sci.*, **48**, 98-103 (2008)
7) Shimizu, N., Takahashi, T., Okadome, H., Nakajima, M., *IUMRS-ICA 2008 ABSTRACTS (CD-ROM)*, **H0-23**, Nagoya Congress Center (2008)
8) Shimizu, N., Takahashi, T., Nakajima, M., *First European Food Congress, Delegate Manual*, **028.5**, Ljubljana, Slovenia (2008)
9) 横山豊和,「段階粉砕，深冷粉砕及び微粉砕」(齋藤文良監修「先端粉砕技術と応用」), p54-61, エヌジーティー (2005)

10) 八嶋三郎,坂本宏,桑原好孝,金子貫太郎,破砕・粉砕の新技術に関するシンポジウム,資源・素材学会粉体精製工学部門委員会,京大会館 (1993)
11) 八嶋三郎,粉体と工業, **26**, 29-43 (1994)

第6章　マイクロ・ナノバブル水の動的特性評価

大下誠一*

1　はじめに

　従来，廃水の浄化，殺菌，脱色などに主に用いられてきたマイクロバブル水やナノバブル水が，近年になって動植物の生理的な活性を促進するという事例が報告され，様々な分野から注目を集めている。すなわち，養殖カキの生育促進や除菌効果，アコヤ貝の真珠層形成能の向上[1]，胡蝶蘭の花持ちの長期化[2]などである。しかし，こうした生理的な活性促進の原理については不明のまま，実用事例が先行している感がある。マイクロバブルとは，一般に直径が10～30 μm程度，あるいは，50 μm以下の微細な気泡であるとされる。その特徴は，比較的均一なサイズであること，時間と共に水中で収縮・消滅すること，バブル表面に正/負の電位を有すること，生物活性を持つことなどであることが指摘されている[3,4]。

　バブルの粒径については，高分解能のカメラを用いてバブル画像を計測し，バブル画像から粒径を評価した報告がある[5]。また，Tabeiら[6]は，水面に浮かび上がるバブルの透過光変化からバブルの粒径分布を測定する新しい方法を提案した。その他にも，KukizakiとGoto[7]，LiとTsuge[8]らにより，光散乱法を用いたバブル粒径分布評価が報告されている。この方法では，バブル粒子のブラウン運動を検出することが特徴で，ナノ領域の粒径を感度よく測定することができる。ここに記した以外にも多くの報告があり，マイクロバブルについては光学顕微鏡で確認できるが，バブル径が1 μmより小さなナノバブルの存在については，粒径は測定できてもそれがバブルの粒径であるか否かは明瞭でなかった。また，いずれのバブルについても，どの程度の滞留時間であるかを保証するデータはない。これらのことも，活性促進や殺菌効果の原理が不明であることと合わせて解明が待たれる点である。

2　マイクロバブルの得失

　主に空気マイクロバブルの生物活性促進については，そのプラス面のみが報告されることが多いが，ここでは，マイナス面の可能性も指摘した研究例を引用する。Ago et al.[9]は，マイクロ

---

*　Seiichi Oshita　東京大学　大学院農学生命科学研究科　教授

バブルを利用したエアレーションにより,通常のスパージャーを用いた場合に比べて1/100〜1/10の空気流量で酵母の培養が可能であることを報告している。具体的には,30℃において0.2 L/minの空気流量でマイクロバブルを適用したときの酵母培養量が14.2 g/Lであり,これはスパージャーによる流量2.0 L/min時の11.3 g/Lと20.0 L/min時の16.5 g/Lの中間の値である。一方,撹拌速度が培養に与える影響について検討されており,電顕写真から,通常の培養に比べてマイクロバブルを適用した場合に酵母の表面の滑らかさが失われることが示されている。この障害は培養に影響を及ぼさないことがデータから指摘されており,また不規則な表面性状は撹拌の影響であると理解される記述になっているが,マイクロバブルの影響という可能性も捨てきれないと考える。

一方,生物医学的な組織再構築において,培養細胞に供給する酸素不足の問題をマイクロバブルの利用により解決することを意図した報告もある[10]。ここでは,開発されたマイクロバブル発生器を利用して骨芽細胞を3日間培養した結果,空気マイクロバブルの導入により,おそらくは酸素過剰が原因で壊死細胞の増加が認められたが,アルカリフォスファターゼ活性は顕著に高まったことから,マイクロバブルの有効利用の可能性が指摘されている。

これらの報告は,マイクロバブルが単に何にでも有効であると考えることに警鐘を鳴らす意味で注目すべきである。

3　ナノバブルの存在の検証と水の動的特性

筆者らは水中にマイクロ・ナノバブル(MNB)を発生させ,動的光散乱法を利用した装置を用いて特にナノバブルに注目して0.6 nm〜6 μmの範囲にある粒子径を評価した。さらに,バブルが存在する場合の水の動的特性をNMR緩和時間を通して検討した。

バブル径を測定する際には,コントロールとしての水にバブル以外の粒子が混在していないことに注意すべきである。この観点から,水には超純水製造器(出口フィルタのポアサイズ0.22 μm, Direct-Q, 日本ミリポア㈱)で調製した水を用いた。MNBの生成にはマイクロバブル発生システム(㈱ニクニ製基本ユニットを改良)とマイクロバブル発生装置OM4-MDG-020(㈱オーラテック)を利用し,いずれにも純酸素を導入してMNBを生成させた。バブル径測定にはゼータサイザーNano-ZS(シスメックス㈱)を用い,前者で調製したMNB水には波長633 nmのレーザーを,後者のMNB水の測定には波長532 nmのレーザーを用い,サンプルのMNB水約1 mlを粒径分布測定用のガラスセルに注入して測定した。ゼータ電位測定用のディップセルにはガラスセルを用い,サンプルを約1 ml注入した。各サンプル(コントロールの水と酸素MNB水)を20℃の下で5回〜10回繰り返し測定を行った。ゼータサイザーは散乱光強度基準の粒径分布結果を

第6章 マイクロ・ナノバブル水の動的特性評価

出力する。個数基準の粒径分布への変換には，ガスの一般的な屈折率値1.00を用いて計算した。

図1に，前者の発生システムで調製した水中の粒子径分布を示す[11]。これは，個数基準の粒径分布である。このデータにおいて，光子相関曲線は良好ではないが，酸素MNB水のバブル粒径データは再現性がよく，信頼できる結果となった。バブル発生システム稼働中の水温は20℃に調整した。また，粒子径測定温度も20℃である。稼働させて1時間経過するまでは，サンプル（バブル）が不安定であるために，安定した結果を得ることができなかった。図1に示すように，バブルのピーク粒径は340 nm，粒径分布は120 nm～6 μmであった。バブル発生システム稼働後1.5時間経過すると，より安定したデータが得られた。粒径分布が示すピーク（190 nm）は，稼働1時間経過後のデータより小粒径側にシフトした。2時間後にバブルの発生システムを停止した時点で，粒径分布の範囲は50 nm～1 μm，バブルのピーク粒径は120 nm付近であり，これは1日後まで安定して観測された。このピーク粒径は，2日後においては165 nm付近になったが，データのバラツキも考慮すると，ナノバブルは，発生後2日間は安定して存在したことが示された。一方，目視による観察では，バブル発生中は溶液は白濁した状態であり，発生を止めると数分の間に溶液は透明になり，マクロバブルも視認できなくなった。

図2は，後者のバブル発生装置を用いて調製した酸素MNB水の粒子径測定結果である。発生装置の稼働は45分，温度は20℃に保った。粒子径測定温度は20℃であり，縦軸は光散乱強度である。図2（上部）は水（コントロール）であり，粒子径分布がランダムである理由は，バブルが存在しないため散乱光強度が不十分であり，粒子の検出が不能であることを示している。図2（下部）は酸素MNB水の結果であり，バブルの生成後15日間はナノサイズのバブルが安定に存在したことを示している[12]。

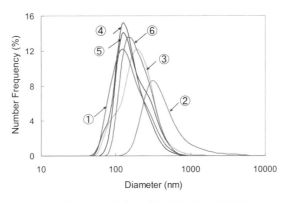

図1　酸素ナノバブルの粒子径分布の経時変化
①システム稼働20分後，②稼働1時間後，③稼働1.5時間後，④稼働2時間で停止＋5時間後，⑤稼働2時間で停止＋1日後，⑥稼働2時間で停止＋2日後

一方,酸素バブルを生成すると溶存酸素濃度が上昇し,筆者らの実験で純酸素を導入すると40 mg/L程度の高濃度になる。水中に微細なバブルが多数存在すると水分子のネットワークに影響して,プロトン緩和時間 T_1 が変化することが期待される。しかし,酸素が常磁性の分子であるという理由でプロトン緩和時間 T_1 は短くなり,バブルの影響を抽出することが困難である。そこで,同様に常磁性を有するマンガンイオン Mn^{2+} を添加して酸素分子の常磁性をマスクすることを考えた。コントロールとして10 mMの Mn^{2+} 溶液を調製し,これに酸素MNBを生成させた水(酸素MNB水)と散気管を用いて酸素を溶解させた水(微細なバブルが存在しない酸素溶解水)を準備した。これらを対象に,25 MHzのNMRスペクトルメーター(JNM-MU25A, JOEL)を用いて,

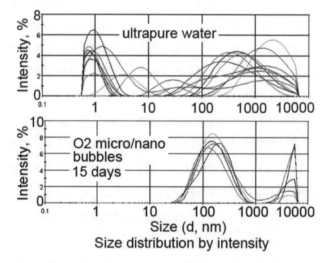

図2 水(コントロール)と酸素MNB水の粒子径

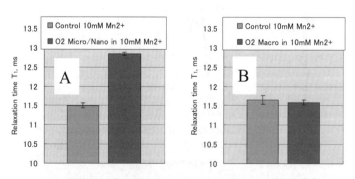

図3 酸素MNB水と酸素溶解水のNMRプロトン緩和時間 T_1
A図:Mn^{2+} 溶液と Mn^{2+} 溶液に酸素MNBを生成させた水の T_1
B図:Mn^{2+} 溶液と Mn^{2+} 溶液に散気管を用いて酸素を溶解させた水の T_1

第6章　マイクロ・ナノバブル水の動的特性評価

Saturation recovery法によりプロトン縦緩和時間T_1を測定した。その結果を図3に示す。図3(A)は，溶存酸素濃度（DO）が7.6 mg/LのMn^{2+}溶液（図3(A)の左）とこの溶液に酸素MNBを生成させた水（DO=33.6 mg/L，図3(A)の右）のT_1であり，酸素MNBの生成により顕著なT_1の増大が認められた。一方，図3(B)はDOが9.4 mg/LのMn^{2+}溶液（図3(B)の左）とこの溶液に酸素MNBを生成させた水（DO=39.3 mg/L，図3(B)の右）の結果であり，T_1には統計的な差異が認められなかった。酸素MNBを含むMn^{2+}溶液のDO値は近いレベルであるため，T_1に及ぼす酸素分子の常磁性の影響も同程度であると考えられた。したがって，酸素MNBを含むMn^{2+}溶液においてT_1が増大した理由は酸素MNBが存在したことによると判断された。

4　おわりに

超純水製造器で調製した水（コントロール）を用いて酸素MNBを生成させ，動的光散乱法に基づく装置で粒径分布を測定した。水を対象とした測定では粒子が存在しないためにデータが不安定であったが，酸素MNB水については粒径分布データの再現性が高く，これはナノバブルの存在によると考えられた。一方，常磁性緩和剤であるMn^{2+}溶液（10 mM）に酸素MNBを生成させるとプロトン緩和時間T_1が増大した。これは，バブルの生成に起因すると考えられた。この理由は，Mn^{2+}が酸素の常磁性をマスクしたか，Mn^{2+}のバブル表面への吸着による実効的な磁性イオン濃度の低下によると考えられる。いずれにしても，酸素ナノバブルが存在することを示すデータが得られたと考える。ただし，T_1が増大した理由については，今後明らかにする必要がある。

謝　辞

バブル粒径分布の計測及びデータの解釈にはシスメックス㈱科学計測事業部の中嶋一博氏の指導を賜った。また，本研究の一部は「農水省ナノテクノロジープロジェクト」として実施されたものである。記して謝意を表する次第である。

文　献

1) 大成博文，マイクロバブル技術による水産養殖実験，伝熱，**40**(160)，2-7（2001）
2) 高橋正好，農機学会 2006年度シンポジウム：農場から食卓まで　農産物や食品の美味しさと安全を支える最先端技術，講演要旨，24-31（2006）

3) 大成博文, マイクロバブル, 日本機会学会誌, **108**(1042), 694-695 (2005)
4) Masayoshi Takahashi, Taro Kawamura, Yoshitaka Yamamoto, Hirofumi Ohnari, Shouzou Himuro, and Hideaki Shakutsui: Effect of shrinking microbubble on gas hydrate formation, *J. of Physical Cehmistry B*, **107**(10), 2171-2173 (2003)
5) Fujikawa, S., Zhang, R., Hayama, S., Peng, G., The control of micro-air-bubble generation by a rotational porous plate, *International Journal of Multiphase Flow*, **29**(8), 1221-1236 (2003)
6) Tabei, K., Haruyama, S., Yamaguchi, S., Shirai, H., Takakusagi, F., Study of Micro Bubble Generation by a Swirl Jet. *Journal of Environment and Engineering*, **2**(1), 172-182 (2007)
7) Kukizaki, M., Goto, M.: Size control of nanobubbles generated from Shirasu-porous-glass (SPG) membranes, *Journal of Membrane Science*, 281, 386-396 (2006)
8) Li, P., H. Tsuge: Water Treatment by Induced Air Flotation Using Microbubbles, *J. Chem. Eng. Japan*, **39**(8), 896-903 (2006)
9) Ken-ichi Ago, Kazuo Nagasawa, Jun Takita, Ruriko Itano, Naoya Morii, Kiichi Matsuda and Koji Takahashi: Development of an aerobic cultivation system by using a microbullbe aeration technology, *J. of Chemical Engineering of Japan*, **38**(9), 757-762 (2005)
10) Kosaku Kurata, Hiroyasu Taniguchi, Takanobu Fukunaga, Junpei Matsuda and Hidehiko Higaki: Development of a compact microbubble generator and its usefulness for three-dimensional osteoblastic cell culture, *J. of Biomechanical Science and Engineering*, **2**(4), 166-177 (2007)
11) F. Y. Ushikubo, T. Furukawa, S. Oshita, Y. Makino, Y. Kawagoe, T. Shiina: Physical properties of water containing micro and nano-bubbles, 日本生物環境工学会 2008年大会 講演要旨 (in CD)
12) 大下誠一, マイクロ・ナノバブル水の動態解析と特性解明, 総合科学技術会議 科学技術連携施策群 第三回ナノバイオテクノロジー連携群 成果報告会, 56 (2009)

第7章　ナノスケール食品素材のリスク評価

山中典子*

1　はじめに

　ナノスケール素材（ナノマテリアル）の開発は工業材料分野で大きく進展しており，カーボンナノチューブ，フラーレン，二酸化チタン，白金ナノコロイドなど多くの素材が開発され，電子製品，日用品，化粧品などの分野に応用されつつある。食品分野においても，既にナノマテリアルは容器・包装材として抗菌効果，酸化防止効果等を期待して使用されているが，この他に，マイクロスケール化，ナノスケール化による物性の変化を利用して，食品素材そのものに新しい機能を持たせる試みが始まっている。ナノスケール化食品素材の開発においては，新機能の付与や機能性の高度化をはかるだけでなく，開発された便益を安心して利用するために，物性の変化が生体に与える影響についてリスク評価を行うことで，この技術が実用可能であることを検証する必要がある。

　先行する工業素材としてのナノマテリアルについては，産業技術総合研究所を中心として，開発段階からリスク評価を行うべく研究プロジェクトが進行している。また，労働安全の側面からの研究も始まっている。食品分野においては，こうした研究の手法にならうだけではなく，食品特有の評価手法の開発が必要になってくる。新規食品の安全性に対しては消費者の関心が高いこともあり，開発の端緒についた段階からリスク評価を行うことで，健全で高機能な食品素材の開発を進めていくことが可能となる。

2　リスクアナリシス

　リスク評価について解説するためには，リスクの総合的なコントロールに用いられるリスクアナリシスという手法について説明する必要があるだろう。リスクアナリシスはリスク評価，リスク管理，リスクコミュニケーションの3成分からなっている。

　リスクとは，ハザード（危害要因）とその重大性，起こる可能性の関数であるとされる。この，

---

*　Noriko Yamanaka　㈱農業・食品産業技術総合研究機構　動物衛生研究所
　　安全性研究チーム　上席研究員

リスクの推定，判定を行うことが本稿で解説するリスク評価で，ハザードの特定と特性解明（どんな危害がどの程度の強さで現れるか），曝露量の決定（どこからどのようにどんな頻度で人体が曝露されるのか）によって推定される。

　リスク評価の結果，ハザードの性質と暴露量が推定されれば，ハザードが起こりうるとしても，防止する方法や容認できる程度まで低減する方法を決定，運用することができる。これがリスク管理である。リスク管理の内容としては，行政による規格，基準の策定の他，企業の自主管理や消費者が行える対策がある。

　リスクアナリシスのもう一つの成分であるリスクコミュニケーションは，リスク対象物質について，行政，メーカー，販売者，消費者，研究者，また工場の労働者や周辺住民など，様々な立場の当事者がリスク評価の進行状況や結果を含め，リスクに対しての情報を交換し合うことである。行政や企業，研究者がリスクについて説明するという一方通行ではなく，曝露される立場，また使う立場からの要望や不安な点などを伝えていくことは，リスク評価の検討項目の抽出やリスク管理の基準設定などに反映し，よりよいリスク評価およびリスク管理につながる。

　このように，リスクアナリシスでは，リスク評価，リスク管理，リスクコミュニケーションの3成分が互いにフィードバックされ，有機的につながっているのが特徴となる。

3　ナノマテリアルのリスク評価の現状

　開発が先行し，一部実用化されている工業ナノマテリアルにおいては，次のようなリスク評価に関わる研究が開始されている。平成18年度から5ヵ年の予定でNEDO（新エネルギー・産業技術総合開発機構）研究プロジェクト「ナノ粒子の特性評価手法の研究開発」[1]が実施されている。この計画は，産業総合研究所が中心となってカーボンナノチューブ（CNT），フラーレン，二酸化チタンなど実用化が進みつつあるナノ素材について，形状の計測手法および曝露の評価を含めた有害性に対する試験手法の開発と標準化を目指すもので，主に吸入毒性について試験法の開発を進めている。

　形状計測手法の開発が特に必要となるのは，ナノマテリアルは均一に分散しているとは限らず，凝集塊となりやすいなど，特異な存在形態をとるためである。物質をそのままの状態で確認し，評価すること，また，それによって標準化された一定の形状の被験物質を用いた投与試験を行うことを目指すものである。

　これまで，様々な化学物質等の新素材を開発，普及する際には，広く利用された後にヒトの健康や環境への影響などが見いだされ，対策や規制を行うという歴史が繰り返されてきた。これに対し，このプロジェクトでは開発段階からハザードの特定，曝露量の評価，これによるリスクの

第7章 ナノスケール食品素材のリスク評価

推定と対策までを同時に進めるということで，すなわちリスク評価を開発技術の一環としてとらえるという姿勢がある。

 NEDOプロジェクトとは別に，最近，CNTの健康影響についての新知見が発表された。CNTは，素材としては炭素の集合体であり，元素としての安全性についてはほぼ担保されていると見なされていた。しかし，このCNTの中でも，アスベストと類似するサイズ，形状をもつとされ，吸入による中皮腫や肺がんの危険性が指摘されていた複層CNTについて，国立医薬品食品衛生研究所ではがん抑制遺伝子欠損マウスを用いた短期発がん評価手法を用いて，複層CNTによって実際に中皮腫が誘導されることを明らかにした[2]。また，東京都健康安全研究センターでは同様に正常ラットに対する腹腔内投与で同じく中皮腫が誘導されることを発表した。これらの結果は複層CNTが直ちにヒトに中皮腫を起こすということを意味しないが，厚生労働省は2008年2月，都道府県労働局に対し，ナノマテリアルの職業曝露防止のための予防的対応について注意を喚起した。この問題について厚労省は3月から検討会をおき，11月には「ヒトに対する有害性が明らかでない化学物質に対する労働者ばく露に対する予防的対策に関する検討会（ナノマテリアルについて）報告書」[3]が取りまとめられた。

 この他にも，文部科学省，環境省でリスク評価を含めたナノマテリアル開発に関する研究や事業が行われており，さらに内閣府総合科学技術会議が科学技術連携施策群「ナノテクノロジーの研究開発推進と社会受容に関する基盤開発」として，食品ナノマテリアルの開発に関するものも含め，これらの施策間の重複排除，方向付けなどの調整を行っており，定期的な報告会も行われている[4]。

 これらの動きは，ナノマテリアルの開発，応用を阻害するものではなく，リスク情報に応じた適正な取扱のもとに，開発，生産段階から製品までの安全性を担保し，確実な応用につなげるものと認識されていることを強調しておきたい。

4　食品に対するリスク評価の特徴

 上記の，開発技術の一つとしてリスク評価を行うという考え方はもちろん，物理化学的性質をはっきりさせた上で評価を進めるという手法，そのためには計測技術の開発，高度化が必要であるという考え方や，形状や化学構造等からハザードを推定し，これを検証していくという手法はナノスケール食品素材のリスク評価においても踏襲すべきであるが，新食品素材，新食品成分のリスク評価においては，前述のような工業製品の方法論に加えて，食品特有の性質に着目する必要がある。

 まず，食品は必ずヒトが摂取するものである。食品は栄養性，機能性を含め，生体に何らかの

影響を与える。

　また，同じくヒトの体に入るものであっても，一定の手法による安全性試験の上で用いられる医薬品や食品添加物（図1）などと違って，既存の食品の安全性は過去の食習慣などから演繹されたものである。例えば，ジャガイモのソラニンや豆類のトリプシンインヒビターなどのように，高頻度に摂取する食品でも有毒成分が含まれる例がある。しかし，芽を取る，加熱するなどの方法でハザードを回避している。

　食品の成分の過不足や組み合わせによって健康被害が起きる可能性がある。例えば，古くは白米中心の食生活によるビタミンB_1の不足で脚気が起こり，最近では可溶性食物繊維の大量摂取では下痢が起こることが知られている。食品中のカルシウムとリンのバランスが崩れると骨形成不全が起こることや，グレープフルーツジュースの摂取が薬物代謝を抑制し，降圧剤の作用が強く現れてしまうことも知られている。

　食品素材の栽培や飼育の条件，産地等により，成分の構成にばらつきが出る。これはある条件で評価された結果がその食品についていつでも当てはまると限らないことを示している。

　このような食品というものの持つ特徴は，一定の成分，規格で製造され，一定の条件で用いられる医薬品や食品添加物における一般毒性試験によるリスク評価の実施になじまない部分がある。

　新食品や新飼料の動物給与試験では，栄養成分や既知の有害成分の量から算定した最大量の被

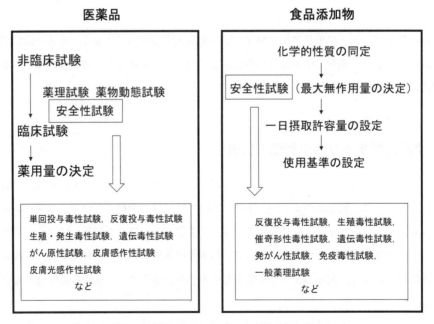

図1　医薬品や食品添加物の安全性評価の流れ

第7章 ナノスケール食品素材のリスク評価

験食品(飼料)を含む飼料を給与するという方法論がある[5,6]。図2に見るように,著者らが経験したいくつかの試験では,例えばリョクトウの試験では蛋白量を主な制限因子として飼料を設計し,リョクトウのトリプシンインヒビターについては加熱処理をするという方法で,65%のリョクトウを給与した。遺伝子組換えコーンでは対象がウシであるので,繊維質として乾草やヘイキューブを給与する必要があり,対象飼料の割合は最大限として43%となっている。しかし,この方法でも長期の給与では微量成分の過不足など,被験食品以外の原因による有害事象を検出してしまう可能性がある。また,逆に一般的な摂取量とかけ離れてしまう,という問題もある。

このような点を考慮して,新規食品として遺伝子組換え作物を導入する際には,実質的同等性という概念が示された。導入遺伝子の性質以外について食品としての同等性を失っていないかということを,遺伝的素材,食習慣,構成成分,既存品種と新品種の使用法の相違などの点で検証し,同等であれば既存品種と同等の安全性を有すると判断するのである。図3に食品安全委員会による遺伝子組換え食品の実質的同等性検証のための項目から,新規食品一般に利用しうる項目を挙げている。このような検証の結果,新種や遺伝子組換え食品,食品成分が在来食品と同等であると判断された場合には,OECDの定義では,安全性および栄養面での懸念はないとされている[7]。したがって,新規食品としてのナノスケール食品素材においても,実質的同等性については確認すべきである。一方,OECDでは,新しい食品または食品成分に対する比較の基準が存在しない,これまで同等物または類似の物質が食品として消費されていない場合には,それ自体の組成および特性に応じて評価すべきであるとの定義もある。食品素材をナノスケール化することにより新しい性質が生じることが考えられるため,素材毎に評価の手法を検討する必要があるだろう。

アズキゾウムシ耐性リョクトウ投与試験におけるマウス飼料の組成

リョクトウ粉	65%
コーンスターチ	9.0
α化デンプン	10.0
顆粒糖	5.0
セルロース	2.5
コーン油	4.0
ミネラルMIX	3.5
ビタミンMIX	1.0

米国 Nationl Research Council
ラット及びマウスの栄養所要量に準拠

遺伝子組換えコーン飼料投与試験におけるウシ飼料の組成

Bt11コーン	43.3%
ヘイキューブ	20.3
乾草	13.7
大豆粕	15.1
加熱大豆	5.4
リン酸カルシウム	1.79

日本飼養標準・肉用牛2000年版に準拠

図2 食品,飼料の動物投与試験における給与飼料の設計の例

図3 実質的同等性―遺伝子組換え食物での評価基準との比較―
＊上段に遺伝子組換え食品における検証項目のうち，新規食品一般に関連すると思われる項目を実線文字で示し，下段で必要に応じて遺伝子組換えダイズの例を挙げた。

5 新規食品に対するリスク認識

　新規食品素材の普及に際しては，消費者の間に食品特有のリスク認識のパターンが見られる。

　上記の遺伝子組換え作物の例では，実質的同等性が証明され，安全性が高いとの発表があっても，我が国においては遺伝子組換え食品の社会的受容は進まなかった。遺伝子組換えという用語に対する漠然とした不安，未知のリスクを内包しているとの不安を払拭できなかったからである。

　一方，化粧品の分野では，遺伝子組換え産物を材料として使用している例も多いが，「バイオ」という用語でむしろプラスのイメージがある。この分野ではナノテクノロジーによる各種素材も上市されており，同様にナノテクノロジーという言葉の持つ最先端のイメージはプラスの効果を果たしている。食品ではなく，また成分を抽出して用いるとはいえ，経皮，経口的に体内に入る可能性のある製品であっても，遺伝子組換え作物の場合とは大きな違いがある。

　また，リスク情報の受け取り方の傾向として，破滅的なハザード（制御できない影響，致死的毒性，次世代への影響など）や未知のハザード（遅発的影響，未知の毒性など）については，発生頻度が高くなくとも強い危機感が現れることがわかっている[8]。食品に関しては生涯摂取し続けるものであるため，破滅的な，あるいは未知のハザードが想起され，社会的受容が難しくなる

第7章 ナノスケール食品素材のリスク評価

ことが往々にして起こる。

したがって，ナノスケール食品素材においても，リスク評価を行い，発表していく段階では，前述のリスクコミュニケーション手法を応用し，発表時点での正確な情報を伝え，かつ労働者や消費者からの安全性に対する要望をくみ取っていく必要がある。

6 ナノスケール食品素材のリスク評価に向けて

現在，食品総合研究所を主査とした農林水産省委託プロジェクト研究「食品素材のナノスケール加工及び評価技術の開発」において，穀物の微細粉末化，脂溶性食品成分のナノエマルション化，マイクロ／ナノバブル水の利用に関する開発が進められている。

これら開発中のナノスケール食品素材に関するリスク評価のためには，まずハザードの抽出が必要である。工業ナノ素材に比較して，ナノスケール食品素材の開発は未だ初期段階である。開発の段階に伴って物理化学的性質や利用手法自体も変化していくので，ハザードの抽出に難しさがあるが，できる限り実際の生産，利用の方向を考え併せていかなければならない（図4）。

穀物微粒子は，基本的に粉末のまま食品となるのではなく，麺やパンの形で消費者に届くこと

図4 ナノスケール食品素材において想定されるハザードの抽出

になると考えられるので，主に製粉，食品加工の現場における職業曝露の問題となる。穀物粒子の主な成分は炭水化物であるが，アレルゲンとなる蛋白成分を含んでおり，主なハザードとしてはアレルギー等の免疫反応が想定される。微細な粒子が気道の奥まで運ばれたり，気道壁に付着する量が異なったりすれば，吸入によるアレルギーの頻度や程度が変化する可能性がある。工業ナノマテリアルではナノスケールの粒子が皮膚を通過するとの報告があり[9]，皮膚感作に関しても検討が必要かもしれない。また，穀物微粒が粉末のまま経口摂取された場合の腸管感作によるアレルギーも想定される。アレルギー以外の問題として，微粒子化による表面積の増大による反応性の亢進で穀物粒子中の脂質の過酸化が早期に進み，吸入や経口で生体内に入ると酸化ストレスを与える可能性がある。これは製品としての安定性の問題でもある。

　ナノエマルションでは，食品として摂取した場合の影響を検討する必要がある。腸管での吸収率を高めることを目的に脂溶性成分をマイクロ，ナノエマルション化すると，場合によっては大量摂取時と同様の体内濃度になってしまい，機能性成分の過剰摂取による有害性が現れる可能性が考えられる。この点では特に，基礎疾患があって吸収，代謝，排泄機能に異常のある人や，代謝機能が未熟または衰えている乳幼児や高齢者など，いわゆる高リスクグループにおいての影響に注意する必要がある。また，抗酸化物質をエマルション化する場合には穀物微粒子の場合と同様，面積が増大することにより食品内部で酸化が進み，生体内では機能を発揮しないか，過酸化物として働く恐れもある。

　マイクロ／ナノバブル水については，現在のところ食品の殺菌や洗浄用途が考えられており，直接飲用するのではないが，食品に残留するかどうかを確かめ，基本的な生体影響を確認していく必要がある。

　いずれも，素材となる食品素材の性質と用途によって，想定されるハザードの性質も変わってくる。また，いずれの素材においても，想定されない影響があるかもしれない。

　これらの問題を評価するためには，まずそれぞれの素材の物理化学的性質を明らかにする必要がある。この過程で食品素材の安定性についても検討する。また，体内動態を確認することにより，吸収性や代謝の変化を確認する。このような評価は食品としての実質的同等性の検証にもあたる。

　これらの情報を，曝露量の推定や投与経路の選択など，リスク評価のための試験系の設計に反映させ，その上で想定されるハザードに関して，それぞれ適切なモデル動物を用いた$in\ vivo$試験を行う。個別の試験手法については第4編の他の章を参照していただきたいが，著者らは肝障害モデルにおけるナノエマルションの吸収動態および生体影響についての試験を実施中である。未知のハザードの抽出や，スクリーニング試験に用いるための$in\ vitro$試験系の開発も必要となる。

第7章 ナノスケール食品素材のリスク評価

　今後，このような手法によって得られたリスク情報を，開発，生産時の取扱い方法や製品の組成，使用法などに反映させていくことで，高機能かつ健全なナノスケール食品素材の開発を実現していきたい。

　最後に，リスク評価の流れに関する考え方の多くについて，以下にあげた成書[10]を参考にしたことを記しておきたい。

文　　　献

1) http://www.nedo.go.jp/activities/portal/p06041.html
2) Takagi, A., *et al.*, *J. Toxicol. Sci.*, **33**(1), 105 (2008)
3) http://www.mhlw.go.jp/shingi/2008/11/s1126-6.html
4) http://www.renkei.jst.go.jp/nanobio/kadai.html
5) Miura, K., *et. al.*, *JIRCAS J.*, **3**, 23 (1996)
6) Chowdhury, E.H., *et al.*, *Vet. Hum. Toxicol.*, **45**(2), 72 (2003)
7) http://www.oecdtokyo.org/tokyo/observer/216/216-10.html
8) Slovic, P., *Science*, **236**, 280–285 (1987)
9) Ryman-Rasmussen, J.P., *et al.*, *Toxcol. Sci.*, **91**(1), 159 (2006)
10) 中西準子ほか，リスク評価の知恵袋シリーズ3．リスク評価の入口と出口—シナリオとクライテリア—，丸善株式会社（2008）

第8章　ナノスケール食品の免疫学的安全性の解析

佐藤英介[*1], 井上正康[*2]

1　はじめに

　食物は生体異物であると同時に不可欠な生命維持因子であるため, 栄養成分の選択的取り入れと抗原物質や有毒成分の特異的選別機構を進化させてきた。免疫系はその最大の選別機構であり, 主に非経口的に接種された高分子性異物が抗原性を発現する。免疫系の主力は腸管粘膜にあり, 自然淘汰の過程で経口由来異物に対する抗原不認識機構が獲得され, 対病原体防御系として有効に機能する事になった。しかし, 鼻腔や呼吸器系粘膜ではこの様な免疫適応が起こっておらず, 生体異物や人工的加工食品成分に対して免疫寛容は成立していない。ナノ食品は天然の食品成分であるが, その飛沫成分が鼻腔・呼吸器粘膜へ直接暴露される。このことは免疫学的に大きなリスクに繋がる可能性があり, この点を医学的に検討する事が緊急課題である。本総説ではこの点を明らかにするため食物アレルギーとナノ食品について総説する。

2　食物アレルギー

　食物アレルギーの原因食品としては, 古くから卵や牛乳がよく知られていたが, 近年これに加えて植物性食物である大豆, 米, 小麦などに対するアレルギーも増加している。卵や牛乳のアレルギーは一般的に加齢とともに減少することが知られているが, 植物性食物は, 年齢の影響を受けず, 腸管機能の発達とは関連性がないことが指摘されている。この現象は, 米, 小麦を主食とする人類にとっては重要なことである。米, 小麦は重要なタンパク質源であるが, これらのタンパク質がアレルギー源となっている。通常, 日常的に摂取される食物は, タンパク質分解酵素によるアレルゲンの分解, 消化管内腔に分泌されたIgA抗体によるアレルゲンの取り込み防止, さらには消化管上皮細胞によるアレルゲン取り込みの防止などの機構により免疫応答が起こらないようになっている。そのようなシステムを持っているにもかかわらず, アレルゲンが免疫学的活性を維持して取り込まれた際には, 食物アレルギーを起こすことになる。食物アレルギーの症状

[*1]　Eisuke F. Sato　大阪市立大学大学院　医学研究科　分子病態学教室　准教授
[*2]　Masayasu Inoue　大阪市立大学大学院　医学研究科　分子病態学教室　教授

第8章　ナノスケール食品の免疫学的安全性の解析

として，皮膚，粘膜，消化器，呼吸器などの器官に症状が現れ，さらにアナフィラキシー反応が惹起されることもある。この反応はアレルゲンに対しての生体の免疫反応である。食物アレルギーには，IgE依存性反応とIgE非依存反応に分類され，多くはIgE依存性Ⅰ型アレルギー反応である。原因食品摂取により食べものの抗原が体内に侵入し，粘膜に存在するマスト細胞が，活性化してヒスタミンを代表とするケミカルメディエーターやサイトカインが放出される。それに伴い，皮膚，粘膜，消化器，呼吸器症状とアナフィラキシー反応が誘導されることもある[1]。

　食物抗原のIgE依存性反応は，食物抗原分子と抗原提示細胞，T細胞，B細胞などの細胞間の相互作用の結果として起こる（図1）。消化管で吸収された食物抗原が，抗原提示細胞（APC: Antigen presenting cell）に取り込まれて細胞内で分解されて，生成された小さな抗原ペプチドはMHC class Ⅱ分子と結合し，抗原提示細胞表面に提示される。そして，T細胞（Th$_0$）がT細胞受容体を介してMHC class Ⅱ分子と結合した抗原ペプチドを認識する。この第一ステップの結果，抗原特異的T細胞がTh1およびTh2に分化誘導されるが，この1型アレルギー反応ではTh2優位に分化誘導され，Th2サイトカインが動員される。次に，T細胞（Th2）とB細胞の相互作用によりIgEクラススイッチが誘導され，抗原特異的IgEの産生が起こる。産生された抗原特異的IgEはマスト細胞や好塩基球上の高親和性IgE受容体に結合し，粘膜内に侵入した抗原とIgEが結合してマスト細胞の活性化が起こることにより，多彩な症状が誘発される。

　食物アレルギーの対策には，その対処療法である薬剤によるアレルギーの抑制があるが，食品

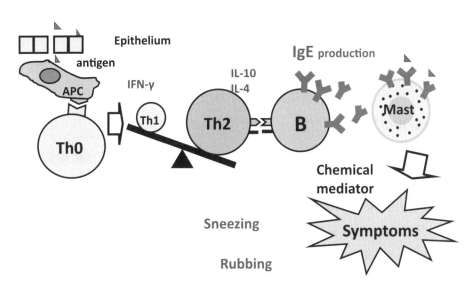

図1　アレルギー反応の概略

のアレルゲンを抑えることも重要である。摂取段階でのアレルゲンの低減が，生体への吸収低下を期待できる。現在，アレルギー患者への食事療法はよく知られているが，栄養学的に摂取が必要となる食品もあり，低アレルゲン食品の開発が期待されている。

3　種々の食物アレルゲン

古くから卵や牛乳がよく知られているが，植物性食物である大豆，米，小麦などに対するアレルギーも増加している。また，日本ではソバアレルギーがある。その他にも，ピーナッツ・ナッツ類のアレルギー，魚アレルギー，甲殻類・軟体類・貝類アレルギー，肉アレルギー，芋アレルギー，果物アレルギーなどがある。現在ナノ食品としては，米を中心とした研究が進められており，米アレルギーについて概説する。

4　米アレルギーとアレルゲン

米をはじめ，多くの穀類や野菜類などは，市場供給への安定性および農家の生活の安定性を保障するために品種改良を行い，病気や悪天候に強い品種を求めて改良を重ねてきた。品種改良の結果，米タンパクの組成とは異なるものができ，酵素の機能が新しいタンパクに合わなくなり，消化能力が低下する可能性が考えられる。現在の米の主流はコシヒカリであるが，それより上位の品種もしくは酒米やササニシキなどのように別系統の品種は，米アレルギーの発症が低いことが知られている。これは，コシヒカリ系統はアミロペクチンの含有量が多く，ゆきひかり，酒米などはアミロペクチンの含有量が低く，アミロースの含有量が多いことが考えられている。

5　米アレルゲンタンパク質

米タンパク質は，水溶性のアルブミン，塩可溶性のグロブリン，アルコール可溶性のプロタミン，アルカリ可溶性のグルテリンの4つに分類される。精白米では，アルブミンとグロブリンが4〜10%，プロラミンが5〜10%，そしてグルテリンが残りの80〜90%を占めている。米アレルゲンについては，グロブリン画分に強いアレルゲン活性があることが報告されている[2]。現在までに16 kDaのアミラーゼ・トリプシンインヒビターと，26 kDaのαグロブリンと33 kDaのグリオキサールIが精製されている。

6 農薬の問題

米の外側部分に残った残留農薬のため，アレルギー症状が出ている場合も少なくない。米アレルギーの中には，本来の米タンパクに対する反応ではなく，農薬などの化学物質に対する反応の場合もありうる。

7 ピーナッツアレルギー

ピーナッツ（落花生）をアレルゲンとした食物アレルギーの1種で，ピーナッツはそばと同じように強い抗原性をもつ食品の1つでもある。ピーナッツアレルギーは幼児期に発症することが多く，接触や吸入によって症状が強く発症することがある。症状は鼻炎，じんましん，血圧の低下，喘息，嘔吐や下痢，意識喪失，呼吸器困難，アナフィラキシーショックをも起こす。アーモンド，マカデミアナッツ，くるみ，カシューナッツ，ブラジルナッツ，ピスタチオ，ヘーゼルナッツ，ペカンなどがアレルギーを引き起こす。

8 鼻粘膜を介したアレルギー

鼻粘膜は様々な病原微生物やアレルゲンの侵入門戸であるため，外来刺激から生体を防御するための免疫機構を持っている。その一つは，粘液線毛輸送による異物排除やリゾチーム，ラクトフェリン分泌に基づく非特異的生体防御機構と分泌型IgAを主役とする特異的防御機構すなわち粘膜局所免疫機構である。また，鼻汁分泌やくしゃみによる鼻特有のアレルゲンの排除機構を持つとともに，鼻粘膜腫脹によるアレルゲン侵入阻止も生体防御機構のひとつとされ，それらは神経学的防御能として知られる。鼻粘膜には，免疫応答が存在するにもかかわらず粘膜面に多くの常在菌やアレルゲンが存在する。健常人でも鼻腔や鼻咽腔から副鼻腔炎や中耳炎の気炎菌である肺炎球菌やインフルエンザ菌が検出されている。これらの外来異物がアジュバンド効果を示すことも考えられ，常に外来抗原が存在する鼻腔粘膜でのアレルギーの誘起は，強力な抗原の侵入や防御能の破綻によって抗原が侵入した際に起こる。

9 ナノ食品の免疫学的安全性の解析

通常の消化管経路においては，上記のリスクを考える必要があるが，ナノ食品とした場合，アレルゲンとなるタンパク抗原の侵入経路が問題になってくる。通常の食物アレルギーでは，食道

を経由したアレルゲンの侵入が考えられるが，ナノ食品とした場合，製造工程での工場従事者などによる鼻粘膜あるいは呼吸器からの侵入の機会が著明に増加する。空中に散布された抗原によるアレルギーとして有名なのは花粉症である。花粉症のモデルマウスとして花粉症のアレルゲンであるCry Jタンパク質が知られているが，このタンパク抗原をマウスの鼻腔に投与すると，花粉症をマウスに誘起することができる[3]。この鼻粘膜を介した感作は，IgE依存性の1型アレルギーであり，図2のように，種間に若干の差は認められるがIgEを指標とすることができる。この実験プロトコール（図3）を利用して，ナノ食品の鼻粘膜を介したアレルゲン性を検証することが可能である。例えば，ナノレベルまで到達していないが100 μmまでに加工した玄米，あるいは精米を検証した場合もIgEを指標としたアレルゲン性を解析することが可能となっている。ナノ化することにより抗原性を発揮するタンパクの表出の仕方が変化し，それが免疫原性を制御する可能性も考えられる。従って，これから開発される米に限らず，すべてのナノ食品についてアレルゲン性を検証することが可能である。ナノ化はしていないが，ピーナッツを鼻粘膜に曝露した際には，著明なアレルゲン性を示すことは，ヒトだけでなく動物実験レベルでもすでに報告されており[4]，食物アレルギーが，消化管以外の器官から誘起されることは重要な社会問題になりつつある。さらには，鼻粘膜に曝露されるのはナノ化食品に限らず，すべての産業で開発，生産されるナノレベル物質についても今後詳細な解析が必要となると考えられる。

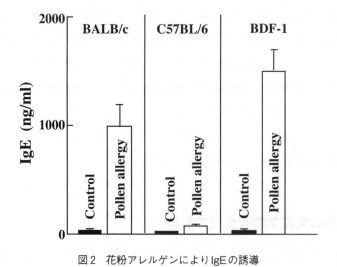

図2　花粉アレルゲンによりIgEの誘導

第 8 章　ナノスケール食品の免疫学的安全性の解析

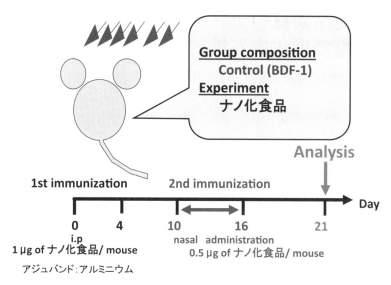

図 3　実験プロトコール

文　　献

1) 海老沢元宏, アレルギー, **55**, 107-114 (2006)
2) Shibasaki M, Suzuki S, Nemoto H and Kuroume T, Allegenicity and lymphocyte-stimulating property of rice protein, *J. Allergy Clin. Immunol.*, **64**(4), 259-265 (1979)
3) Tsunematsu M, Yamaji T, Kozutsumi D, Murakami R, Nagai H, Kino K., A new murine model of allergic rhinitis by repeated intranasal Cry j 1 challenge, *Biomed. Res.*, 2008 Jun, **29**(3), 119-123
4) Finkelman FD., Anaphylaxis, lessons from mouse models. *J. Allergy Clin. Immunol.*, 2007 Sep, **120**(3), 506-515

第9章　食品素材のナノスケール化が経口摂取した際の生体応答性に及ぼす影響

渡辺　純*

1　はじめに

　食品は水，油脂，炭水化物，空気，ミネラルなどが混在する複雑系であり，液体や固体にマイクロからナノスケールの粒子が分散している形態をとっている食品も少なくない。例えば，牛乳は水の中に油が分散している天然のO/W型エマルションの一例である。牛乳ではトリグリセリドを主成分とした中性脂質を，リン脂質や糖脂質など天然の乳化剤で覆った脂肪球が分散している。均質化された牛乳の脂肪球の粒径はサブミクロンのオーダーであり，すでに液体系の食品においては「ナノスケール化」が達成されているものもあるといえる。一方で，穀物粉をはじめとする固体系の食品に関しても，ジェットミル等を用いてある程度のサイズまで微粉砕化が可能となりつつある。化粧品分野においては，例えば日焼け止め剤中の二酸化チタンと酸化亜鉛の粒子に代表されるようなナノ粒子が広く用いられるようになってきているが，その安全性に関する科学的裏付けが求められている。食品分野においても，ナノスケール化によって，物性や加工特性のみならず摂取した際の生体への影響が変化する可能性は十分に考えられ，ナノスケール化食品の有用性・安全性を示すデータは社会的に求められることになろう。

　ナノスケール化した食品を食べた（経口摂取した）としても，消化管内で何も変化せず，そのまま排出されれば生体への影響はない。しかし，粒子のまま吸収されて体内に入る場合，あるいはナノ粒子のままでは吸収されなくても，そこに担持された物質が消化管内で放出されて，その体内動態が変化する場合は，ナノスケール化によって摂取した際の生体の応答が大きく変化する可能性がある。本来，食品成分は我々にとって異物であり，ある程度以上の分子量をもつ成分は免疫系による排除の対象となりうる。消化酵素による低分子量化や経口的に摂取した物質に対して免疫不応答化が起こるなど巧みな機構を我々は有しているために，食物を食べて栄養分を得ることができる。しかしながら，ナノスケール化した食品を経口摂取した場合にも，通常の食品を摂取した場合と同様の免疫応答が起きるのか検討する必要がある。免疫学的応答性，とりわけアレルゲン性という観点からは，アレルゲンの大多数がタンパク質であるため，タンパク質を含有

---

*　Jun Watanabe　㈳農業・食品産業技術総合研究機構　食品総合研究所
　　食品機能研究領域　主任研究員

第9章　食品素材のナノスケール化が経口摂取した際の生体応答性に及ぼす影響

するようなナノ粒子の免疫応答性が特に重要だと考えられる。後ほど詳述するが，実際にベシクル（リポソーム）に担持したタンパク質を経口投与した際の免疫応答が，単にタンパク質を投与した場合と異なる報告もある。また，食品中の種々の物質が免疫応答をはじめとする生体応答を修飾することが数多く知られている。このような物質をナノ粒子に担持させれば，本来その物質が有している生体応答修飾性を変化させることも可能かもしれない。本章では，経口摂取したナノスケール化した食品素材の生体影響を免疫学的応答性を中心に紹介する。

2　消化管のバリア機能

我々の体は，簡単に表現すれば筒状もしくは管腔状になっており，外側は皮膚，内側は粘膜で覆われている。消化管は「内なる外」を形成して粘膜という一層のバリアを介して外界に接し，異物が体内に侵入しないようにしつつも，食物から栄養素を吸収する機能を有している。我々の消化管は，近位から胃・十二指腸・空腸・回腸・結腸・直腸に大別されるが，種々の物質の吸収に大きく寄与しているのは十二指腸から回腸にかけての小腸の部分である。小腸の管腔側（食物の通過する側）表面には一層の吸収上皮細胞が並び，これが体内との境界線を形成している（図

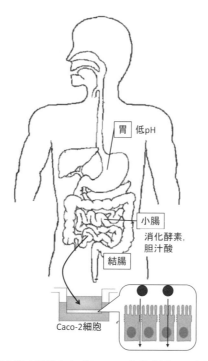

図1　消化管の構造と消化管内環境およびCaco-2細胞を用いた小腸からの物質吸収モデル

1）。小腸表面は，表面積を増やして吸収効率を上げるために絨毛が発達しており，栄養素は特異的なトランスポーター等を介して効率的に吸収される。しかし，上皮細胞表面には粘液層が存在し，消化管内に侵入した異物や脂溶性の高い物質の吸収に対するバリアとなっている。また，上皮細胞も高分子量の物質の吸収に対して物理的なバリアとなる。

経口摂取された物質は，消化管内の特徴的な環境に暴露される。まず，胃において極めて低いpH環境にさらされ，小腸では界面活性作用を有する胆汁酸が高濃度で存在すると同時に，多くのタンパク質，ペプチド，脂質に対する分解酵素が分泌される。ナノスケール食品を経口摂取した場合，このような消化管内環境によってどのような変化が起き，吸収されていくのか調べることは，ナノスケール食品の安全性を担保する意味でも，またナノスケール化による機能性向上のメカニズムを知る上でも大変重要であろう。

3 マイクロ・ナノ粒子が腸管から吸収される可能性

前述のように消化管は強固なバリア機能を有しているが，経口摂取したマイクロ・ナノ粒子の一部が消化管より吸収される可能性が報告されている。ラットに蛍光標識した2 μmのラテックス粒子を経口投与し，小腸組織を共焦点レーザー顕微鏡で観察することで取り込みを調べた[1,2]。その結果，どの部位においても小腸上皮からの粒子の取り込みが観察され，一部は腸間膜リンパ節まで達していた。ヒト結腸ガン由来細胞株Caco-2は透過性メンブレン上に培養すると小腸上皮細胞様に分化するため，物質吸収の*in vitro*モデルとして広く用いられている（図1）。このモデルを用いて，ポリ乳酸-ポリグリコール酸共重合体のサイズが吸収性に及ぼす影響が検討されている[3]。0.1，1，10 μmの粒子の透過性を比較すると，0.1 μmの粒子は重量換算で1 μm粒子の2.5倍，10 μm粒子の6倍，上皮バリアを通過しやすいことが報告されている。ナノサイズのベシクルは構成する脂質組成によっては，低pH，胆汁酸，消化酵素といった消化管内環境に対して比較的安定に存在するため[4,5]，消化管から吸収される可能性も考えられる。実際，著者らは卵黄レシチンから調製した100 nm以下のサイズを有するベシクルが上皮バリアを通過することをCaco-2細胞を用いた評価系で示している（未発表データ）。穀物粉をはじめとする固体系の微粉末を経口摂取しても，消化管内で水分や他の食餌成分との混合により，消化管内でナノスケールのまま存在する可能性は少ないと思われる。しかし，ナノスケールのまま消化管内に存在すれば，このように吸収される可能性は否定できない。また，ベシクル等の液体系のナノ分散系はそのまま吸収される可能性があり，ナノスケール食品の消化管内動態・吸収動態を見ることは極めて重要だと考えられる。

4 食品成分のベシクル担持による生体応答の修飾

　ベシクルはリン脂質などの両親媒性分子により形成されたナノからマイクロメートルオーダーの分子集合体であり，脂質二重膜がその内側に微細な水相を取り込んで閉鎖小胞構造を形成している。親水性物質は内水層に，脂溶性物質は脂質二重膜に担持することが可能である。ベシクルは生体適合性が高いことから，ドラッグデリバリーに関する研究が広く行われており，種々の機能性ベシクルが報告されている。卵黄レシチンや植物レシチン，分別レシチン，リゾレシチン，ホスファチジルグリセロールといった食品用途に利用可能な原料からも調製できることから，食品への応用も研究されている。ベシクル化により，以下に示したような機能を食品に付与することも可能かも知れない。

4.1　ベシクル担持タンパク質の安定性向上と機能性発現

　タンパク質を経口摂取すると，大部分は胃酸やタンパク質分解酵素で比較的容易に分解される。種々のタンパク質をベシクルに担持し，経口摂取した場合にもタンパク質の分解を避けて機能を発揮させる試みがなされている。

　ラクトフェリンは，哺乳動物の乳汁に含まれており，抗菌・抗ウィルス作用，抗炎症作用，免疫調節作用，抗酸化作用，鉄吸収調節作用など様々な作用が明らかとなっている分子量約8万のタンパク質である。今中と石角[6]は，ラクトフェリンを卵黄レシチン，植物ステロールからなるベシクルに担持すると，人工胃液，人工腸液に対するラクトフェリンの安定性が向上することを報告している。さらに，同じグループによってベシクル化ラクトフェリンの経口投与によって，四塩化炭素による急性肝障害が抑制され，抑制には炎症性サイトカインであるTNF-αの産生抑制が関与することが報告されている[7]。

　また，ペプチドホルモンであるカルシトニンを卵黄レシチン，コレステロール，ステアリルアミンからなるベシクルに担持させることで，低pH，胆汁酸，消化酵素といった消化管内環境に対しても安定に存在させることが可能で，経口投与した場合に吸収されて血中に移行することが報告されている[4]。Matsudaら[5]は，ベシクルを構成する脂質組成によって担持したタンパク質の消化管内での安定性が変化することを報告している。すなわち，dipalmitoyl-phosphatidylcholineとコレステロールからなるベシクルに担持された卵白アルブミンは，人工胃液や人工腸液に対して安定性が低いにも関わらず，脂質にdistearoly-phosphatidylcholineとコレステロール，あるいはdipalmitoyl-phosphatidylcholine, dipalmitoyl-phsopatidylserine, コレステロールを用いたリポソームに担持すると安定性が飛躍的に向上することを示している。Chenら[8]は，FRET（蛍光共鳴エネルギー移動）を生じる2種の蛍光色素でポリマーミセルを標識し，ポリマーミセルの体

フードナノテクノロジー

内動態を解析している。ベシクルをFRET標識する手法は広く用いられており，このような粒子を使うと，ベシクルの消化管内・体内動態を観察することが可能と思われる。

4.2 タンパク質のベシクル担持による免疫応答性の修飾

タンパク質のベシクル担持により，経口投与した際の免疫応答を修飾する試みが報告されている。Hanら[9]は，ベシクルに担持したタンパク質（ガングリオシドGM1）を経口摂取させることでタンパク質に対するIgA産生を誘導できることを報告しており，経口ワクチンとしての可能性を指摘している。

一方，我々には経口的に摂取したタンパク質に対して免疫応答を抑制する機能（経口免疫寛容）が備わっており，この機構の破綻が食物アレルギー発症と関係することが指摘されている。Masudaら[5]は，鶏卵の主要アレルゲンである卵白アルブミンをベシクルに担持し，これを経口投与することによって経口免疫寛容が効率よく誘導されることを報告している。いずれの報告においても，ベシクル化によって担持されたタンパク質の消化管内での安定性が向上し，これが免疫応答性の修飾に寄与していることが示唆されている。

4.3 非タンパク性食品成分のベシクル担持による生体応答の修飾

食品にはポリフェノールをはじめとする非タンパク性の機能性成分も数多く含有されている。これらをベシクルに担持して機能性を向上させる試みもなされている。ウコンに含まれるポリフェノールであるクルクミンは，抗炎症，抗酸化，抗腫瘍等の生理活性を有することが報告されている。しかし，クルクミンは水への溶解性が低く，また消化管内環境に対する安定性が低いため，経口摂取した際の利用性が低い。Takahashiら[10]は，ウコン抽出物をベシクル化することで消化管内安定性が向上し，四塩化炭素誘導肝障害モデルにおいて抗炎症活性が向上することを報告している。

また，フラボノイド類も種々の生理活性を有する食品中の代表的な機能性因子であるが，アグリコンは水や油脂への溶解性が低いものも多く，それらの生体利用性は必ずしも高くない。フラボノイドの1種であるsilybinは肝障害の抑制機能を有することが報告されているが，これをベシクル化することで経口投与した際の吸収性が向上することが報告されている[11]。

5 ナノ粒子化による食物アレルギー抑制の可能性

食物アレルギーは経口摂取された食物アレルゲンに対する免疫系の過剰応答であるが，発症機序の第一段階は腸管からの食物アレルゲンの吸収である。従って，この段階を阻害できれば，広

第9章　食品素材のナノスケール化が経口摂取した際の生体応答性に及ぼす影響

く食物アレルギーを抑制可能であると考えられる。著者らは，前述のCaco-2細胞によるモデル系を用いて，ゴマ抽出物が最も主要な食物アレルゲンである卵白アルブミンの腸管透過を抑制すること，その活性物質が14アミノ酸からなるペプチドおよびsesaminol配糖体であることを報告している[12]。さらに，マウスに卵白アルブミンを経口投与すると一部は吸収されて血中濃度が上昇するが，ゴマ抽出物とキトサンを攪拌混合して得られるナノ粒子を経口投与しておくことで卵白アルブミンの血中濃度が低く推移することを示している（図2）[13]。卵白アルブミンの吸収抑制はゴマ抽出物単独の経口投与では見られなかったことから，キトサンと混合してナノ粒子を形成することで，特に活性ペプチドの消化管内での安定性が向上したことに起因すると考えている。

ゴマ抽出物とキトサンからのナノ粒子形成には，両者の静電的相互作用が関与すると推察されたが，ゴマ抽出物のかわりにカルボキシメチルセルロース（CMC）を用い，特にキトサンとCMCを酵素で部分水解して用いると自己組織化によりナノ粒子が容易に形成されることを明ら

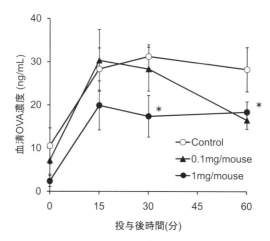

図2　ゴマ抽出物－キトサンナノ粒子のアレルゲン吸収抑制作用
ゴマ抽出物－キトサンナノ粒子をゴマ抽出物としてマウスあたり0.1 mgおよび1 mg経口投与して，血清中OVAの推移を観察した。＊；$p<0.05$

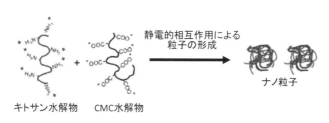

図3　キトサンとCMC水解物からのナノ粒子の形成

かにした（図3）[14]。このナノ粒子には電荷を有する物質が担持可能であった[15]。キトサンおよびCMCは食品用途にも使用可能であるが，これらの水解にはそれぞれリゾチームあるいはセルラーゼといった食品用途にも使用可能な酵素製剤を用いることができる。この粒子も食品中の機能性成分の利用性を向上することに使用可能であると考えている。

6　まとめ

これからの食品，とりわけ機能性食品は医薬品などの技術を積極的に取り込みながら進化していくと思われる。本稿で紹介したベシクルや酵素水解リゾチーム・CMCからなるナノ粒子など，食品用途にも応用可能な技術も少なくない。食品中の種々の物質を担持し，免疫応答性をはじめとする生体応答を修飾する機能を有する「ナノスケール食品」の登場も遠い未来ではなかろう。しかし，ナノスケール食品の経口摂取における吸収理論，腸管免疫との関係など，不明な点も多く，安全性を含めた評価が今後さらに重要になると思われる。

文　献

1) G. M. Hodges *et al., Carr: Dig. Dis. Sci.*, **40**, 967-975 (1995)
2) J. Limpanussorn *et al., J. Pharm. Parmacol.*, **50**, 753-760 (1998)
3) M. P. Desai *et al., Pharm. Res.*, **14**, 1568-1573 (1997)
4) A. Ariën *et al., Life Sci.*, **53**, 1279-1290 (1994)
5) K. Masuda *et al., Microbiol. Immunol.*, **46**, 55-58 (2002)
6) 秋吉一成，辻井薫監修：リポソーム応用の新展開・人工細胞の開発に向けて，エヌ・ティー・エス (2005)
7) A. Ishikado *et al., Biol. Pharm. Bull.*, **28**, 1717-1721 (2005)
8) M. Han *et al., J. Vet. Med. Sci.*, **59**, 1109-1114 (1997)
9) H. Chen *et al., Proc. Natl. Acad. Sci.*, **105**, 6596-6601 (2008)
10) M. Takahashi *et al., Biosci. Biotechnol. Biochem.*, **72**, 1199-1205 (2008)
11) X. Yan-yu *et al., Int. J. Pharm.*, **319**, 162-168 (2006)
12) S. Kobayashi *et al., Biosci. Biotechnol. Biochem.*, **68**, 300-305 (2004)
13) 渡辺道子ほか：特許4002973
14) Ichikawa *et al., Biosci. Biotechnol. Biochem.*, **72**, 1199-1205 (2008)
15) J. Watanabe *et al., Colloid. Surface. B*, **42**, 141-146 (2005)

第10章 バイオアッセイによるナノテクノロジー効果の評価

礒田博子[*1], 韓 晙奎[*2]

1 はじめに

　バイオアッセイ（Bioassay）技術は生物有来の生理活性機能性の評価において信頼をおける技術である。特に，医薬品，機能性食品，化粧品の研究・開発に対してバイオアッセイ技術は重要な役割を果たしている。ヒト及び動物由来細胞を用いたバイオアッセイは，臓器のモデルや疾患のモデルを試験管レベルで再現することにより，生体に及ぼす影響を推測することが可能である。さらに，動物実験の代替方法として注目され，化粧品分野においては動物実験よりもバイオアッセイ実験中心の研究・開発が行われている。また，マルチプレートを用いることにより，多数のサンプルを簡便に測定可能な点もバイオアッセイの利点である。

　ナノテクノロジーは，医薬品および食品分野において目覚ましい進化を遂げている。食品分野だけでも，食品加工，食品素材，食品計測，食品安全，製品の工程においてナノテクノロジーの応用が可能である。特に，機能性成分の効果を中心に考えると食品工学や化粧品開発にナノテクノロジーを導入することにより，食品および化粧品の機能性成分の安定度向上や，機能性成分の皮膚や小腸での吸収度を高めることなどが可能となった。

　本章では，ナノテクノロジーの評価が可能なバイオアッセイ技術を紹介し，動物細胞を用いたバイオアッセイがナノテクノロジーの評価に有用であることやバイオアッセイ方法がナノテクノロジーの評価に適していることに関して述べる。具体的には，ヒト由来細胞を用いて小腸および皮膚表皮のモデルを作成し，ナノ化した食品由来および化粧品由来機能性成分の吸収および安定に及ぼす影響を調査可能な方法を中心に紹介をしたい。

2 食品由来機能性成分に対してのナノテクノロジー技術の評価

　食品由来の機能性成分の中で，特に強い抗酸化性をもつビタミン類やポリフェノール類などは小腸での吸収率が非常に悪く，摂取した総量の数から十数％程度しか小腸において吸収されな

[*1] Hiroko Isoda　筑波大学　大学院生命環境科学研究科　北アフリカ研究センター　教授
[*2] Junkyu Han　筑波大学　大学院生命環境科学研究科　北アフリカ研究センター　助教

フードナノテクノロジー

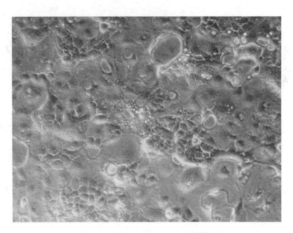

図1　分化したCaco-2細胞

い。しかし，ナノテクノロジーを利用し，食品由来機能性成分をナノ化することにより，吸収率の増加効果を得ることができると考えられる。さらに，ナノ化処理により，腸管上皮表面での消化酵素などの影響を受け難くなり，機能性成分の安定度が増加すると考えられる。

分化したヒト腸管上皮細胞（Caco-2）を用い，ヒト腸管上皮のモデルを構築することにより食品成分の吸収率，吸収経路などを調べることができる[1]。Caco-2細胞（図1）は分化することにより，ヒト腸管上皮の様々な機能（各種消化酵素の分泌，各種トランスポーター，タイト結合等）が再現できることからヒト腸管上皮のモデルとして汎用されている細胞である[2,3]。本節では，分化したCaco-2細胞の特性を利用し，①ナノ化した食品成分が腸管上皮細胞のバリアー機能に及ぼす影響，②食品成分のナノ化による腸管吸収率における影響，③食品成分のナノ化による腸管上皮吸収経路における影響に関して紹介する。

2.1　ナノ化した食品成分が腸管上皮細胞のバリアー機能に及ぼす影響

ヒト腸管上皮細胞の細胞間の密接な結合であるタイト結合は2つの重要な役割を果たす[4]。それはバリアー機能と吸収機能である。まず，タイト結合のバリアー機能は，上皮細胞単層の内側と外側を分離すると同時に外側から内側に物などが通らないように守る機能である。一方，タイト結合の吸収機能は栄養素，食品由来機能性成分などが吸収される通路として近年注目されている機能である[5,6]。

ナノ化した食品成分がCaco-2細胞のバリアー機能に及ぼす影響は，経上皮電気抵抗値（TER：Transepithelial Electrical Resistance）の測定により評価することができる（図2）。TER測定は，無数の穴（pore size; 0.4 μm）が空いている膜の上でCaco-2細胞が単層を形成するまで培養す

第10章　バイオアッセイによるナノテクノロジー効果の評価

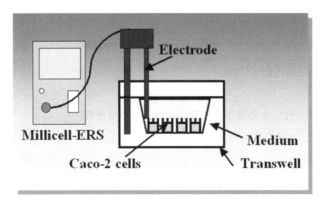

図2　経上皮電気抵抗値の測定装置

る(内側と外側が分離されているTranswellという特殊な培養器により培養する)。抵抗値を測定可能なMillicell-ERSの電極をTranswellの内側と外側に入れて，抵抗値を測定する。抵抗値が高いとバリアー機能が正常に働いていることになるが，抵抗値が低いとバリアー機能が正常に働かないことになる。

2.2　食品成分のナノ化による腸管吸収率における影響

ナノ化による腸管吸収率における影響を評価するために，単層を形成したCaco-2細胞を用いる。分化した細胞が単層を形成しているTranswellの内側（Apical side）にナノ化した食品成分を加える（図3）。その後，Transwellの外側（Basolateral side）から培地を採集し，HPLCや抗酸化測定法などで定量・定性分析を行う[7]。

ナノ化した機能性食品とナノ化してない食品成分の透過率を比較することにより，ナノ化がヒ

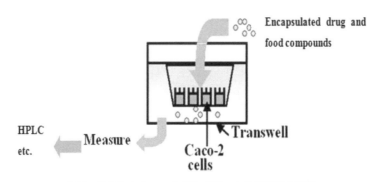

図3　分化したCaco-2細胞を用いた物質透過の測定

241

ト腸管上皮の物質透過に及ぼす影響を評価することができる。さらに，抗酸化測定法をはじめとする各種バイオアッセイ法と組み合わせることにより，腸管透過後のナノ化による機能性への影響を評価することも可能である。

2.3 食品成分のナノ化による腸管上皮吸収経路における影響

ヒト腸管上皮において食品成分などは大きく三つの経路によって吸収される。①各種トランスポーターを介した吸収経路，②タイト結合を介した吸収経路，③受動拡散による吸収経路が主な腸管上皮の物質吸収経路である（図4）。

ナノ化した機能性食品とナノ化してない食品成分の吸収経路を分析するため，まず，TER測定によるタイト結合を介した経路を調べる。あと，ヒト腸管上皮のトランスポーターを介した経路を分析するため，各種トランスポーターの阻害剤を用いて吸収経路の特定を行う。例えば，コレステロールトランスポーターにより吸収が予想される試料はコレステロールトランスポーターの阻害剤であるエゼチミブ（Ezetimibe）で処理して吸収量の変化を測定することにより，吸収におけるコレステロールトランスポーター依存度の評価ができる。

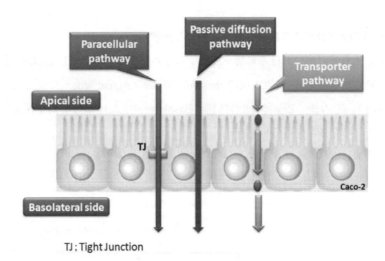

図4　主な腸管上皮の物質吸収経路

3　化粧品成分に対してのナノテクノロジー技術の評価

ナノ化化粧品成分の評価においては，評価原理は食品成分の評価とほぼおなじであるが，モデルになる細胞がCaco-2細胞からヒト表皮細胞であるケラチノサイトを使用する。皮膚は上皮系

第10章　バイオアッセイによるナノテクノロジー効果の評価

細胞である表皮細胞（ケラチノサイト），間葉系細胞である線維芽細胞，色素を産生する色素細胞（メラノサイト）などの細胞から構成されている。そのなかケラチノサイトは皮膚の外界と直接接する皮膚細胞のモデルとして汎用されている[8,9]。

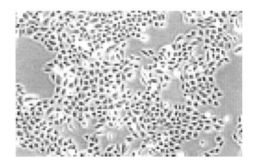

図5　ケラチノサイト細胞

Caco-2細胞と同じくケラチノサイト細胞を用いて，表皮のモデルを構築することにより化粧品成分の吸収率，吸収経路などを調べることができる。本節では，Transwellで単層培養してケラチノサイトを用いて，①ナノ化した化粧品成分が表皮細胞のバリアー機能に及ぼす影響，②化粧品成分のナノ化による吸収率における影響に関して紹介する。

3.1　ナノ化した化粧品成分が皮膚表皮細胞のバリアー機能に及ぼす影響

皮膚のバリアー機能は皮膚の最前線の保護機能であり，バリアー機能が弱くなるとアトピー性皮膚炎の誘発や，保湿機能が退化することによりしわの原因になる。ナノ化した化粧品成分がケラチノサイトのバリアー機能に及ぼす影響は，Caco-2細胞と同様（図2）に経上皮電気抵抗値（TER; Transepithelial Electrical Resistance）の測定により評価することができる。

3.2　化粧品成分のナノ化による皮膚表皮の吸収率における影響

ナノ化による吸収率における影響を評価するために，単層を形成したケラチノサイトを用いる。Caco-2細胞と同様に，ケラチノサイトが単層を形成しているTranswellの内側（Apical side）にナノ化した化粧品成分を加える（図3）。その後，Transwellの外側（Basolateral side）から培地を採集し，HPLCや抗酸化測定法などで定量・定性分析を行う。

4　おわりに

ヒト腸管上皮細胞やケラチノサイトを用いたバイオアッセイによりナノ化した食品成分や化粧品成分の評価は可能である。さらに，細胞を用いて多様多数の試験モデルを構築することにより，ナノテクノロジーの多様な評価やナノテクノロジーの幅広い応用が可能になると思われる。そのため，新しいバイオアッセイ，特にナノ化の影響を評価できる新しいバイオアッセイの開発が期待される。

文　　献

1) Sambuy, Y. I., Angelis, D., Ranaldi, Scarino, G., Stammati, M. L., Zucco, A. F., The Caco-2 cell line as a model of the intestinal barrier: influence of cell and culture-related factors on Caco-2 cell functional characteristics, *Cell Biology and Toxicology*, **21**, 1-26 (2005)
2) Zweibaum, A., Laburthe, M., Grasset, E., Louvard, D., The use of cultured cell lines in studies of intestinal cell differentiation and function. In: Handbook of Physiology (Field, A. and Frizzel, R.A., eds.), *Amer. Physiol. Soc. Bethesda.*, **4**, 223-255 (1991)
3) Louvard, D., Kedinger, M., Hauri, H.-P., The differentiating intestinal epithelial cell: Establishment and maintenance of functions through interactions between cellular structures, *Ann. Rev. Cell Biol.*, **8**, 157-195 (1992)
4) Isoda, H., Han, J., Tominaga, M., Maekawa, T., Effect of capsaicin on human intestinal cell line Caco-2, *Cytotechnology*, **36**, 155-161 (2001)
5) Han, J., Isoda, H., Maekawa, T., Analysis of the mechanism of the tight-junctional permeability increase by capsaicin treatment on the intestinal Caco-2 cells, *Cytotechnology*, **40**, 93-98 (2002)
6) Han, J., Akutsu, M., Talorete, T. P. N., Maekawa, T., Tanaka, T., Isoda, H., Capsaicin-enhanced ribosomal protein P2 expression in human intestinal Caco-2 cells, *Cytotechnology*, **47**, 89-96 (2005)
7) Greene, L. A., Tischler, A. S., Establishment of a noradrenergic clonal line of rat adrenal pheochromocytoma cells which respond to nerve growth factor, *Proc. Natl. Acad. Sci. U.S.A.*, **73**, 2424-2428 (1976)
8) Laure, P., Michael, N. C., Gary, W., Effect of dihydrocaffeic acid on UV irradiation of human keratinocyte HaCaT cells, *Archives of Biochemistry and Biophysics*, **476**, 196-204 (2008)
9) Rawlings, A. V., Matts, P. J., Anderson, C. D., Roberts, M. S., Skin biology, xerosis, barrier repair and measurement, Drug Discovery Today: *Disease Mechanisms*, **5**, 127-136 (2008)

第11章 マイクロチップを用いたナノスケール食品の バイオアベイラビリティ評価技術

佐藤記一*

1 はじめに

　ナノスケール食品に限らず，食品を摂取したとき，その栄養分あるいは機能性成分がどれだけ体内に取り込まれるかを知ることは大変重要である。これは食品成分に限った話ではなく，経口医薬品が実際どれだけ体内に取り込まれて患部に到達するかは医薬品開発においても重要な課題である。バイオアベイラビリティ（生物学的利用能）とは，経口摂取した成分がどれだけ体内に取り込まれるかを示す指標であり，この値を知ることが医薬品や機能性食品などの開発にとってきわめて重要である。

　バイオアベイラビリティを求める最も正確な方法は人体実験（臨床試験）であるが，当然研究の初期には行えないし，コストも高い。その前段階で行われるのが動物実験であり，特に頻用されてきた。しかしながら昨今強まっている動物実験削減の社会的要請，高いコストなどの問題があり，必ずしも多用して良い状況とはいえない。従って，これらの in vivo での実験の前に in vitro すなわち培養細胞レベルでの試験によって効率よく優れた物質をスクリーニングしてくることが大切であり，そのため細胞レベルでの効率の良い検定方法が求められている。

　培養細胞を用いた生物検定（バイオアッセイ）は，例えば抗がん剤ががん細胞を殺す強さを測るなど，その化合物が持つ生理活性を検定するために良く用いられている。バイオアベイラビリティ試験に利用できる実験系としては，セルカルチャーインサート（トランスウェル）と腸上皮細胞のモデル細胞株であるCaco-2細胞を組み合わせた系がこれまでに実用化されている。これは，図1に示すとおり，セルカルチャーインサートの底面に張られた支持膜の上にCaco-2細胞を単層培養しこれをウェルに挿入して培養する物である。この系では，インサート内部の培地を腸管内，外側（ウェル側）の溶液を毛細血管側と見立てて，インサート内側に添加した物質が一定時間後にどれだけ下側に透過するかを定量することにより，透過性を求めるものである。

　この方法は，腸管の物質吸収を担っている腸上皮細胞の機能をモデル化した物として一定の性能を有しており，様々な研究に利用されている。しかしながらヒトで起こっていることと完全に同一ではない。それはこの細胞株が本来のヒト腸上皮細胞と完全に同一の生理機能を有している

---

*　Kiichi Sato　東京大学　大学院農学生命科学研究科　助教

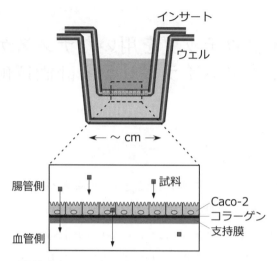

図1　透過性試験のためのセルカルチャーインサートの断面模式図

わけではないという，細胞株を用いた実験では避けられない問題点があるというだけでなく，細胞の生育環境やその周囲の環境が実際の生体と大きく異なっていることが挙げられる。

例えば，人体では腸管側も毛細血管側も絶えず液体が流れている環境であるにも関わらず，この系では溶液はウェル内に長時間静置された状態である。また，実際に腸上皮を透過した物質はごく狭い空間に放出されるにも関わらず，モデル系では数mmスケールの液相空間に拡散していくため，同じ量の物質が透過したときの濃度変化が実際と大きく異なってしまう。もし，これらの流れの環境や大きさを実際の系に近づけることができれば，より正確なアッセイにつながるものと期待できる。

また，従来のin vitroの系では，一つの生理機能のみが試験される。この場合でいうと腸上皮細胞の透過性である。しかしながら，実際の人体では数多くの組織・臓器が連続的に連携して機能しており，in vitroの系においても複数の組織の機能を複合的に検定できる方が好ましい。今回の系でいえば，腸で吸収された物質は門脈を経て肝臓に運ばれ，肝臓で一定の代謝（初回通過効果と呼ばれる）を受けた後全身に運ばれることが知られており（図2），モデル系でも同様の過程を同時に検定できる方が望ましいだろう。

以上述べたように，より生体に近い微少な流体環境，複数の臓器プロセスを連続的に通過して検定可能なデバイスを開発することは，in vitroの系でありながら，よりin vivoに近い環境を構築することにつながり，細胞レベルでのより効率の良い検定技術を提供することになると考えられる。これを実現するために最も優れた手段が，マイクロチップ技術の応用であると考えられる。

第11章　マイクロチップを用いたナノスケール食品のバイオアベイラビリティ評価技術

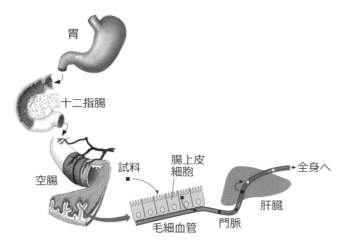

図2　経口摂取された物質が消化吸収されて体内を循環するまでの過程

2　マイクロチップを用いたバイオアッセイ

2.1　マイクロチップとは

　マイクロ化学チップとは，数cm角の基板内部に100 μmオーダーの流路を作製し，その中に溶液を流しながら化学プロセスを行うものであり，分析化学をはじめ，様々な分野で近年世界的に研究が進められている[1]。これらはマイクロ化学チップ，マイクロ流体チップ，μ-TAS（micro total analysis systems）あるいはLabs-on-a-chipなどと呼ばれており，分析に必要な全ての操作，あるいは実験室の全てのツールを一枚のチップ上に集積化しようというコンセプトのもとに研究されている。これらの技術を利用すれば超微量で化学実験を行える小型デバイスを構築できると期待されており，これまでに様々な分析システムへの応用が試みられている。これらは，半導体のマイクロチップ化がコンピュータ社会を生み，我々の生活を一変させたのと同様に，化学反応や分析を集積化していくことにより，化学における革新を目指した研究といえるだろう。

　前述のとおりマイクロチップは化学実験のあらゆるプロセスをチップ上で実現することを目標にしている。生命科学領域の実験を含め，多くの化学実験は溶液操作によって実現されるため，チップ内部に溶液を保持することが不可欠である。そのため，一般的にマイクロチップは数cm角の基板内部に閉じた微細な流路を構築した形を取ることが多い。

　チップの素材としてはガラス，単結晶シリコン，シリコーンゴムの一種であるPDMS（polydimethylsiloxane），アクリルなどのプラスチック類などが多く用いられる。これらの基板に髪の毛の太さとほぼ同じ直径100 μm程度の溝を造形し，フタとなるもう一枚の基板を接着させることにより流路を構築する。流路内壁は目的に応じて使用前に表面修飾する必要がある。例えばガラス

247

フードナノテクノロジー

壁面にシラン化剤を用いて修飾すれば疎水基，負電荷，正電荷などを修飾することもできるし，金属薄膜を蒸着すれば電極にもなる。こういった技術は，チップ基材への様々な物質の非特異的吸着を防ぐ目的でも重要であるし，チップ内部に動物細胞を接着させて培養するときにはコラーゲンなどの適切なタンパク質での修飾が欠かせない。

マイクロチップは様々な分野で応用され始めているが，特に生命科学分野での利用が最も有効である。それは，超微量の試薬を扱うことができるために，試料量が少なかったり，試薬が高価だったりする生命科学分野の実験に適合するためである。これまでにDNAの電気泳動分析やタンパク質等のイムノアッセイなど様々な生体成分の分析に応用され始めている。

2.2 マイクロバイオアッセイ

マイクロチップは生体成分を分析するという用途に限らず，生物の持つ機能をチップに組み込み，これを利用して化学物質の生理活性を測る，バイオアッセイをおこなうためのデバイスとしても有効である。特に，マイクロチップ内の微小空間は体内における細胞の周辺環境と同じレベルの大きさに加工可能であり，例えば様々な太さや構造を持った血管に類似の流路を構築することも難しくない。そのため，細胞の培養環境をなるべく体内に近づけるということも可能であり，より in vivo に近い環境での細胞培養をおこなうことにより，よりよい分化状態の細胞を用いて，その応答を計測しながらバイオアッセイをおこなうことができると考えられる。またマイクロチップではひとつのチップ内に培養部と化学反応部，分離部，検出部などを組み込むことが出来るために，チップの中だけで高度な分析を実現することさえ可能になる。

バイオアッセイをマイクロチップ化した例として，免疫系細胞マクロファージ活性化物質のスクリーニングに頻繁に用いられる，マクロファージからの一酸化窒素（NO）の放出をモニタするシステム[2]について記す。

マイクロチップは，5 mm×1 mm×0.1 mmの大きさで，中央部に直径1 mmの細胞導入孔を有するマイクロ細胞培養槽と，その下流に設けたNOから生じた硝酸イオンを硝酸還元酵素により亜硝酸イオンに還元する酵素反応部位と，亜硝酸イオンにグリース試薬を反応させてジアゾカップリングにより発色させる化学反応部位，その下流の熱レンズ顕微鏡による検出部位からなる。この細胞培養とNOの分析の両者の技術を組み合わせることにより，実際にマイクロチップに培養したわずか数百個のマクロファージから放出されたNOを定量することが可能である（図3）。チップ内で1時間以上培養した細胞に代表的な刺激物質であるリポ多糖を反応させ，そのまま連続流で反応させながら最下流部分で熱レンズ検出を行うことにより，刺激に対する応答を観察することができた。

このマイクロバイオアッセイシステムは培養する細胞と組み合わせる分析方法を変更すること

第11章　マイクロチップを用いたナノスケール食品のバイオアベイラビリティ評価技術

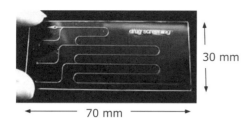

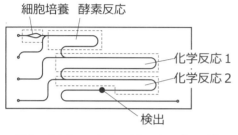

図3　バイオアッセイマイクロチップの一例。写真および原理模式図

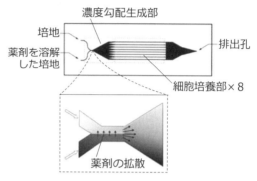

図4　多濃度同時検定バイオアッセイチップの例

によって，様々なアッセイに応用することが可能であり，汎用な技術となりうると期待できる。例えば，バイオアッセイによって検定したい事柄のひとつに薬剤の最適濃度を調べるということがある。この場合，様々な濃度の薬剤を細胞に作用させるわけだが，その薬剤の希釈系列を作るのもマイクロチップを使えばごく簡単である。ここでは一例としてマイクロ流体の混合と拡散に関する特徴を生かした，分岐・混合構造を持つマルチチャネルシステム[3]を示す。図4に示すとおり，左側から2液を導入・混合し，三角形の部分を下流に流すことにより混合の過渡的状態により濃度勾配が形成される。これをそのまま8本ある細い細胞培養流路に導入すれば所定の異なる濃度での同時アッセイが可能となる。この系では胃がん細胞に対する抗がん剤の最適濃度決定のアッセイを実現している。このように二つの溶液導入によってより多くの種類のアッセイを実現することが可能である。

3　バイオアベイラビリティ試験のためのマイクロチップ

前述のような薬理作用に関するアッセイ系に比べると，バイオアベイラビリティ試験にかかわるマイクロチップ実験系の報告はきわめて少ない。経口摂取された物質の体内吸収は，大きく分けて消化器内での消化，腸管での吸収，肝臓での代謝の3つの段階を考慮しなければならないが，後半の2段階，すなわち腸管吸収と肝代謝については研究が始まっている。

腸管吸収については，前述のセルカルチャーインサートを用いた実験系と同じように，上下二つの流路を仕切る形で支持膜を貼り，その膜上でCaco-2細胞を培養する系が開発されている（図5(A)）。この系が従来法と異なる点は，培養液を流すことが可能であることと，液相空間の大きさを実際の体内の血管などのサイズに近づけることが可能であることである。このことにより細胞の培養環境から試験化合物の拡散や流れに乗った移動，局所的な濃度変化などを体内に近づけることが可能となり，実験者の設定したい条件下で実験できる。

この原理を利用した実験系はこれまでに2例報告されている。藤井らのグループが開発したものは，チップ内に腸管側と血管側，環状に閉じた2つの流路を異なる深さに造形し，その一部分が膜を介して接触しているものであり，試料を長時間にわたって繰り返し腸上皮部分を通過させることにより，長時間にわたる透過実験を可能としている（図5(B)）[4]。一方，筆者らの開発したものは，直線上の2本の流路をそれぞれ腸管側と血管側とし，外部の駆動ポンプから所定の流速で溶液を送液するものである（図5(A)）[5]。この方法では，ポンプの流量を制御することにより，一定時間だけ腸上皮部分を通過させた試料溶液を連続的に回収することができる。どちらの系でも試験物質として蛍光性物質を用いれば実時間でのモニタリングが可能であるし，それ以外の物質であれば回収後にHPLCや質量分析計などで定量することにより各物質の透過係数を求めることができる。いずれの場合でも従来法よりも少量の試料から，短時間に腸上皮透過係数の算出を行うことができると期待されている。

一方，肝臓での代謝実験については，関連するいくつかの研究が報告されている[6]。そのほとんどが，動物の肝実質細胞や代表的モデル細胞株であるHepG2細胞をマイクロチップ内の流路底面に単層培養，あるいはパターニングした部分にスフェロイド状の培養を行う研究であり，一部の研究では培養した細胞の代謝能を評価する実験が行われている。チップ内で培養を行っても

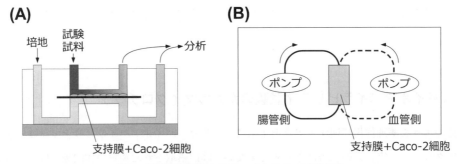

図5 透過性試験のためのマイクロチップ模式図
(A) 外部ポンプを用いて一定の時間だけ反応させるチップの断面模式図
(B) 内部循環により長時間の透過試験を行うチップの模式図

第11章 マイクロチップを用いたナノスケール食品のバイオアベイラビリティ評価技術

肝実質細胞を長期間にわたって代謝活性を維持した状態で培養できるとか，HepG2細胞での代謝活性が上がるといったことは現時点ではそれほど期待できないようであるが，少なくとも従来法と同等の活性を有した状態で長い期間培養することは実現している。なお，肝細胞は代謝が活発なため，狭いチップ内部で培養すると栄養分や特に酸素不足に陥りやすいため，これらの補給に注意する必要がある。

図6に腸管と肝臓の両者を集積化したマイクロチップを示す[7]。このチップでは，腸管上流から導入された試料が一定時間Caco-2細胞によって吸収され，透過した物質が血管に見立てた流路へと移行し，そのままマイクロ肝臓部を通過する。この系では，マイクロ肝臓はHepG2細胞を培養したキャリアビーズをチップに充填することによって構築している。この方法では，必要な肝細胞の量を自由に調節しながら実験できる上，用いる腸と肝臓2種類の細胞の培養のタイミングをあまり気にする必要がない点で優れている。

肝臓部を通過した溶液をそのまま回収し，HPLCなどで分析すればその試験物質が腸管で吸収されやすいかどうかとその後，肝臓で代謝されるかどうかを同時に検定することができる。例示した系では，肝臓部を通過した試料はそのまま乳がん細胞培養部に運ばれるようになっている。この系を用いれば，アッセイしたい試料が腸管で吸収され，肝臓で代謝された後，乳がん細胞に対してどのような生理活性を有しているのか，バイオアッセイすることが可能となる。すなわち，抗がん剤であれば，経口摂取してがん細胞を殺す効果を示すのか，あるいはエストロゲン様活性物質の場合は，乳がん細胞の増殖を促進する活性を有しているのかを一枚のチップにただ溶液を流し続けるだけで検定することができる。

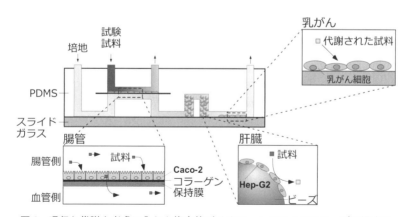

図6　吸収と代謝を考慮に入れた複合的バイオアッセイマイクロチップの模式図

4 おわりに

　マイクロチップを用いたバイオアベイラビリティ評価系の開発は始まったばかりであり，モデル化合物での実験結果が示され始めた段階である．実用的なアッセイシステムにしていくためには，胃での消化プロセスの構築，使用するモデル細胞株がモデルとしてふさわしいかどうかの検討，送液制御系の簡便化などが次の課題となるだろう．これらを検討しながら，様々な試料での実験結果を積み重ねていくことにより，より優れたシステムとして実用化されていくことが期待できる．

　ナノ食品はその大きさに大きな特徴があり，これまでに蓄積されてきた食のノウハウではその性質を推定することは難しい．例えば，大きい固まりは消化され，可溶性低分子にならなければ吸収されないはずであるが，ナノ食品の場合，そのサイズがウイルスに近い程度まで小さくなれば，表面の物性によっては細胞によってそのまま飲み込まれる可能性がある．そういった未知の物質を扱うときには細胞レベルでの詳細なバイオアッセイが欠かせないだろう．開発段階ではナノ食品素材も大量には入手できなかったり，物性を維持できる時間が短かったりすると推定され，微量の試料から迅速に検定できるマイクロチップシステムは有用なアッセイ手法となるだろう．

文　献

1) 化学とマイクロ・ナノシステム研究会監修，マイクロ化学チップの技術と応用，丸善（2004）
2) M. Goto et al., *Anal. Chem.*, **77**, 2125（2005）
3) S. Fujii et al., *Anal. Sci.*, **22**, 87（2006）
4) H. Kimura et al., *Lab Chip*, **8**, 741（2008）
5) K. Sato et al., Micro Total Analysis Systems 2007, 1384（2007）
6) R. Baudoin et al., *Toxicology in vitro*, **21**, 535（2007）
7) Y. Imura et al., Micro Total Analysis Systems 2008, 588（2008）

第5編　ナノテクノロジーの食品への応用

第1章　食品会社はナノテクノロジーに何を期待するか

稲熊隆博[*]

1　はじめに

　日本の食に関する社会状況は，食料自給率において2007年では40％と先進諸国より低い位置にありながら，一日4食食べているといわれるくらい世界一の食品ロス率を出している。また，これまで輸入できていた食品が石油エネルギーとの競合関係から原料高騰を生み出している中，残留農薬，食品添加物，そしてGMOという食の安全・安心という課題が挙がっている。日本人の食に対する考え方は，グルメを代表するように食のエンターテイメント化を楽しむことを挙げながら，メタボリック・シンドロームに対して健康への危機感を持っている。そのため，○○ダイエットといわれる健康・栄養情報の氾濫がおこっている。個人の食行動に焦点をあててみれば，個・孤食，変・偏食，欠食などが挙げられる。食生活の悪化は，がんや動脈硬化由来の心疾患・脳血管疾患などの生活習慣病の発症（表1）[1~3]が心配されるのに加えて，最近ではアレルギーをはじめ，うつ病に代表されるような精神的な疾病まで影響しているといわれている。このよう

表1　生活習慣病患者と予備軍

高血圧[1] （軽症高血圧区分以上）	3,744万人
高コレステロール血症[1] （総コレステロール値　220 mg/dl以上）	2,977万人
肥満[1] （BMI 25以上）	2,513万人
糖尿病[2]	1,620万人
骨粗しょう症[3]	1,100万人

1) 平成14年厚生労働省「国民栄養の現状」，平14年10月人口推計より算出
2) 平成14年厚生労働省糖尿病実態調査
3) 平成9年生涯を通じた女性の健康施策に関する研究会報告書

---

[*] Takahiro Inakuma　カゴメ㈱　総合研究所　自然健康研究部　主席研究員

に日本人の食に対する考え方や行動に対して，理想と現実に大きな乖離があると共に多くの問題を抱えているのが現状である。

このようななか，これまでいろいろな食品加工技術や素材が開発されてきた。成功したものもあれば，失敗に終わっているものもある。失敗の原因を探れば本当に簡単な誤解によるものもある。一例を挙げれば，ブドウ糖・果糖液糖や果糖・ブドウ糖液糖である。それらの液糖は，清涼飲料製造において必要不可欠になっている。しかし，以前は異性化糖と呼ばれていた。技術的にはイソメラーゼという酵素を使ってブドウ糖を果糖に異性化することからそう呼ばれるわけであるが，消費者やお客様からはこの異性化という言葉に違和感があった。それは異性化とは男性が女性に，または反対のことが起こる，または異なった性格になるような変な誤解を招く表現であったからだと思う。また，同様なこととして，石油タンパクはどうであろうか，消費者の反応は結果として表われている。言葉ひとつで開発した技術が社会のなかに取り込まれないこともある。

今回，「食品企業はナノテクノロジーに何を期待するか」というテーマを頂いた。前述のように今の日本の食に関して大きく揺れ動いている。食の現実と理想との乖離や食への本能と理性，それらを両立させることが重要な課題である。これらの問題を解決してくれるひとつの手段として，ナノテクノロジーが期待できるのではないか，期待したい気持ちでいっぱいである。ただ，すばらしい技術であったとしても言葉ひとつで社会から拒否される可能性もある。現時点，食品企業はこのナノテクノロジーに対してはどうかについて，まだまだ未知の部分があり，「期待はするが当てにしない」が正直な気持ちである。

ここでは，ライフステージにおける注意しなければならない食事の摂り方を述べた後，その食事の摂り方にナノテクノロジーによって期待する事柄だけを述べることとしたい。また，将来言葉の変更も考えられるため，あえてナノテクノロジーという言葉を使わずに，食の微細化に対して期待できる事柄について述べることにする。

2 ライフステージと食事の摂り方

人生それぞれの時期，すなわちライフステージであるが，大きく分けると胎児期，幼年期，少年期，青年期，壮年・中年期，老年・介護期に分けることができる。それぞれの時期において，注意しなければならない食事の摂り方について表2にまとめた。胎児期では，母親の食事によって胎児に影響することは明らかである。十分な栄養，特にカルシウムや葉酸の摂取は重要である。幼年期では離乳食の時期が課題となっている。幼年期では，体は未熟な状態である。そのような状態に母乳を中心とした食を摂っていたところに，離乳食という摂取したことがない食べ物を摂取することで体が過剰な反応，すなわちアレルギーが起こるといわれている。体を作っていくの

第1章 食品会社はナノテクノロジーに何を期待するか

だから十分な栄養が必要であり，あわせて食のしつけの重要な時期でもある。少年期は，朝食を摂る，よくかむ，脂肪過多を防ぐなど，良い食習慣の形成時期でもある。青年期は，食事時間を守る，暴飲・暴食・偏食をしない，無理なダイエットをしないなど規則正しい食生活が望まれる。壮年・中年期は，青年期と同様なことに加え，脂肪過多を防ぐ必要がある。そして，老年・介護

表2 ライフステージと食事の摂り方

ライフステージ	胎児期	幼年期	少年期
食事の摂り方	• 十分な栄養摂取 　特にカルシウムや葉酸が重要 • 禁酒，禁煙	• 離乳食の時期 　早すぎない • 食のしつけ 　好き嫌いを作らない 　うす味に慣れさせる • 十分な栄養摂取 　間食を活用する	• 良い食習慣の形成 　（栄養バランス，太りすぎ注意） 　朝食を摂る，よく噛む，脂質過多を防ぐ • 野菜不足を防ぐ 　野菜350g以上，緑黄色野菜120g以上を摂取 • 十分な栄養摂取 　特にカルシウムが重要

ライフステージ	青年期	壮年～中年期	老年～介護期
食事の摂り方	• 規則正しい食習慣 　（痩せすぎに注意） 　食事時間を守る 　暴飲・暴食・偏食しない 　無理なダイエットをしない • 野菜不足を防ぐ 　野菜350g以上，緑黄色野菜120g以上を摂取 • 十分な栄養摂取 　特にカルシウムが重要	• 規則正しい食習慣 　（太りすぎに注意） 　食事時間を守る 　暴飲・暴食・偏食しない 　脂質過多を防ぐ • 野菜不足を防ぐ 　野菜350g以上，緑黄色野菜120g以上を摂取 • 減塩（1日10g以下） • 節酒禁煙	• 十分な栄養摂取 　多回食を活用する 　特にエネルギーや動物性蛋白質を確保する • 十分な水分補給 　食事以外から1日に1.5Lの摂取が目安

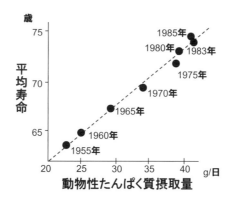

図1 動物性たんぱく質摂取量と平均寿命
出典：厚生省統計要覧　国民衛生の動向等より

期は，十分な栄養，特に図1に示したように動物性たんぱく質と寿命との関係が報告され，動物性たんぱく質の摂取が重要である[4]。

3　食の微細化への期待

　食に求められるものとして，食の三つの機能がある。第一次機能としての栄養，第二次機能としてのおいしさ，そして第三次機能としての生体調節である。ライフステージにおける食事の摂り方に対して，これらの機能が食の微細化よって期待されることについてまとめる。

3.1　第一次機能：栄養

　食事の摂り方で全てのライフステージに関わっている項目として，十分な栄養が挙げられる。特に，少年期，青年期，そして壮年・中年期が特徴的である。少年期では，成長していくために栄養バランスが，青年期ではスタイルを考えるあまり，無理なダイエットが，壮年・中年期では太りすぎに代表される，肥満，最近ではメタボリック・シンドロームが挙げられる。

　栄養素は，三大栄養素や五大栄養素と表現される。三大栄養素は，糖質，たんぱく質そして脂質が挙げられる。これらの栄養素はエネルギーになる成分である。最近，メタボリック・シンドロームに代表されるように肥満が疾病予防に対して危険因子と判断されている。栄養の摂りすぎ，すなわちエネルギーの摂りすぎである。反対に，日本の食の自給率が低いことは，よく知られている。食の輸入が途絶えたり，減少した場合，エネルギーの確保は重要な課題である。ところで，食品の栄養成分表示にエネルギーの項目があるが，その記載数値はすべてからだに吸収されるのであろうか。エネルギーの測定は，燃焼法で求められる。すべて燃焼したときの値がその記載エネルギーである。すべてエネルギーに換えられるようにすれば，本当の自給率の向上につながるだろう。また，栄養不足，エネルギー不足で悩んでいる地域の解決策にも繋がる。反対に，エネルギーとして利用できないようにすれば，多く摂取しても栄養やエネルギーの摂りすぎは防ぐことができる。トクホの商品の中では，糖や脂質の吸収を抑える食品があるが，その栄養成分表示は一般の商品とあまり代わりがない。表示はともかく，食品を微細化することで，三大栄養素の吸収を変えることはできるのではないか。吸収しやすいようにも，吸収しにくいようにできると考える。

　また，五大栄養素であるが，三大栄養素を除くとビタミンやミネラルである。ビタミンは体でエネルギーをつくるときの補助剤，エネルギーを作り出す潤滑油である。ビタミンが欠乏すると，脚気や夜盲症などの疾病が発生する。また，ミネラルは骨格を作る，体の潤いを作る。胎児期に葉酸やカルシウムの摂取が重要であるが，それらの成分の必要量が効率よく吸収されることは重

要である。また，同様に少年期や青年期ではカルシウムが挙げられる。微細化と栄養は重要な課題となる。

3.2　第二次機能：おいしさ

　ライフステージでおいしさを考えると，幼年期・少年期と老年・介護期が挙げられる。幼年期・少年期は食のしつけをする時期だからである。偏食をさせないように，よくかむように，などの指導が必要である。そのためには両親が重要な位置を占める。しかし，現状を考えると両親が簡便な食を求めるような状況であり，幼年期・少年期に食のしつけがなされなくなる。そのためにいろいろなおいしさを楽しめるような配慮した食品が必要であろう。簡単に言えば，おいしさを五感で楽しめる食品が必要であろう。このような食は幼年期・少年期だけに適応されるものでもないかもしれない。そのために，食の微細化が期待できると考える。また，老年期・介護期では，咀嚼力の低下や味覚神経機能低下が考えられる。咀嚼しやすいように，味覚を感じやすいようにすることも，食の微細化によってできることと考える。

　まず，色合い，音や香りがあり，口に入れた時の味や食感がある。食欲をそそる色合いであれば，ジュー，ジュー，パチパチという音が出れば，そして食欲をそそるような香りやにおいがあれば，おいしく感じる。食の微細化によって，色合い，音や香りへの価値が生まれる可能性はどうか。味についてみれば，味蕾細胞が感じる大きさに調節できていれば，調味料が少量ですむ。また，甘味や塩味，旨味などの摂りすぎが少なくなるかもしれない。食感では，食品はいろいろな大きさのものの集まりである。たとえば，コンクリートを作る場合セメントという粒子の細かなものと砂利と呼ばれる大きな粒子，砂というその中間の粒子があることで，形を形成する。その割合によって硬さが変わる。柔らかい食品から硬い食品，言い換えれば高齢者用の食品やよく噛んで食感を味わう食品など，これまで以上に変化に富んだ食品の可能性が生まれる。

3.3　第三次機能：生体調節

　生体調節機能を必要とするのは，主に，壮年期・中年期以降である。年齢と共に，体内の抗酸化力や免疫力が低下することは知られている（図2，3）[5,6]。また，ホルモンバランスの変化によって情緒不安定，自律神経失調，生理不順，更年期障害などの症状が現れる。食品のどのような成分が効果を示すかがわかってくれば，食を微細化することで，それぞれの人々にあった生体調節の効用を明確に出せる食品が可能になる。現在，トクホがあるが，社会全般に対しての食品である。しかし，微細化の状態をコントロールすることで，その人自身のための健康を考慮した食，テイラーメイド食が提案できる。また，個人だけでなくとも，ある集団を想定したイージーオーダー食品の開発も可能となろう。

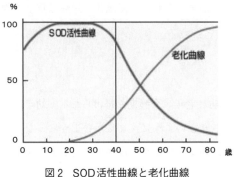
図2　SOD活性曲線と老化曲線
出典：吉川敏一「フリーラジカルの科学」

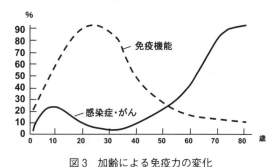
図3　加齢による免疫力の変化
出典：「からだと免疫のしくみ」日本実業出版

4　まとめ

　食品素材で大きなものから微細化されたものまであると，食品の三つの機能性に大きな影響を与える。さらに，第四次機能の楽しさも期待できるかもしれない。未利用資源の利用も含め，食品だけでなく食品に関わる容器や包装などに利用も考えられる。初めに記載したが，食の現実と理想との乖離や食への本能と理性，それらを両立させることが可能かもしれない。しかし，技術開発では食に関して安全が一番である。それが成り立つ上で，選択肢はお客様にある。お客様が感動するような商品でなければ，採用されることはない。実際にそうなりえるか，それは，研究者が研究だけで終わらないように，それを食されるお客様の顔を浮かべて研究しなければならない。

文　　　献

1)　平成14年　厚生労働省「国民栄養の現状」
2)　平成14年　厚生労働省　糖尿病実態調査
3)　厚生省児童家庭局母子保健課，生涯を通じた女性の健康施策に関する研究会報告（1999）
4)　厚生省，統計便覧　国民衛生の動向（1998）
5)　吉川敏一，フリーラジカルの科学，講談社（1997）
6)　上野川修一，からだと免疫のしくみ，日本実業出版（1996）

第2章　感性ナノバイオセンサによる食品測定

都甲　潔*

1　はじめに

　おいしさの判定には，味覚，嗅覚，視覚，聴覚，触覚といった五感のみならず，そのときの体調や気分，そして生まれ育った食環境すらもきいてくる。従って，食品の味や匂い，食感等に起因するおいしさを評価することは機械では不可能で，人間しかできない，ということになる。しかしながら，これは人の舌の味細胞で感じる基本的な味すらも，これまで測ることができなかったことが少なくともその一因であろう。もしも味を数値化できる装置があれば，私たちの食に対する考え方，そして食文化は大きく変わることが期待される。

　ところで，視覚や聴覚では，光や音波を受容するだけでも，センサとしての当初の目的は十分に達せられる。実際カメラやマイクロフォンは出力結果を解釈する人が介入することで，その目的を達成できる。ところが味覚や嗅覚においては，センサレベルにおいて，人の感じる感覚を表現しなければ，センサとしては失格である。つまり，化学物質を検出したからといって，その結果から一般に味や匂いは再現できず，それゆえ対象に含まれる化学物質を測定したことの正当性が失われる。この事実は，味覚や嗅覚のセンサ（感性ナノバイオセンサ）は本質的にインテリジェントセンサであることを要求しているともいえる。

　また長さや重さといった物質量は物質の属性であることに注意しよう。つまり，これらの量は人間と無関係なところで存在する。人がいなくても，物質の長さや重さといった量は存在しうる。計測とは本来，人間と無関係なところで存在する量，すなわち客観的要素が強いものに関するものであった。ところが，味や匂いは人がいて初めて意味をもつ。化学物質が味や匂いをもつわけではない。人が味わって，嗅いで初めて味と匂いが認識されるのである。それでは味や匂いは計測できるのであろうか。

　ここでは，化学物質を受容して生じる感性，すなわち化学感性（味覚と嗅覚）に関わるセンサ，感性ナノバイオセンサについて詳述する[1~6]。

＊　Kiyoshi Toko　九州大学　大学院システム情報科学研究院　教授

フードナノテクノロジー

2 感性ナノバイオセンサ（味覚センサと匂いセンサ）

　味覚センサは，脂質と高分子を混合して作った膜（脂質／高分子膜）を味物質の受容部分とし，この複数の脂質膜からなる電位出力応答パターンから味を数値化（デジタル化）する。これは舌の細胞の生体膜が脂質とタンパク質からできていることに着目し，その構成成分の1つである脂質を実際に利用できる形で作り上げたものである。

　脂質膜電極は塩化ビニルの中空棒にKCl溶液と銀線を入れ，その孔に脂質／高分子膜を貼りつけたものである。特性の異なる脂質／高分子膜を8つ（または7つ）準備し，脂質膜電極と基準となる参照電極との間の電位差を計測する。各脂質／高分子膜は，酸味によく応答，苦味によく応答，といった具合に各味に選択的に応答する性質を有する。また，口にして比較的遅く感じる味である「後味」の計測も可能となっている。5つの基本味（塩味，酸味，苦味，甘味，うま味）のみならず，苦味の後味，渋味，コク等も数値化できる。図1に，現在市販されている味覚センサ（味認識装置TS-5000Z）を示す。

　匂いセンサは，酸化物半導体，脂質膜や高分子で被膜した水晶振動子，表面プラズモン機器等を利用したものがあるが，ここでは，九州大学の発明した表面分極制御法[7〜9]による匂いセンサを紹介しよう。何となれば，酸化物半導体をはじめとする匂いセンサは決して，人の感性を表現したものとは言えず，その開発においてガスと匂いの違いすらも厳密には議論がなされていないからである。言うまでもなく，ガスは揮発性の化学物質の構成する世界であり，匂いは人が感じてはじめて意味のある概念である。従って，「匂いセンサ」というとき，これらの違いをはっきりと認識しておくことは極めて重要となる。味覚では，化学物質が味を持っているわけではなく，人が味を感じるのであり，その意味において，化学物質と「味」は異なる量であり，概念である。つまり，化学物質センサと味覚センサはその設計思想から異なる。

　さて，ここで紹介する匂いセンサは，電気化学セルを用いて測定を行い，嗅粘液に相当する水膜で匂い分子を捕らえ，

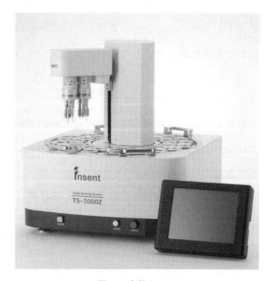

図1　味覚センサ
味認識装置TS-5000Z，㈱インテリジェントセンサーテクノロジー製

第2章　感性ナノバイオセンサによる食品測定

表面分極制御法により電極表面への分子の吸脱着を制御するシステムからなる。表面分極制御法では，CPE（Constant Phase Element）特性に依存した電極インピーダンスを，電極電位を走査しながら測定する。電極を図2に示す。

　本方法では，電極表面の電位をコントロールし，化学物質との相互作用をインピーダンスで測る。表面分極を変えることで，正荷電の物質，中性物質，負荷電の物質との相互作用を変えることができる。電極電位を横軸，インピーダンスを縦軸にとると，いくつかの電極電位でのインピーダンス値のピークに注目することで，複数個のパラメータが抽出できる。この複数個のパラメータのもつ情報が独立であれば，1種類の電極で，8から10もの情報を抽出できることになる。

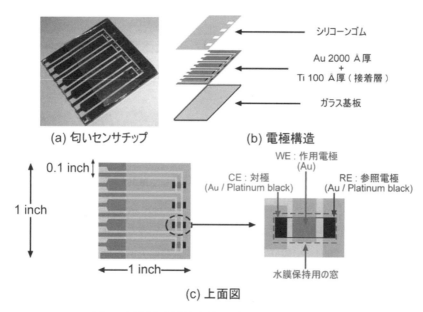

図2　表面分極制御法を用いた匂いセンサの電極部

3　食品の味

　味覚センサはすでにビール，日本酒，焼酎，だし，スープ，醤油，牛乳，ヨーグルト，ワイン，お米，パン，牛肉，豚肉，鶏肉，野菜類，果物類，青汁など数多くの食品の味の数値化に使われている。例えば，ビールだと，各種ビールは異なる電位応答パターンを示す。味，品質の違いがパターンの違いで現れるわけである。あらかじめこのパターンを覚え込ませておくと，未知のビールを測定して銘柄を当てることも容易である。1ヶ月以上も前に取ったデータを用いてパターンマッチングすることが可能であり，この事実は，センサ出力の長期安定性を裏付けるものである。

フードナノテクノロジー

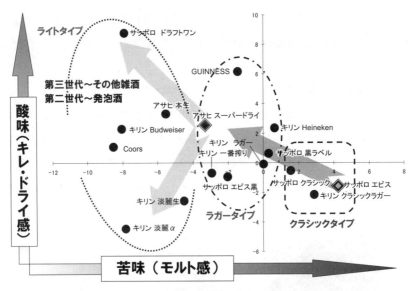

図3 ビール，発泡酒，その他の雑酒のテイストマップ

　図3にビール，発泡酒，雑酒を酸味（キレ・ドライ感）と苦味（モルト感）の軸で示す。図を見ると，昔からあるエビスビールのようなオールモルトタイプは，苦味が強いことがわかる。それが，アサヒスーパードライの登場により，苦味を抑制し，酸味のキレとドライ感をもたせたビールが増えてきた。その後，登場した発泡酒，その他雑酒はさらに苦味が抑えられた傾向にある。ビールに関しては，味がキレ，ドライの方へ移っていっているということである。

　なお，このデータは，2004年に設立された㈱味香り戦略研究所の提供によるものである。本研究所は，味覚センサを用いた味分析とデータベース作成，コンサルティングを行う会社であり，インセント同様，九大発ベンチャーである。現在すでに20,000種の食品サンプルを測定しており，豊富な食データベースを保有している。

4　ポータブル味覚センサ

　最近，九州大学ユーザーサイエンス機構プロジェクトにおいて，半導体微細加工技術を用い，小型化した味覚センサが開発された[10]。味覚センサを持ち歩くことができるのだ。本センサの開発により，私たちはいつ，どこでも，手にした食品の味を調べることができることになる。

　ガラス基板上（長さ40 mm，幅10 mm，厚さ1 mm）に，複数の（例えば5つ）幅1 mmの長細い溝を掘る。各溝に脂質と高分子，そして溶剤の異なる組成からなる液体を流し込む。溶剤をとばすことで，溝に脂質高分子膜が形成される。なお，溝にはあらかじめ電子ビーム加熱による

第2章 感性ナノバイオセンサによる食品測定

PVD（物理蒸着）法で銀薄膜を蒸着しておく。電位の基準となる電極（参照電極）も同様の方法で作り込んだ。このガラス基板センサ部を，ペン型などの信号処理・増幅部に装着することで，小型の味覚センサを作製した。図4に，同プロジェクトの江藤特任講師と石井教授により開発されたポータブル味覚センサを示している。

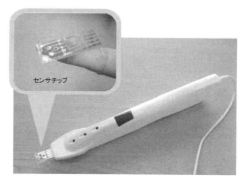

図4　ポータブル味覚センサとその電極

ポータブル味覚センサは，食品製造ラインでの各工程の検査，食品の原材料の検査，流通過程での検査など，食品マーケットのあらゆる舞台でさまざまな用途が期待される。その他，学校給食での栄養士の支援業務，料理教室での使用，レストランでの味の違いの数値化と可視化，家庭での味のチェックなど，個人向けの用途も期待できる。

加えて，㈱味香り戦略研究所では，味のデータベース作りを行っており，このポータブル味覚センサの出力をコンピュータや携帯電話につなぎ，本研究所へ送信することで，その食品の味の位置づけや特徴が一目で把握できる。

ポータブル味覚センサは，まさしく「いつ，どこででも」のユビキタスネットワーク社会における，新たな食文化を創造するツールといえる。

5　匂いの計測

アルコール類，芳香族化合物，そして芳香族アルコールを測定した。アルコール類はOH基，芳香族化合物はベンゼン環，芳香族アルコールはOH基とベンゼン環の双方を有する。最初に説明したとおり，生体では，化学物質のある共通の特性を捉え，それらから匂いが判定される。ここでは，OH基とベンゼン環を化学物質の共通の特性（部分構造）とみなし，これらを認識することを試みた。

ここで用いたサンプルで，エタノールはもちろんお酒のアルコールの匂い，ベンゼンはシンナー臭，あるいは溶剤のような匂い，フェネチルアルコールはバラの匂いで，匂いも強く鼻に残りやすい。ベンジルアルコールは石けんなどの香料成分でジャスミン臭をもつ。エチルフェノールはフェノール臭をもち，病院で嗅ぐような薬品くさい匂いである。

上記アルコール類，芳香族化合物，そして芳香族アルコールを測定した結果を図5に示す。横軸と縦軸は，それぞれ主成分分析の第1主成分と第2主成分を意味する。縦軸がアルコール類の

性質，横軸が芳香族化合物の性質を表現している．そして横軸と縦軸の間を原点を中心として円周方向に反時計回りに移動すると，芳香族化合物，芳香族アルコール，アルコールとその特徴が変わる．これは，匂いの質と強度を二次元で可視化したものである．

図6は色の世界で有名なマンセルの色立体である．縦軸が明度，放射軸が彩度，円周方向に色相である．ヒトの光の受容体は赤，青，緑と3つの波長に高い感受性を有するため，光の三原色を生み，それはマンセルの色立体と等価となる．図5の結果は，匂いの世界と色の世界が，同様の座標軸にて定量化できることを意味する．味の世界も，5つの基本味（塩味，酸味，苦味，甘味，うま味）が存在するため，同様の議論が可能であった．

ただ，匂いの世界では3つの部分構造，4つの部分構造を有する化学物質も多数存在し，また化学物質全般をみると多数の部分構造があるため，三次元，四次元で表した模型となってくる．このように味覚と異なり，5つ（五基本味）という少数次元では匂いを記述できず，350種類という受容体からも類推されるとおり，特徴的性質に対応した数の軸が必要となってくる．現実問題としては，匂い物質のもつ低分子という性格を考慮すると，1つの匂い物質が数多くの部分構造をもっているわけでなく，匂いの立体模型はたかだか三次元か四次元に収まると考えられる．そうはいっても，部分構造自体には多くの種類があるので，その組み合わせに応じて，匂いの立体模型が存在することになる．

このように匂いセンサを用いることで，匂いを生じる物質の特徴に応じた軸を決定し，その空間で匂いの質と強度を定量化できそうである．

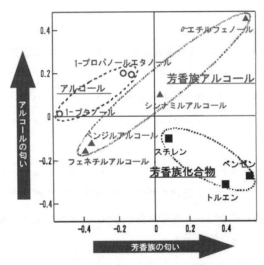

図5　アルコール類，芳香族化合物，芳香族アルコール類の測定結果

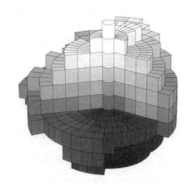

図6　マンセルの色立体

第2章　感性ナノバイオセンサによる食品測定

しかしながら，匂いには濃度が変わるとその印象や好き嫌いが大きく変わるという性格がある。例えば口臭の成分スカトールはもちろん不快な匂いである。他方，ごく薄い濃度では，化粧品にも使われているとおり，快い匂い（香り）へと変じる。これには経験や知識に基づいた脳内情報処理が関与していると考えられ，このような心理学の関与する匂いの印象評価は，この匂いセンサの扱う対象から外れる。ここで紹介した研究から想像されるとおり，私たちの研究は，匂いの定量化に一歩踏み込んだ段階とでもいえよう。最終的な心理学的評価の一歩手前の匂いの定式化と数量化は，今後匂い通信やバイオメトリクスなど，匂いビジネスに大きな貢献が期待される。

6　展望

音楽は，本来聴覚の分野に属する文化である。しかし，それを視覚で処理できる楽譜が普及したために，私たちは21世紀にあってバッハやベートーベンの曲を再現できる。同様に味や香りを再現できる機器を用いることで，「食の楽譜」である「食譜」を創ることも夢ではない。このような共通の言語，伝達手段の確立により，誰にでもわかる共通の尺度をもって食を語り合える時代が来るであろう。想像を超えた味覚・嗅覚感性文化の到来である。

食譜とは具体的にはどのようなものであろうか。最も単純には，味覚センサや匂いセンサの出力をデジタル化して，コンピュータに保存したものであろう。味や匂いのデジタルレシピである。どんな食べものでも，このデータベースと比較することで，どんな味であるかわかる。ある食品を測ったとしよう。その場合，その食品がその民族・文化的背景において「おいしい」「おいしくない」などを判定できることはもちろんだが，データベースには「おいしさ」を構成する要素データも蓄積されているため，どのようにしたら望む味にできるかまで教示できるであろう。まさしくそれが，単なる一人の独断的，主観的，あいまいな意見に左右されない客観的味の創造である。デジタル化した情報，つまり食譜をもとに，この味になるように調理することで，望む味が保証される。食譜があれば，今の食文化を後世につなぐことも可能となる。お袋の味，伝統の味の伝承である。

近い将来，調理器に希望の料理を告げると，食品センターから必要なデータベースがインターネットで届き，望む味の料理をしてくれる日が来るであろう。情報家電の普及である。人類が宇宙に飛び出そうという現代，月基地や火星基地，宇宙に浮かぶスペースコロニーと食譜を共有することで，地球上と同じ食を楽しむこともできる。味覚・嗅覚情報を含む五感情報通信の時代の到来である。

早晩，味覚と嗅覚をもつロボットが登場するであろう。このロボットは毎日私たちにおいしい料理を作ってくれる。また共に食事を楽しむこともできよう。もちろん，食の安全性も事前にチ

フードナノテクノロジー

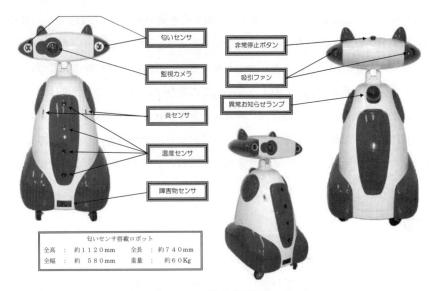

図7　匂いセンサ搭載巡回警備ロボット

ェックしてくれる．図7は，最近開発した匂いセンサ搭載ロボットである．今後，オフィスや一般家庭に，味や香りのわかるロボットがごく自然に共存する世界が来るであろう．人のもつ五感すべてを客観的に扱うことのできる時代，それが私たちの住む21世紀に他ならない．

文　　献

1) 都甲潔，「プリンに醤油でウニになる」，ソフトバンク クリエィティブ（2008）
2) 都甲潔，「感性の起源」，中央公論新社（2004）
3) 都甲潔，「味覚を科学する」，角川書店（2002）
4) 都甲潔，「旨いメシには理由がある」，角川書店（2001）
5) 都甲潔編著，「感性バイオセンサ」，朝倉書店（2001）
6) K. Toko, "Biomimetic Sensor Technology", Cambridge University Press（2000）
7) K. Hayama, H. Tanaka, M. J. Ju, K. Hayashi and K. Toko, Sensors and Materials, **14**, 443（2002）
8) R. Izumi, K. Hayashi and K. Toko, Sensors and Actuators, **B99**, 315（2004）
9) R. Izumi, S. Etoh, K. Hayashi and K. Toko, Eleventh Int. Symp. Olfaction and Electronic Nose-ISOEN'05, 280（2005）
10) 九州大学ユーザーサイエンス機構，平成16年度～平成20年度最終報告書，62（2008）

第3章　β-グルカンの製造

須賀哲也*

1 生体防御機能（免疫賦活）成分：β-1,3-グルカン

　β-グルカンとは，ブドウ糖（グルコース）がβ-結合で数百〜数千個連なった多糖体の総称をいい，キノコ，酵母，真菌等に含まれる物質である。古くから民間伝承的にキノコは生体防御機能（免疫機能）を増強する働きがあるとされ，がん，アレルギー，高齢者といった免疫機能が低下あるいは崩れた人々に有用とされてきた。本邦でキノコ由来のβ-グルカンが単離・精製されたのは，1969年，国立がんセンター研究所の千原博士らが，シイタケ（ラテン名：*Lentinus edodes*）の熱水抽出エキスから精製し，そのラテン名からレンチナン（"Lentinan"）と命名し"*Nature*"誌に報告したのが始まりである[1]。その後，マイタケ（ラテン名：*Grifola frondosa*）やスエヒロタケ（ラテン名：*Schizophyllum commune*）等からも単離・精製され，それぞれグリフォラン（"Grifolan"），シゾフィラン（"Shizophyllan"）等と命名された。シイタケ由来のβ-グルカン；レンチナンの発見以降，多くの研究者によりレンチナンやその他のβ-グルカンを用いて抗腫瘍活性を中心に基礎研究で薬理効果の研究が報告された。また，β-グルカンの効果発現の作用機構に関しても多くの研究論文が報告され，β-グルカンは生体内の免疫担当細胞を活性化することにより効果発現することが証明された。レンチナンは，日本の臨床治験において，胃癌に対して化学療法剤：テガフールとの併用により，世界で初めて生存期間の延長効果が証明され[2]，1985年に抗悪性腫瘍剤（注射剤）として承認，現在も医薬品として癌患者に処方されている。シイタケ由来のβ-グルカンの研究は，レンチナンが発見される1968年以前から40年以上の歴史があり，免疫賦活成分としての科学的根拠が世界中の研究者から報告されている。

2 シイタケ由来β-グルカン（レンチナン）の食品機能素材としての有用性

　β-グルカンを食品機能素材として活用する場合，経口投与で有効であることを証明しなければならないが，β-グルカンの薬理効果に関する*in vivo*の研究は，静注や腹腔内投与の結果であり，経口投与で有効であったという報告はほとんどない。β-グルカンを直接経口投与して，効

---

* Tetsuya Suga　味の素㈱　医薬提携販売部　専任部長

果を発現させるのは極めて困難なのである。この原因は，β-グルカンの立体構造（高次構造）にある。ここでは，シイタケ由来のβ-グルカン：レンチナンの例を示す。レンチナンは，図1に示すようにグルコース分子がβ-1,3-結合で直鎖で結合し，β-1,6-結合の枝分かれを持った平均分子量約50万の多糖体である。このレンチナン分子は，直線状にのびて存在するのではなく，バネのように螺旋構造を呈している[3~5]。このような構造がレンチナンの効果発現には重要とされている[6]。実際に，レンチナンを化学反応により低分子量化したり，アルカリ処理や酵素処理によってバネ構造（螺旋構造）を崩してしまうと，たとえ注射で投与しても効果が失活してしまうことが報告されている[7,8]。さらに，レンチナンの特徴として，分子個々がバネ様の構造（鎖）を呈するが，いくつかの鎖単位でレンチナン分子どうしが水素結合により会合体を形成，巨大な凝集体を形成する。つまり沢山のバネどうし（数千本）が絡まってしまう。この凝集体（バネにして数千本単位）は粒子径が数百μmにも達し，さらにはゲル化してしまうこともある[9]。一方，マイクロカプセル粒子の研究から，微粒子を経口投与した場合，腸管粘膜のリンパ組織：パイエル板から体内に取込まれるのは，粒子径が数μm程度までといわれている[9,10]。つまり，数百μmの

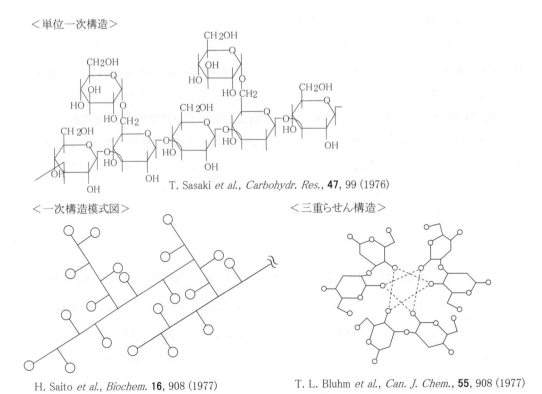

図1　Lentinanの構造（高次構造）

第3章 β-グルカンの製造

粒子径のβ-グルカンの凝集体を経口投与しても,腸管粘膜から体内に取込まれずに排泄されてしまうため,効果発現は期待できない。したがって経口投与で効果発現させるためには,β-グルカン分子が数千本も絡まった凝集体をβ-グルカン分子のバネ構造を崩さずに,数本〜数十本単位に微粒子化分散し,パイエル板から取込まれるサイズにする必要がある。レンチナンは,エイズに対する経口ワクチンの開発研究において,レンチナン分子のバネ構造を崩すことなく,数千本が絡まった凝集体を,数本〜数十本の会合体にまで微粒子化分散,経口投与でもワクチン化の増強ができることが報告されている[12]。レンチナンを食品機能成分として利用するための「フードナノテクノロジー」の研究が行われ[13],シイタケエキス中のレンチナンを大豆レシチンとともに高圧乳化処理することで微粒子化分散でき,経口投与でも有効であることが示唆された(図2)[14]。実際に微粒子化する前のレンチナンは腸管から体内に取込まれないのに対して,微粒子化分散されたレンチナンはパイエル板上皮細胞に取込まれることが報告されている(図3)[15]。

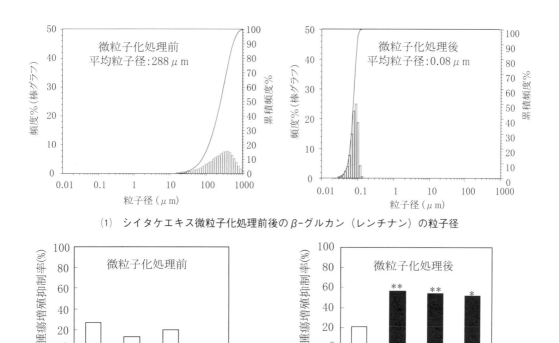

(1) シイタケエキス微粒子化処理前後のβ-グルカン(レンチナン)の粒子径

(2) シイタケエキス微粒子化処理前後の抗腫瘍効果

*: p<0.05, **: p<0.01(担癌無処置群に対するt検定)

図2 シイタケエキス中のβ-グルカン(レンチナン)の微粒子化分散による粒子径と抗腫瘍効果
須賀泰世ほか, *Biotherapy*, **17**, 267 (2003)

フードナノテクノロジー

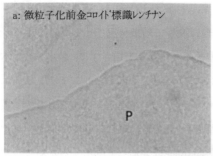
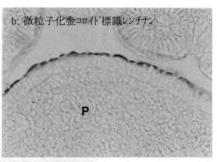
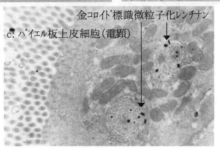

図3 微粒子化分散処理金コロイド標識レンチナンの小腸パイエル板からの取込み
マウス小腸ループ内に金コロイド標識レンチナン（a，微粒子化処理前；b，c，微粒子化処理）を注入，銀増感法にて免疫組織染色（a，b）と電顕（c）にて撮影。
須賀泰世ほか，*Biotherapy*, **19**, 273（2005）

3 β-グルカンの食品機能素材としての有効性：有効成分の同定と含有量の保証（製品の品質保証）

　キノコのような食品機能素材が科学的に有効であることを証明する場合，その中の有効成分を単離・精製して効果を明らかにする必要がある。シイタケの場合は，過去40年以上に及ぶレンチナンの研究から有効成分の一つであることは明らかである。また，それを「フードナノテクノロジー」により微粒子化することで腸管から取込まれ効果発現することが明らかにされている。残された課題は，その含有量である。キノコのような天然物は，生育する土壌，気候，季節等によりβ-グルカンの含有量が異なる。栽培条件を常に一定にして含有量を一定に保つことは重要であるが，含有量を定量する方法を確立し一定量（効果発現量）を含有させる必要がある。シイタケの場合は，純粋なβ-グルカン；レンチナンが医薬品原料として精製されているため，このレンチナンの純品を標準物質として検量線を作成しシイタケエキス中のレンチナンを定量する方法が確立されている[13]。この方法を利用して製造毎のレンチナン含有量を保証することができる。

第3章　β-グルカンの製造

4　機能食品の最終形態でのヒトにおける安全性・有効性の検証

　キノコを食品機能素材とした機能食品を研究開発して市場に出す場合，食経験の豊富なキノコであって経験上投与量の目安が安全であると考えられても，その素材を加工し有効成分の生理機能（薬理効果）を期待する食品である場合，少なくともその最終形態での安全性を検証する必要がある。微粒子化分散レンチナン含有食品は，動物実験で変異原性試験[16]や毒性試験[17]で安全性が確認されており，またヒトでの安全性試験も医薬品の安全性評価を行う臨床薬理試験専門医療機関にて，医薬品の安全性評価に準じる形で，倫理委員会の承認を受けた上で実施され，通常量の3倍量を4週間連続摂取して評価し，安全性が証明されている[18]。また，ヒトにおける薬理効果（免疫賦活効果）に関しても，1週間の経口投与でNatural Killer (NK) 活性の増強が確認されている[19]。さらに，癌患者用の補助食品としての安全性・有効性に関しても，進行癌患者約300例を目標にした全国多施設臨床試験にて検討されており，患者に対する安全性及びQuality of life (QOL) の改善，化学療法剤の副作用の軽減効果等が示されている[20〜23]（表1〜4，図4，5）。

　β-グルカンは医薬品として，胃癌に対して抗癌剤との併用と，子宮頸癌に対して放射線療法と

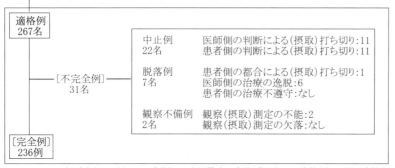

図4　微粒子化分散レンチナンの臨床研究登録症例
岡正朗ほか，*Biotherapy*, **20**, 590 (2006)

表1 臨床試験登録例の背景因子と併用抗癌剤

患者背景				併用抗癌剤の種類	
登録例数[*1]		324		抗癌剤併用	有り：213
FAS[*2]		315			無し[*6]：101
性別	男性，202；女性，113				不明： 1
年齢[*3]	合計		64（21-89）	抗癌剤（多剤併用有）	例数
	男性		65（32-89）	S-1	72
	女性		60（21-84）	5-FU	33
癌種	大腸癌		80	UFT	28
	胃癌		62	5'-DFUR	15
	肝細胞癌		40	capecitabine	9
	乳癌		37	CPT-11	44
	膵癌		29	PTX	24
	食道癌		21	DOC	9
	非小細胞肺癌		16	CDDP	30
	その他[*4]		30	GEM	22
ECOG-PS[*5]	0		153	LV	26
	1		121	EPI	9
	2		27	その他[*7]	42
	不明		14		
抗癌剤前治療	有り		104		
	無し		210		
	不明		1		

[*6]：SDL alone；[*7]：5例以下
S-1, tegafur・gimeracil・oteracil potassium;
5-FU, 5-fluorouracil; UFT, tegafur・uracil;
5'-DFUR, doxifluridine; CPT-11, irinotecan;
PTX, paclitaxel; DOC, docetaxel hydrate;
CDDP, cisplatin; GEM, gemcitabine
hydrochloride; LV, levofolinate calcium;
EPI, epirubicin hydrochloride.

[*1]：SDL投与なし，8；CRF未回収，1
[*2]：Full analysis set；[*3]：中央値（巾）
[*4]：10例未満；[*5]：Eastern Cooperative Oncology Group performance status
SDL: superfine dispersed lentinan（微粒子化分散レンチナン）
岡正朗ほか，*Biotherapy*, **20**, 590 (2006)

表2 微粒子化分散レンチナン（SDL）の安全性

有害事象―SDL投与症例全体―

SDLとの因果関係	観察例数	例数	件数	発現率
否定できない	315	10	10	3.2%
なし（抗癌剤による）	213	44	59	20.7%
なし（その他（主に原病悪化））	315	16	22	5.1%
Overall	315	70	91	22.2%

SDLとの因果関係を否定できない有害事象　n=315（10例，10件）

症状	Grade（発現率%）				処置	転帰	因果関係
	1	2	3	4			
下痢	2(0.6)	3(1.0)	0	0	なし,3；中止,2	消失,4；軽快,1	有,2；疑われる,3
便秘	0	1(0.3)	0	0	中止	軽快	有
嘔気	1(0.3)	0	0	0	中止	消失	有
掻痒感	1(0.3)	0	0	0	なし	軽快	不明
皮疹	0	1(0.3)	0	0	治療・中止	消失	有
頭痛	0	1(0.3)	0	0	中止	軽快	疑われる
Overall	4(1.3)	6(1.9)	0	0	なし,4；中止,6	消失,6；軽快,4	有,5；疑われる,4；不明,1

SDL：superfine dispersed lentinan（微粒子化分散レンチナン）
岡正朗ほか，*Biotherapy*, **20**, 590 (2006)

第3章 β-グルカンの製造

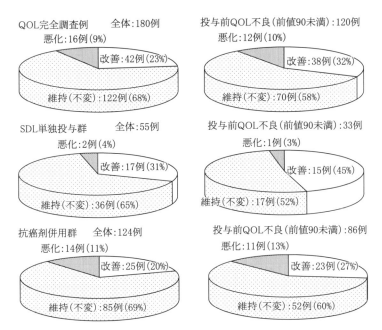

図5 進行癌患者におけるSDLによるQOL改善率—まとめ—

全体（180例）では改善：23%，摂取前QOL不良（120例）では改善：32%，改善＋維持は約90%。
SDL単独群（55例）では改善：31%，摂取前QOL不良（33例）では改善：45%，改善＋維持は95%以上。
SDL：微粒子化分散レンチナン（superfine dispersed lentinan）

岡正朗ほか，*Biotherapy*, **20**, 590（2006）

表3 微粒子化分散レンチナンの抗癌剤の副作用発現抑制

抗癌剤の副作用：症状及びGrade（n=213）

症状	件数（%）*	Grade（%）*				
		1	2	3	4	不明
白血球減少	22 (10.3)	8 (3.8)	8 (3.8)	5[*1] (2.3)	0	1 (0.5)
好中球減少	5 (2.3)	1 (0.5)	1 (0.5)	2[*2] (0.9)	1[*3] (0.5)	0
血小板減少	3 (1.4)	1 (0.5)	1 (0.5)	1[*4] (0.5)	0	0
骨髄抑制	2 (0.9)	0	0	0	2[*5] (0.9)	0
嘔気・嘔吐	7 (3.3)	3 (1.4)	2 (0.9)	0	0	2 (0.9)
掻痒感	6 (2.8)	3 (1.4)	0	0	0	3 (1.4)
下痢	2 (0.9)	0	1 (0.5)	0	0	1 (0.5)
倦怠感	2 (0.9)	0	1 (0.5)	0	0	1 (0.5)
脱毛	2 (0.9)	0	0	0	0	2 (0.9)
その他	8	3	3	0	0	2
合計	59	19	17	8	3	12

＊：発現率%，＊1：TS-1, 2；GEM; PTX; DOC，＊2：PTX; CPT-11/GEM,
＊3：5-FU/LV，＊4：TS-1/CPT-11，＊5：PTX, 2

岡正朗ほか，*Biotherapy*, **20**, 590（2006）

表4 進行胃癌における抗癌剤S-1の副作用発現率

症状	SPIRITS試験[a]		Pilot試験[b]	Pilot試験[c]
	S-1 n=150	S-1+CDDP n=148	S-1+LNT n=19	S-1+SDL n=29
白血球減少	38%	70%	5%	10%
好中球減少	42%	74%	–	0%
貧血	33%	68%	–	3%[*1]
血小板減少	28%	49%	0%	7%
血色素減少	–	–	21%	3%
食欲不振	37%	72%	21%	0%
嘔気	26%	67%	5%	3%[*2]
嘔吐	14%	36%	0%	3%[*3]
倦怠感	33%	57%	11%	0%
下痢	23%	34%	5%	3%[*4]
口内炎	21%	29%	16%	0%
皮疹	19%	22%	11%	0%

[*1], [*2], [*3], [*4]:それぞれ PD, SDL, CPT-11, CPT-11/CDDPによる
a) Koizumi W, et al., Lancet Oncol, **9**, 215（2008）
b) 二村浩史ほか，癌と化学療法，**30**, 1289（2003）
c) 須賀哲也，日本高齢消化器病学会「消化器医食会」第3回幹事会，宇都宮（2007年）

の併用で製造承認されている。しかしながら，β-グルカンは抗癌剤とは異なり直接癌細胞に細胞傷害的に作用するものではなく，宿主の免疫担当細胞に作用して効果を発現する物質である。したがって，宿主細胞のβ-グルカンに対する感受性が効果発現に重要なのであり，癌種を限定して投与されるべきものではない。β-グルカンは免疫能低下あるいはバランス異常のさまざまな癌種，高齢者あるいはアレルギー等に有効な可能性があると考えられる。医薬品では治験を行った疾患に限定されるが，疾患限定されない補助食品として開発することによって医療分野に貢献できるものと考えられる。実際に，「フードナノテクノロジー」を応用した微粒子化分散レンチナン含有食品は，さまざまな癌種（胃癌[24]，大腸癌[25]，肝細胞癌[26]，膵癌[27]，乳癌[28]，肺癌[29]）や花粉症[30]，アトピー性皮膚炎[31]における研究報告がされている。

5 おわりに

本章では，β-グルカンの食品機能素材としての有効性を示す中で，シイタケ中の一つの機能成分β-グルカン：レンチナンの有用性に関する科学的根拠を紹介した。民間伝承的に健康によいとして摂取されてきたシイタケの経口摂取での有用な効果を否定するものではない。事実，シイタケ中には血圧調整効果やコレステロール調整効果を有するシイタケ特有成分「エリタデニン」やその他「エルゴステロール」等経口摂取でも吸収される有用成分が含まれている。本章では，あ

第3章 β-グルカンの製造

る特定の有効成分に着目した場合には，その成分の物質的特性を十分理解した上で，必要ならば「フードナノテクノロジー」を応用して加工し，安全性は大前提として，期待する生理機能（薬理効果）をヒトで科学的に証明することが重要と考えるためである．最後に，β-グルカンが有効成分であるとする多くの「いわゆる健康食品」やサプリメントが販売されており，免疫機能賦活を目的としたものの中には非常に高額なものも少なくない．癌のような重大な病を患っている人は，少しでも体によいと聞くと，こうした健康食品を摂取しようとする人が数多く存在する．しかしながら，そうした健康食品には安全性・有効性に関してヒトで臨床試験を行い科学的に証明し医学専門誌にて公表されたものが少ないのが現状である．単行本等で体験談のようなものが掲載されているが，何人の人に投与してどの程度有効だったのか？どんな成分が有効なのか？他の治療が施されていなかったのか？全く不明な点が多く科学的根拠とはほど遠い．このような情報が錯綜すると一般消費者に誤解を受けて情報が伝えられる場合が数多くある．少なくとも，医療専門家によるヒトでの安全性・有効性の臨床試験を実施し，医学専門雑誌や学会発表を通して，科学的根拠のある正しい情報を消費者に伝え，消費者が医療従事者と相談しながら選別できるようになり，科学的根拠のない健康食品は淘汰されていくべきと考える．

文　　献

1) G. Chihara et al., *Nature*, **222**, 687 (1969)
2) 田口鐵男ほか, 癌と化学療法, **12**, 366 (1985)
3) T. Sasaki et al., *Carbohydr. Res.*, **47**, 99 (1976)
4) H. Saito et al., *Biochem.*, **16**, 908 (1977)
5) T. L. Bluhm et al., *Can. J. Chem.*, **55**, 908 (1977)
6) J. Hamuro et al., *Nature*, **245**, 40 (1973)
7) T. Sasaki et al., *Gann*, **67**, 191 (1976)
8) Y. Y. Maeda et al., *Cancer Res.*, **48**, 671 (1988)
9) J. H. Redmond, 公表特許広報, 特表2002-516354 (2002)
10) P. Jani et al., *J. Pharm. Pharmacol.*, **42**, 821 (1990)
11) J. H. Eldridge et al., *Molecular Immunol.*, **28**, 287 (1991)
12) A. Wierzbicki, *Vaccine*, **20**, 1295 (2002)
13) 梶浦正俊ほか, *Fragrance J.*, **32**, 87 (2003)
14) 須賀泰世ほか, *Biotherapy*, **17**, 267 (2003)
15) 須賀泰世ほか, *Biotherapy*, **19**, 273 (2005)
16) 小田切泰輝ほか, *Biotherapy*, **20**, 557 (2006)

17) 小田切泰輝ほか, *Biotherapy*, **20**, 568 (2006)
18) 小田切泰輝ほか, *Biotherapy*, **20**, 578 (2006)
19) 須賀哲也, 日食保科誌, **30**, 301 (2004)
20) 岡正朗ほか, *Biotherapy*, **20**, 590 (2006)
21) W. Koizumi *et al.*, *Lancet Oncol*, **9**, 215 (2008)
22) 二村浩史ほか, 癌と化学療法, **30**, 1289 (2003)
23) 須賀哲也, 日本高齢消化器病学会「消化器医食会」第3回幹事会, 宇都宮 (2007年1月)
24) 吉野茂文ほか, *Biotherapy*, **21**, 265 (2007)
25) 硲彰一ほか, *Biotherapy*, **21**, 275 (2007)
26) N. Isoda *et al.*, *Hepato-Gastroenterol.*, **29**, in press (2009)
27) K. Shimizu *et al.*, *Hepato-Gastroenterol.*, **29**, in press (2009)
28) 武田力ほか, *Biotherapy*, **22**, 177 (2008)
29) 赤路眞佐子ほか, 薬理と臨床, **18**, 307 (2008)
30) J. Yamada *et al.*, *J. Allergy Clin. Immunol.*, **119**, 1119 (2007)
31) 佐山浩二ほか, 西日皮膚科, **70**, 313 (2008)

第4章 ナノテクノロジーを利用した包装材料技術「透明蒸着フィルム」

松井茂樹*

1 はじめに

　食品包装用材料の重要な要求性能としてガスバリア性がある。特にナノサイズである酸素と水蒸気の進入は，内容物の品質低下に大きな影響を及ぼすことから，これら気体に対するバリア性は我々コンバーターが包材の仕様設計を行う際，最も注意を払う重要パラメーターのひとつである。

　現在，我々が使用しているガスバリア性材料は，PVDC，EVOH，PVA等の有機ポリマー系，アルミ箔，アルミ蒸着の金属系，ガラス瓶，アルミナ蒸着，シリカ蒸着の無機酸化物系及びゾル－ゲルコート，ナノコンポジットコートの無機―有機ハイブリット系の4つに大別される。ここに挙げたアルミ箔やガラス以外のバリア性材料は，酸素や水蒸気といったナノサイズの分子を通り難くした材料であり，これらを制御する製膜技術や蒸着技術及びコーティング技術は，一種のナノテクノロジーであるといえる。

　本稿では，上記ナノテクノロジーを利用したガスバリア性材料の中でも，近年，大きく市場拡大した透明蒸着フィルムを取り上げ，その製法や一般特性について紹介させていただく。

　透明蒸着フィルムとは，ポリエステル等の高分子フィルム表面に真空蒸着法でシリカやアルミナといった無機酸化物の薄膜を形成したものである。技術的には，1964年に米デュポン社がプラスチック基材へのSiOx蒸着を発表[1]したのが最初であり，日本でも1977年，ユニチカのシリカ蒸着ナイロンフィルムが特許を取得[2]しているが，両社とも透明蒸着フィルムを企業化するまでには至らなかった。その後，1986年，尾池工業が日本で初めてPETベースでシリカ蒸着フィルムの商業生産を開始し，次いで凸版印刷，三菱化学興人パックス（現：三菱樹脂）が相次いで同じくシリカ蒸着フィルムを上市した。1990年代になると東洋メタライジング（現：東レフィルム加工）がアルミナ蒸着フィルム，当社が日本で初めてプラズマCVD（Chemical Vapor Deposition）法を採用し，製造した特殊シリカ蒸着フィルム，東洋紡が二元蒸着フィルムでそれぞれ透明蒸着フィルム市場に参入し，現在では，計8社で透明蒸着フィルムが製造されている。

　＊　Shigeki Matsui　大日本印刷㈱　包装事業部　産業資材本部　産業資材研究所
　　　　　　　　　　グループリーダー

2 透明蒸着フィルム概論

2.1 透明蒸着フィルムの変遷

透明蒸着フィルムは，①塩素を含まないため，焼却処理時に有害ガスを発生しない，②酸素，水蒸気両方のバリア性が良好，かつ蒸着膜中に水分の影響を受けるような官能基（水酸基等）が存在しないため，温度，湿度の影響を受けにくい，③電磁波を透過するので電子レンジによる加熱調理や金属探知機による異物検査が可能であるといった有機ポリマー系や金属系バリア性材料にはない特徴を持ち，非常にバランスの良いフィルムとして菓子，乾燥食品，レトルト食品など様々な食品包装に使用されている。現在，包装材料として使用されている透明蒸着フィルムの種類を表1に示す。ナイロンベースは吸湿膨張による寸法変化が大きいため，アルミナやシリカ蒸着膜に亀裂（マイクロクラック）が発生し，十分なバリア性能を得られないという理由からPETベースより製品化が遅れていたが，2000年以降，各メーカーの技術開発によりナイロンベースでも実用的なバリア性能を持ったアルミナやシリカ蒸着ナイロンフィルムが次々上市され，PVDCコート（以下，Kコート）ナイロンや共押出系バリアナイロン代替品として液体小袋用途を中心に市場が拡大した。このように，今では，食品包装におけるバリア性材料の主流となった透明蒸着フィルムであるが，販売当初は，蒸着膜が割れ易い，黄色い，価格が高いなどの理由により，食品包装にはほとんど受け入れられなかった。その透明蒸着フィルムに転機が訪れたのは，1990年代後半に話題となったKコートフィルムが燃焼時にダイオキシン等の塩素系有毒ガスを発生する問題を契機にKコートフィルムの代替材料として透明蒸着フィルムが使用されるようになってからである。その後，電子レンジの普及によりマイクロウェーブ対応包材の需要が増加したことも追い風となり，透明蒸着フィルム市場は急激に伸長した。ところが，好調であった透明蒸着フィルム市場もダイオキシン特別措置法（2000年）やプラスチックごみ全量焼却統一化（2004年）をはじめとする環境行政の変化によって，脱Kコートの動きが鎮静化したため[3]，その伸び率は一時，鈍化した。そこで各製造メーカーは，さらなる販売量拡大を目指すため，これまで代替ターゲットとしていたKコートフィルムやEVOHフィルムに加え，新たにアルミ蒸着フィルムや

表1 現在使用されている透明蒸着フィルムの種類

蒸着膜の種類	製膜方法	ベースフィルム
アルミナ	PVD	PET，ON
シリカ	PVD	PET，ON，PVA
	CVD	PET，ON
アルミナ・シリカ混合	PVD	PET，ON

第4章　ナノテクノロジーを利用した包装材料技術「透明蒸着フィルム」

アルミ箔，さらには，いわゆる"ゼロレベル"のガスバリア性を必要とする金属缶やガラス瓶まで代替可能な超ハイバリア性フィルムの開発に着手した。現在では，酸素及び水蒸気透過度がそれぞれ$1.0\,ml/m^2\cdot day\cdot MPa$，$0.1\,g/m^2\cdot day$を下回るハイバリア性フィルムが上市されている。

2.2　各種透明蒸着フィルムの一般物性
2.2.1　シリカ蒸着フィルム

シリカ蒸着フィルムの製造方法には，物理蒸着（PVD）法と化学蒸着（CVD）法がある。PVD法は，真空雰囲気下で蒸着源であるSiOやSi＋SiO_2を高周波誘導加熱方式や電子ビーム（EB）加熱方式で昇華させ，SiOxのX値が1.5〜1.8の酸化ケイ素膜を基材フィルム上に堆積させる方法である（図1）。CVD法は，原料である液体のTMDSO，TEOS，HMDSOなどの有機シリコンをガス状にしてチャンバー内に導入し，電磁波のエネルギーにより発生させたプラズマ雰囲気下で化学反応させ，基材フィルム上にシリカ系薄膜を堆積させる方法である（図2）。

PVD法で製膜されるシリカ蒸着フィルムの特長は，バランスの良いバリア性能である。そのバリアレベルは，CPPとのドライラミネート後で酸素：$10\,ml/m^2\cdot day\cdot MPa$以下，水蒸気：$1\,g/m^2\cdot day$以下であり，アルミナ蒸着フィルムより良好である。また，ボイル・レトルト処理適性にも優れている。欠点は，フィルムが黄色味を呈していることである。最近，蒸着方法や蒸着材料等の改良によってかなり透明性は向上しているものの，依然として酸化アルミ蒸着フィルムと比較すると若干黄色味を帯びている。透明蒸着フィルムを使用する目的のひとつである中身を見せるという点で，この着色が問題となるケースも多く見受けられる。

一方，CVD法で製膜される蒸着フィルムは，プラズマ化学反応を利用することからPVD法で

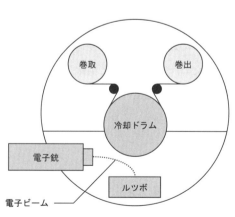

図1　PVD法（EB加熱方式）の装置概念図

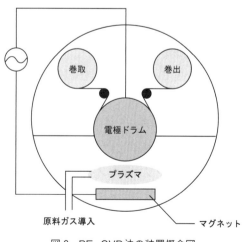

図2　PE-CVD法の装置概念図

は得られない特異な性質を持つ。これに関しては，当社が日本で唯一，商業生産している特殊シリカ蒸着フィルム"IB-Film"の項で詳しく説明させていただく。

2.2.2 アルミナ蒸着フィルム

シリカ蒸着に比べ，透明性が高く，材料も安価であることから急速に市場を拡大し，2008年にはPETベース透明蒸着フィルムのおよそ6割がアルミナ蒸着となっている。現在，アルミナ蒸着フィルムを製造しているのは，当社，東レフィルム加工，凸版印刷，麗光，東セロの5社あり，激しいシェア争いが展開されている。

アルミナ蒸着フィルムの製造方法は，真空雰囲気下で金属アルミを抵抗加熱方式，高周波誘導加熱方式及びEB加熱方式を用いて溶融し，発生したアルミ蒸気に酸素ガスを反応させ生成したアルミナを基材フィルム上に堆積させる物理蒸着（PVD）法を用いている。アルミナ蒸着フィルムは無色透明であるが，蒸着工程では，通常インラインで特定波長の透過率による膜厚制御を行っているため若干茶褐色に着色させながら製膜する。この着色したアルミナ膜は，時間の経過とともにAlの酸化反応が進行し，最終的には無色透明な膜に変化する。この酸化反応を促進させるため，高温（多湿）下エージング等の方法が実施されている。アルミナ蒸着フィルムの特長は透明性であり，その透明性は使用したベースフィルムと同等である。一般的なPETベースのバリア性は，酸素：$15\,ml/m^2 \cdot day \cdot MPa$，水蒸気：$1.5\,g/m^2 \cdot day$である。欠点としては，膜質が堅く，脆いために摩擦，屈曲，延伸等の外的なストレスによりマイクロクラックが発生し，バリア劣化を起こし易いことである。したがって，直接印刷や押出ラミネート等の後加工時における2次的なバリア劣化を防ぐため，保護層としてアルミナ蒸着膜上にコーティング層が設けられている[4]。アルミナ蒸着フィルムは，シリカ蒸着に比べ，透明性が高い反面，バリア性に劣ることから，さらなるバリア性向上が技術課題となる。PVD法で蒸着するアルミナの場合，いかにして緻密なアルミナ蒸着膜を生成させるかが開発ポイントとなる。その手法として，表面クリーニング及び官能基導入により密着性を向上させるため，インラインで蒸着直前の基材フィルム表面をプラズマ処理する方法が実施されており，使用するガス種などを含めた処理条件等は各製造メーカーのノウハウとなっている。また，蒸着膜の緻密性を向上させるため，アルミ蒸気と供給した酸素を反応させる時にマイクロ波を照射したり，蒸発源近傍に設置した放電電極に直流正電位を印加してプラズマ状態を作ることによりAl原子，酸素原子にエネルギーを与え，アルミの酸化反応を活性化させる方法も行われている。

2.2.3 特殊シリカ蒸着フィルム（IB-Film）

IB-Filmは，プラスチックフィルム上に当社独自の蒸着技術であるプラズマCVD法により特殊なケイ素酸化物を蒸着した透明ガスバリア性フィルムの総称で，Innovative Barrier Filmの略称である。

第4章 ナノテクノロジーを利用した包装材料技術「透明蒸着フィルム」

IB-PETの一般物性を表2に示す。力学的物性は，ベースPETと同様であり，蒸着によるフィルムの変性はほとんどない。PVDシリカ蒸着フィルムとの比較では，黄色味が少なく，印刷やラミネート時に問題となるようなフィルムのカールも見られない。図3に各種蒸着フィルムの引張り伸度と酸素バリア性の関係を示す。PVD法で成膜されたシリカやアルミナはフィルム伸度2％まで高いバリア性を維持するが，3％超えると大きくバリア性が劣化している。それに対し，CVD法で成膜されたIB-PETはフィルム伸度5％でもほとんど初期のバリア性を維持しており，優れた耐延伸性を持つことがわかる。蒸着フィルムの耐延伸性は，スリット，印刷及びラミネート等の後加工時における蒸着膜のマイクロクラックの発生し難さ，すなわち，初期バリア性の維持と大きく関係していることから，IB-Filmは，後加工によるバリア性の劣化が少なく，軟包装材料として優れた特性を有しているフィルムといえる。また，CVD法で形成される特殊シリカ蒸着膜は，基材フィルムとの密着性が良く，柔軟であることから，吸湿膨張による寸法変化が大きいナイロンベースに対してもPVDシリカ膜のようなマイクロクラックによるバリア劣化が少ない(IB-Filmのナイロングレードの商品名：IB-ON)。この高湿度下でも優れたガスバリア性を発揮する特長が，液体小袋用包装で高い評価を得ている。

その他の透明蒸着フィルムとして，東洋紡が「エコシアール」の商品名で販売している二元蒸着フィルムがある。このフィルムは，蒸着源であるSiO_2とAl_2O_3を電子ビーム法により同時に加熱蒸発させて成膜したものであり，得られる蒸着膜は，シリカとアルミナの混合物である。性能面では，PVD法で得られるシリカやアルミナ蒸着フィルムに比べ，膜質が高密度でありながら柔

表2 IB-PETの一般物性

物性項目	測定方法	単位	代表値	
厚さ	ダイヤルゲージ法	μm	12	
破断強度	ASTM D882	Mpa	MD	230
			TD	240
破断伸度	ASTM D882	％	MD	125
			TD	110
蒸着面濡れ指数	JIS K-6768	Dyne/cm	>55	
ヘイズ	JIS K-7105	％	3.9	
酸素透過度	JIS K-7126	$ml/m^2 \cdot day \cdot Mpa$	15	
水蒸気透過度	JIS K-7129	$g/m^2 \cdot day$	1.5	
光線透過率	JIS K-7105	％	全光線	90
			平行光	86
			散乱光	82
衛生規格試験	厚生省告示第370号	−	適合	

フードナノテクノロジー

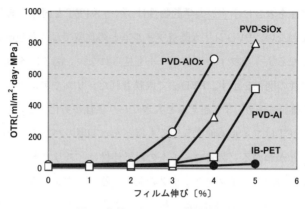

図3 蒸着フィルム別耐伸性比較

軟性もあることから，その特徴を生かしたナイロンベース品で実績を伸ばしている[5]。

3 透明蒸着フィルムの最新技術動向

3.1 ハイバリア性蒸着フィルム

透明蒸着フィルムのハイバリア化技術の開発は，特にアルミナ蒸着フィルムの製造メーカーで盛んに行われている。これは，アルミナ蒸着フィルムの現状バリアレベルでは，KコートやEVOH代替フィルムとしての使用がほとんどで，さらなる市場拡大を望めないためで，アルミナ蒸着フィルムもシリカ蒸着フィルムのようにアルミ蒸着やアルミ箔代替として使用可能なバリアレベルである酸素：5 ml/m^2·day·MPa以下，水蒸気：0.5 g/m^2·day以下まで向上させる技術開発が必要不可欠となる。アルミナ蒸着フィルムの項で述べたように蒸着技術によるバリア性改善は試みられているが，アルミナ蒸着層上にバリアコート材を塗工してハイバリア化する複合化技術が主流となっている。上市されている複合化フィルムのバリアレベルは，酸素が3〜5 ml/m^2·day·MPa，水蒸気が0.3〜1 g/m^2·dayである。バリアコート材に使用されている材料や塗工方式等については，各メーカーのノウハウとなっているため開示されていないが，PVA，EVOHの有機ポリマー系，金属アルコキシドと水溶性高分子を重縮合反応（ゾルゲル法）させることによって得られる無機・有機ハイブリット系な

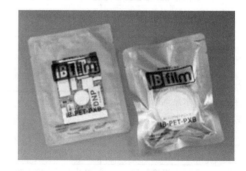

写真1 IB-PET-PXB

第4章　ナノテクノロジーを利用した包装材料技術「透明蒸着フィルム」

どの特許が多数出願されている。アルミ箔に匹敵するバリア性能を持つ当社の「IB-PET-PXB」(写真1)や凸版印刷の「GXフィルム」は，PETフィルムにアルミナ蒸着とウェットコーティング技術を応用したタイプである。

4　おわりに

　著者が透明蒸着フィルムの開発に携わった当初は，シリカ蒸着フィルムがレトルト用パウチに採用されている程度で，食品包装に透明蒸着フィルムが使用されている商品を目にする機会はほとんど無かったと記憶している。ところが，最近では，菓子，インスタントラーメン，レトルト食品などコンビニエンスストアで手に取る多くの商品で透明蒸着フィルムが採用されており，透明蒸着フィルムが食品包装用のバリア性材料として深く浸透したことを実感する。これまでは，Kコート代替材料としてのイメージが強かった透明蒸着フィルムであるが，今回取り上げたように各製造メーカーの鋭意努力により透明蒸着フィルムのガスバリア性能は飛躍的に進化しており，開発当初は夢のバリアレベルであったアルミ箔に匹敵するフィルムまで製品化されるようになった。今後も，さらに，プラスチック材料の究極的な目標である金属缶あるいはガラス瓶レベルのいわゆる"ガス透過性ゼロ"を目指した技術開発が加速していくものと思われる。また，透明蒸着フィルムと機能性フィルムを積層させることにより，今までにない新しい高付加価値を兼ね備えたバリア性包装材料も開発，実用化されていくであろう。

文　　献

1) J. W. Jones (Du Pont), U. S Patent 3, 442, 686 (1969)
2) 特公昭52-5947 (1977)
3) Packpia，1月号，114項 (2005)
4) 寺西正芳，ハイバリア材料の開発，221項，技術情報協会発行 (2004)
5) 沼田幸裕，大谷寿幸，ハイバリア材料の開発，223項，技術情報協会発行 (2004)

第5章 高圧乳化技術による食品のナノスケール化

髙木和行*

1 はじめに

　食品の特異性として，食品の加工は動・植物性の原料を物理・化学・生物的な処理を行い，安全性や嗜好を高め，栄養的な要求を満たすことが要求される。油脂や高分子でできていて，タンパク質や澱粉等が複雑に混合された系が多い。液相や固相だけでなく気相が複雑に絡み合った製品もある。乳化の安定性に影響する食塩やアルコール等を含む製品もあり，製品化が難しい。原料の一部である乳化剤も食品添加物に指定され，使用できる乳化剤に制限がある。また，味やコストの面から乳化剤の量も少なくしなければならず，製品の生産量も大きいことを考えると，安定性の良いエマルジョンを得るためには界面化学的な検討だけでは不十分であり，機械的なエネルギーの与え方も重要な要素となってくる。さらに，近年は，微粒子化の要望が強くなり，製品化やスケールアップが難しくなっている。

　最近の食品は機能・効能を追及し，栄養面に関した特定保健食品や，吸収性のコントロール，のど越し等の物理的な機能を持った機能性食品など非常に多種類の食品が製造されている。特に，効能を追及した製品として，ナノサイズへの微粒子化，リポソーム製品やナノカプセルが挙げられ，吸収性や吸収形態を重要視した製品化に利用されている。そのため，強力な機械力を持った高圧ホモジナイザーの需要が増加している。

2 ナノスケール化について

　ナノテクノロジーが新しい技術として話題となっているが，その理由は，粒子には固有の臨界粒子径を持ち，この粒子径を境に物性が大きく変化する。この変化した物性が従来にない性質を示し，その性質が有用であることが多いためである。

　ナノ粒子の製造方法は，二つに分けることができる。
①ブレイクダウン法（トップダウン法）：Break down（Top down）
　　大きな粒子を機械的な力を使って粉砕し，ナノ粒子を得る方法で，有効な機械力として，粒

---

*　Kazuyuki Takagi　みづほ工業㈱　常務取締役

第5章　高圧乳化技術による食品のナノスケール化

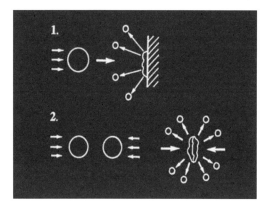

図1　衝撃力

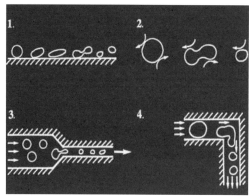

図2　せん断力

子に対して直接的に働く圧縮力，圧搾力，その他に衝撃力（図1）やせん断力（図2）がある。ナノエマルションの調製等，食品，化粧品や医薬品等での一般的な乳化方法が含まれる。

②ビルドアップ法（ボトムアップ法）：Build up（Bottom up）

溶液等を調製し，結晶を成長させナノ粒子を製造する方法で，化学品の乳化重合等が含まれる。

超臨界法も両方の方法がある。古い，超臨界流体の低界面張力性と常圧に戻ったときの膨張力を利用した方法は，ブレイクダウン法になり，最近の超臨界流体の溶解性を利用して結晶を成長させる方法は，ビルドアップ法になる。どちらの場合も，製造装置は必要であるがブレイクダウン法では機械力が中心で，ビルドアップ法の場合は処方的な力の影響が大きい。

一般に，ブレイクダウン法では約100 nmまでで，10 nm以下の粒子を得るには，ビルドアップ法でないと難しいと言われている。

装置が持つ，微粒子を製造するために有効な機械力は，目的によって異なる。例えば，分散プロセスにおいて一次粒子を粉砕する場合には，ビルドアップ法で述べた圧縮力や圧搾力が有効である。

2.1　粉砕

ブレイクダウン法の代表的な方法として粉砕機を使用して微粒子を得る方法がある。

2.1.1　処方的粉砕と機械的粉砕

粉砕の結果に大きく影響する要素は，処方的粉砕と機械的粉砕に分けて考えることができる。

①処方的粉砕

材料の持つ性質の検討

材料の持つ性質として，粒度分布，粒子形状，融点，流動性，付着性，かさ密度等がある。
②機械的粉砕
　機械力と粉砕機の選定や処理条件の検討
　処理・操作条件として，回転数，圧力，クリアランス，処理回数等がある。

2.1.2　粉砕方法
　種々の粉砕方法がある。
①乾式粉砕：常温粉砕
　　　　　　冷凍粉砕；熱の影響を抑える。
②湿式粉砕：高圧ホモジナイザー
　　　　　　回転式ミル
③気流粉砕（ジェット粉砕）

2.2　乳化や分散に使用できる機械力
　乳化や分散に効果的に働く機械力として以下が挙げられる。
①衝撃力，②せん断力，③キャビテーション（図3）
　これらの機械力の中で，②のせん断力がスケールアップも考えると最も効果的である。

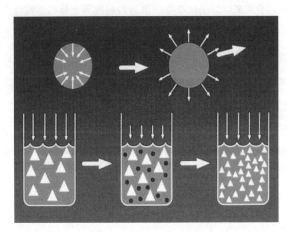

図3　キャビテーション

2.2.1　乳化に有効な機械力：せん断力
　乳化に有効な機械力の中で，一番乳化に効果的に働くのはせん断力であり，近年，強力なせん断力が必要とされている。せん断力とは，図4に示すように，2枚の板の間に試料をセットし，

第5章　高圧乳化技術による食品のナノスケール化

1枚の板を移動させた時に試料を引きちぎる力のことで、2枚の板のクリアランスが狭い程、また、移動する板の速度が大きいほど大きくなる。乳化物では、チクソ性を示すものが多く、その場合、製品は切れやすく、力の及ばないところは流動しない性質があるため、クリアランスが狭いことが重要である。なぜならば、クリアランスが大きいとせん断力をほとんど受けないで、せん断を受ける場を通過してしまうことになる。乳化物の安定性には、粒度分布も重要で、大きな粒子と小さな粒子があると、小さな粒子が大きな粒子に取り込まれるため、安定性が悪くなる。そのため、乳化物の調製装置には、ホモミキサー（図5）やウルトラミキサー（図6）のような狭いクリアランスを持った、局所せん断ミキサーが使用されるケースが多い。このことは、語源からも説明できる。乳化、均質化は英語でHomogenize、乳化に適したミキサーは狭いクリアランスを持ったHomo-mixer（ホモミキサー）となる。一方、分散は英語でDispersion、分散に適

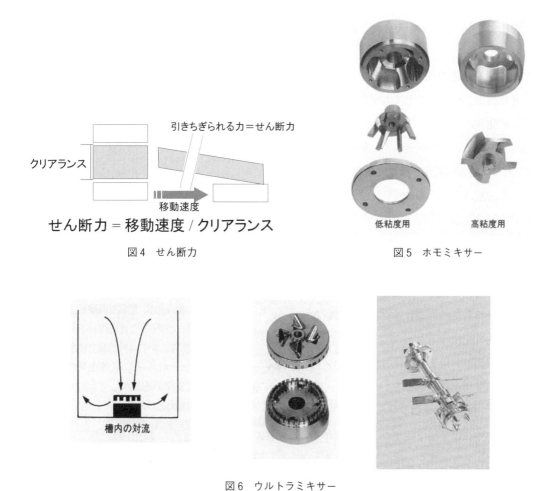

図4　せん断力

図5　ホモミキサー

図6　ウルトラミキサー

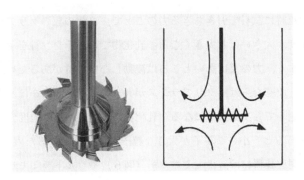

図7　ディスパーミキサー

したミキサーはDisper-mixer（ディスパーミキサー）（図7）となる。

　高圧ホモジナイザーは，ホモミキサーよりも数段狭いクリアランスになっていて，より強力なせん断力を与えることができる仕組みになっている。

2.3　乳化技術の利用[1,2]

　乳化技術を利用してナノエマルションを調製する方法は，ブレイクダウン法になる。食品における乳化製品として，O/Wエマルションでは乳飲料，アイスクリーム，クリーム類があり，W/Oエマルションではマーガリンやバターがある。

2.3.1　処方的乳化と機械的乳化

乳化方法は大きく処方的乳化法と機械的乳化法に分けられる。

①処方的乳化法

　　界面化学的な特性を利用して乳化を行う方法で，乳化剤の選定による界面張力や，比重差，電気的反発力による安定性等の制御がある。処方的乳化法には，石ケン乳化法，反転乳化法，転相温度乳化法，液晶乳化法，ゲル乳化法，D相乳化法等がある。近年それぞれの乳化法に適した撹拌羽根の選定も重要になっている[3]。

②機械的乳化法

　　機械力を利用する乳化方法で，ナノ粒子を得るには超高速せん断ミキサーや高圧ホモジナイザーの使用が必要となる。

2.3.2　食品のレオロジー

　食品の中には多様なレオロジー特性があり，粘性やレオロジー特性によっては，高圧ホモジナイザーでの処理が難しい製品も多くある。

①ニュートン流体：清澄なジュース，コンソメスープ，ミルク等の希薄エマルション

第5章　高圧乳化技術による食品のナノスケール化

②チクソ性（ずりにより軟化）：濃厚果実ジュース，野菜ジュース，ペースト，でん粉，多くのエマルション製品
③ビンガム流体：サラダドレッシング，トマトケチャップ，サスペンション系製品
④混合流体：マヨネーズ，ママレード，ジャム，肉ペースト，不規則粒子のサスペンション系製品
⑤ずりで硬化するもの：ピーナッツバター

3　ナノエマルションについて

約100 nm以下の粒子径を持つ乳化物をナノエマルションと考えている。

現在，一般に使用されている乳化装置として，以下の2つがある。
①回転式の高速高せん断ミキサー
②高圧ホモジナイザー

この2つの装置の違いは，構造上はもちろん，得られるエマルションの粒子径が異なる。①のホモミキサーでは，処方的なカバーがあっても，最小粒子径が約0.3 μm（300 nm）であると言われている。②の高圧ホモジナイザーでは，0.1 μm以下のエマルションが容易に得ることができる。

3.1　ナノエマルションの処方例と調製方法

①処方

　水　　　　　　　　　　71%
　流動パラフィン　　　　25%
　乳化剤　　　　　　　　4%（TWEEN/SPAN HLB＝10）

②処理条件

　プレ乳化：70℃　ホモミキサー；5000 rpm-30 min.

　高圧乳化：マイクロフルイダイザー；172 Mpa-1パス

処理の結果を図8に示す。図中，右端のラインがホモミキサーでの処理結果で，左端が高圧ホモジナイザー（マイクロフルイダイザー）の結果である。正規分布と考えると50%のラインが粒子径のピークを示すので，ホモミキサーで5 μmのものが，マイクロフルイダイザーを使用すると100 nm以下になることがわかる。

3.2　ナノエマルションの製造装置

ナノエマルションを得るには強力な機械力が必要で，高圧ホモジナイザーが多く使用されている。高圧ホモジナイザーにおける分散および粒子径の制御は，処理圧力に大きく依存する。撹拌

フードナノテクノロジー

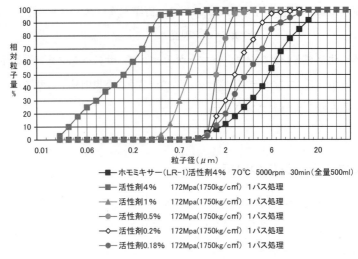

図8　粒子径に対する機械力と乳化剤（活性剤）量

式装置と比較して，強大な機械力を与えるため，高分子鎖を切断してしまうこともある。また，乳化粒子が小さくなるとブラウン運動によって衝突の機会が増えるので，組成をよく検討して安定なエマルションを調製しなければならない。

高圧ホモジナイザーは，以下の二つに分類される。

①バルブ式ホモジナイザー（図9）

　　バルブ式ホモジナイザーは高圧ポンプとホモバルブより構成されている。10～100 MPaの圧力で細い間隙を製品が通過することによってせん断力を与える。次に，インパクトリングへ衝突することによって衝撃力を与え，ほぼ同時に，高圧で圧縮されていた状態から常圧に戻るときにキャビテーション力を与える。2段バルブ方式もあり，2段加圧が安定性および微粒子化に良い結果を与えるケースがある。2段目は低圧である。

②流路固定式高圧ホモジナイザー：マイクロフルイダイザー（図10, 11, 12）

　　チャンバー内で原料の流れを二手に分け275 MPaの超高圧で細管内を通過させ，その時に強力なせん断力を与える。その後，原料の流れを再び合流させ，衝突させて衝撃力を与える。超高圧下で処理するため，他の装置で分散しなかった原料にも効果を発揮し，500 nm以下の微細エマルションの製造もできる。化粧品では，乳化剤フリーのクリーム製造や，細胞破砕にも使用されている。

3.3　乳化剤量と粒子径の関係

　図8は，乳化剤の量と粒子径の関係についても示していて，乳化剤量を2％, 1％, 0.5％,

第5章　高圧乳化技術による食品のナノスケール化

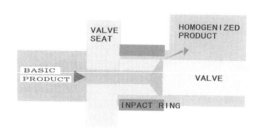

図9　バルブ式高圧ホモジナイザー

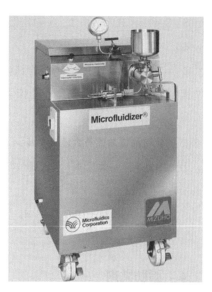

図10　マイクロフルイダイザー

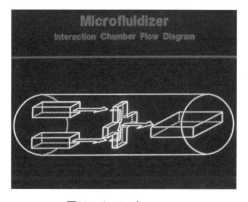

図11　チャンバーフロー

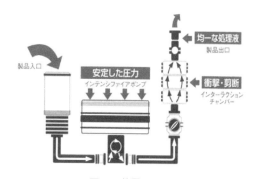

図12　装置フロー

0.18％と変化させたときの粒子径の違いを示している。乳化剤量が少なくなると，粒子径が大きくなることを示し，約3～5μmである粒子径のエマルションを得るには，ホモミキサーでは，4％の乳化剤が必要であるのに対し，高圧ホモジナイザーでは，0.18％で済むことを示している。

3.4　乳化剤の働き

乳化剤には2つの働きがある。
①界面張力を下げて，微粒子化しやすくする。
②微粒化されたエマルションを安定に保つ。

3.3での図8の結果は，①の乳化剤が，機械力により減少させることができることを示している。

このことは，HLB法や有機概念法の影響が少ないことを示している。HLB法や有機概念法が，界面張力を低下させるポイントを探すことであることに起因するためであると予想される。

3.5 化粧品におけるナノエマルションの効果

ナノエマルションでは，角質層への透過スピードが増大し，滞留濃度も上昇することが報告されている[4]。

また，一般的に粒子径の小さいほうが安定な傾向を示す。

4 脂肪乳剤

当初は，高カロリー輸剤で，栄養剤として静脈注射する医薬品として開発されたが，主剤を含んだリポ化製剤も発売されている。

通常は，大豆油：10，レシチン：1.2，濃グリセリン：2.5，残り蒸留水の処方で，レシチンを乳化剤として大豆油を乳化したO/Wエマルションで，粒子径が小さいことが特徴である。2年以上も安定性を有している製品もある。ただし，微細化は，界面エネルギーの増大を伴うため，微細になるほど凝集が起こりやすいので，処方的な対応が重要となる。ホスファジルコリンの純度が70％の方が，99％より静電気的な反発力が大きく，乳化安定性が良いとの報告もされている[5]。

従来は，LMS（Lipid Micro Sphere）で，粒子径が0.2〜0.4μmであったが，最近のLNS（Lipid Nano Sphere）では，製造方法は基本的に同じで，得られる粒子径が0.1μm（100 nm）以下になっている。

リポソームの報告が多いが，実用化ではLMSの方が進んでいる。また，高圧乳化＋背圧に関したLNSの製造方法等の特許もでている。

4.1 脂肪乳剤の処理例

処理例1：(1) 処方：大豆油：10.0％　レシチン：1.2％　水：88.8％
(2) 処理：①70℃　ホモミキサー；3000 rpm　5 min.
②マイクロフルイダイザー；172 MPa
(3) 結果：①14.226μm
②1パス　0.473μm
　2パス　0.416μm

第5章 高圧乳化技術による食品のナノスケール化

　　　　　　　　　　3パス　0.108 µm（108 nm）

処理例2：(1)　処方：大豆油：20.0%　レシチン：1.2%　水：78.8%
　　　　(2)　処理：①70℃　ホモミキサー；3000 rpm　5 min.
　　　　　　　　　　②マイクロフルイダイザー；172 MPa
　　　　(3)　結果：①70.0 µm
　　　　　　　　　　②1パス　0.542 µm
　　　　　　　　　　　2パス　0.432 µm
　　　　　　　　　　　3パス　0.404 µm
　　　　　　　　　　　5パス　0.384 µm
　　　　　　　　　　　10パス　0.109 µm

4.2　脂肪乳剤の製造プロセス

1次乳化　→　2次乳化　→　PH調製　→　ろ過滅菌　→　アンプル充填
（粗乳化）　　　　　　　　　PH調整剤
ホモミキサー　高圧ホモジナイザー　浸透圧調整剤

5　食品における高圧ホモジナイザーの利用

　過去の製品ではそれほど高圧を必要とされていない。牛乳では，圧力25 MPaで4 µmの脂肪球を0.8 µmに微細化するのに使用されている。ヨーグルトでは，圧力20 MPaで脂肪球のクリーミング防止の目的で使用されている。アイスクリームでは，圧力20 MPaで脂肪成分の乳化ときめの向上に使用されている。

5.1　最近の高圧ホモジナイザーの使用例

　従来より，高圧での使用になっている。
①脱脂アイスクリームの特殊な製品
　　127 MPaで1パス処理により，420 nmピークで粒度分布幅が±47%であったものが，230 nm±27%になる。
②噴霧乾燥するためにアラビアゴムに分散したオレンジオイルを微粒子化する
　　70 MPaで1パス処理により，3.87 µmであったものが，0.9 µmになる。
③豆乳
　　処理前に700 nmであったものが，27 MPaで1パス処理すると420 nmになり，100 MPaで1

パス処理すると370 nmになる。

④コーラシロップ

処理前に1.1 μmピークで粒度分布幅が±44%であったものが，95 MPaで1パス処理すると0.5 μm±28%になる。

6 リポソーム（ナノカプセル）

ホスファジルコリンは両親媒性の性質を持ち，相転移温度以上で閉鎖小胞を形成する。この性質を利用してリポソームを調製する。

6.1 DDSに適したリポソームの粒子径

正常組織では血管壁がバリアーとなってリポソームは組織内に分布できないが，腫瘍組織や炎症組織では血管壁透過性が亢進していて，100 nmのリポソームは組織内に分布することが可能となる報告がされている[6]。

6.2 リポソームの血中での安定化

肝臓や脾臓等の細胞内皮系組織に異物として認識されると貧食されやすいため，肝臓や脾臓以外の臓器に送達するDDSの場合や血中での長期安定性が必要なものは，PEG誘導体で表面修飾することも検討されている[7]。

6.3 リポソーム製剤の有用性

以下の①，②，③が機能性食品として利用されている。②，③，④が医薬品で，②から⑦が化粧品で利用されている。

①腸粘膜の透過，浸透性，吸収性の改善

　高分子の浸透性：高分子の構造が変化することなく，血中濃度が増加する

②抗酸化性機能

③徐放性のコントロール

④DDS機能

⑤皮膚親和性

⑥保湿効果

⑦皮膚バリア機能の向上（小じわへの有効性）

第5章　高圧乳化技術による食品のナノスケール化

6.4　リポソームの製造方法[8]

①メカノケミカル法

　高圧ホモジナイザー等のせん断力を利用して，脂質粉末を薬物水溶液に分散させる。

②凍結乾燥空リポソーム法

　バイアル中へ無菌充填後，凍結乾燥させて調製した空リポソームへ薬物水溶液を添加することにより，約100 nmのリポソーム製剤を得る方法である。

③噴霧乾燥法

　脂質を溶解させた揮発性有機溶媒に，糖類を水溶性芯物質として分散させたものを噴霧乾燥後，薬物水溶液と混合撹拌する。

④脂質溶解法

　脂質を揮発性有機溶媒に分散し，窒素バブリング等により乾燥後，薬物水溶液と混合撹拌する。

⑤多価アルコール法

　脂質をプロピレングリコールやグリセリンの多価アルコールに溶解または膨潤後，薬物水溶液と混合撹拌する。

⑥加温法

　リン脂質の粉末としての相転移温度と油性荷電脂質の融点以上で，脂質粉末を薬物水溶液で瞬時に水和・膨潤させた後，撹拌して調製する。

6.5　リポソームの保存安定化[6]

リポソームの安定化は難しい。その方法を以下に示す。

①化学的安定性

　脂質類の酸化分解・加水分解の防止

②物理的安定性

- 水性溶媒中から塩化ナトリウム等の電解質を除去する。
- 等張化剤として，糖類や多価アルコールを使用する。多価アルコールとしては，グリセリンやプロピレングリコールがある。

7　高圧ホモジナイザーによるその他の例

7.1　高圧ホモジナイザーを使用した透明なエマルションの調製

両親媒性物質としてベヘニルアルコール，ステアリルアルコール，ベヘニン酸，ステアリン酸

と，両親媒性物質の脂肪酸の一部を水酸化カリウムで中和して生成する脂肪酸石鹸と，流動パラフィンからなる，界面活性剤—両親媒性物質—油—水系において，多価アルコール高濃度の水相を用いてマイクロフルイダイザーで処理する。その後，水で希釈した結果，粒子径30 nmの透明なエマルションを得られたことが報告されている[9]。

7.2 多相エマルションの調製過程での高圧ホモジナイザーによるナノエマルション調製

O/W/O型多相エマルションを調製する過程で，マイクロフルイダイザーを使用し，O/W型ナノエマルションを調製することが報告されている[10]。

①O/Wエマルションの原料
　油相：スクワラン，グリチルレチン酸ステアリル
　乳化剤：ステアリン酸カリウム石鹸
　乳化安定剤：ステアリルアルコール，ベヘニン酸

②処理
　147 MPaで，2パス

③乳化粒子径
　92.6 nm ± 37.9 nm

7.3 乳化剤が少ない系での，高圧ホモジナイザーを使用したエマルションの調製における新しい乳化剤選定の考え方

最近，ヨーロッパを中心に，乳化剤の選定および微小乳化粒子の調製方法の検討の中で，乳化剤の拡散速度について，足の速い乳化剤と足の遅い乳化剤という評価方法が検討されている。足の速い乳化剤とは，界面に吸着・配向するまでの時間が短い乳化剤で，足の遅い乳化剤とは逆に，時間が長い乳化剤と考えられている。

特に，乳化剤が少ない系においてスプレーノズルから噴霧される微小液滴の調製および安定性の研究において議論されている。スプレーノズルから噴霧される液滴は，急激に界面が膨張するため，気—液界面への乳化剤の配向が間に合わず，界面において乳化剤が不足した状態になることが考えられる。そのため，界面に吸着・配向する速度の速い乳化剤が必要となる。しかし，その微小液滴が調製された後の安定性を保つためには，足の遅い乳化剤が必要であると言われている。

この微小液滴の界面の状況を高圧ホモジナイザー処理で発生する液—液界面において適用できると考え，検討を行った結果が報告されている。

8　食品における高圧ホモジナイザー使用の期待される効果

以下の効果が期待されている。
①安定性向上による保存期間の延長
②吸収性の改善・向上：微粒子化，リポソーム化
③食感の向上：のど越しの良い製品，口当たりの良い製品，均一でざらつきの無い製品
④酸化の抑制
⑤香料や色素の安定性向上
⑥添加剤の減少
⑦臭いや風味のカバー

9　ナノテクノロジーの今後

①調製後の微粒子のハンドリングが重要である。
　　ナノ微粒子を安定に保つことが難しいので，種々の方法が検討されている。
　・機能性粒子化
　　例：コア粒子としての樹脂を15 nmの酸化チタンでコーティングする。
　・サスペンジョン系の検討
　　乾燥状態の粉末よりサスペンジョン系のほうが，凝集防止が容易なので，湿式粉砕を検討することも行われている。
②今までのナノテクノロジーは偶然の発見が多い[11]
　　今後，測定および評価方法が進歩することによって，ナノテクノロジーもまだ飛躍的に進歩することが予想される。
③測定および分析機器の進歩によるナノレベルの評価の向上
　　ナノ粒子の評価は難しくなっている。例えば，粒度分布測定において，適正なサンプリングと再現性のあるサンプル調製が重要である。
④ナノ粒子の安全性
　a．ナノ粒子の多くは，人間が作りだしたものであり，自然界に存在しないものが多い。最近，生体への安全性について議論が行なわれている。対策としては，アイソレータ内でのハンドリングがある。
　b．ナノ粒子は表面積が増大してガスに近い状態になると，粉塵爆発の危険性もでてくる。対策としては，窒素ガス下で，爆発条件に到達させないハンドリングがある。

10 おわりに

今後,新製品の開発競争が激化することが予想される。新製品の開発方法として,処方的な力と機械的な力のバランスを考えた調製技術の開発が大きな流れの一つになるものと予想される。処方,原料,製造プロセス,製造設備の調和点を求めることの重要性が増大している。

文　献

1) 髙木和行,ナノテクノロジーと製造装置,Fragrance Journal, **57**(68), 97 (2003)
2) 髙木和行, 14 ナノ粒子製造装置と技術, 382-391, 新しい分散・乳化の科学と応用技術の新展開,㈱テクノシステム (2006)
3) 髙木和行,食品加工技術,第23巻,第1号, 30-43 (2003)
4) 今村仁,酒井祐二,色材, **78**(1), 28 (2005)
5) T. Ymaguchi *et al., Pharm. Res*, **12**, 342 (1995)
6) 菊池寛,ナノDDSとしてのリポソーム医薬品,ファルマシア, **42**(4), 337 (2006)
7) 山内仁史,杉江修一,医薬品分野における界面活性剤,オレオサイエンス, **12**(11), 697 (2002)
8) 菊池寛,ナノテクノロジーとしてのリポソーム製剤,PHARM TECH JAPAN, **19**(1), 99 (2003)
9) 岡部慎也,化粧品講座,色材, **74**(7), 366 (2001)
10) 作山ほか,色材, **74**(6), 279 (2001)
11) 板東義雄,最先端の電子顕微鏡によるナノ材料の研究,化学と工業, **57**(6), 595 (2004)

フードナノテクノロジー 《普及版》 (B1147)

2009年 9月18日 初　版　第1刷発行
2015年11月10日 普及版　第1刷発行

監　修　中嶋光敏，杉山　滋　　Printed in Japan
発行者　辻　賢司
発行所　株式会社シーエムシー出版
　　　　東京都千代田区神田錦町1-17-1
　　　　電話03 (3293) 7066
　　　　大阪市中央区内平野町1-3-12
　　　　電話06 (4794) 8234
　　　　http://www.cmcbooks.co.jp/

〔印刷　株式会社遊文舎〕　　　Ⓒ M. Nakajima, S. Sugiyama, 2015

落丁・乱丁本はお取替えいたします。

本書の内容の一部あるいは全部を無断で複写（コピー）することは，法律で認められた場合を除き，著作者および出版社の権利の侵害になります。

ISBN978-4-7813-1040-4　C3047　¥4800E